文
普
化
华

PUHUA BOOKS

我
们
一
起
解
决
问
题

U0258013

Clinical Handbook
of Mindfulness

正念疗法

认知行为疗法的
第三次浪潮

［意］法布里奇奥·迪唐纳（Fabrizio Didonna）◎主编

郭书彩 范青 陆璐 等◎译 张海音◎审校

人民邮电出版社
北京

图书在版编目（CIP）数据

正念疗法：认知行为疗法的第三次浪潮 / （意）法布里奇奥·迪唐纳（Fabrizio Didonna）主编；郭书彩等 译. -- 北京：人民邮电出版社，2021.5
ISBN 978-7-115-56248-7

Ⅰ. ①正… Ⅱ. ①法… ②郭… Ⅲ. ①认知—行为疗法 Ⅳ. ①R749.055

中国版本图书馆CIP数据核字(2021)第054060号

内 容 提 要

正念究竟指什么？东西方心理学是如何描述正念的？它对于我们理解心智的本质及人类的幸福有什么启示？我们应当如何运用正念帮助自己和他人？

作为认知行为疗法的第三次浪潮的核心，正念疗法正在受到越来越多人的关注。本书从跨文化视角梳理了正念的起源和发展，从神经生物学、医学、心理学、现象学的角度深度剖析了正念的概念，以应用为背景，全面介绍了多种基于正念的干预方法及其在特定环境和特定人群中的应用，并对相关领域的重要议题及基于正念的解决方案进行了讨论。全书收录了大量的实证研究成果，并依据不同的心理和生理疾病进行了系统梳理，介绍了正念对人的身心的积极影响及其作用机制。

本书结构清晰，内容翔实，深入浅出，适合高等院校心理学和医学专业的学生、研究人员、医生，以及心理治疗领域的相关人员阅读，也适合对正念感兴趣的读者阅读。

◆ 主　　编　[意]法布里奇奥·迪唐纳（Fabrizio Didonna）
　　译　　　郭书彩　范青　陆璐　等
责任编辑　黄海娜
责任印制　胡　南
◆ 人民邮电出版社出版发行　　北京市丰台区成寿寺路11号
邮编　100164　　电子邮件　315@ptpress.com.cn
网址　https://www.ptpress.com.cn
固安县铭成印刷有限公司印刷
◆ 开本：787×1092　1/16
印张：25　　　　　　　　　　　　　2021年5月第1版
字数：500千字　　　　　　　　　　2024年12月河北第14次印刷
著作权合同登记号　图字：01-2017-5416号

定　价：118.00元
读者服务热线：(010) 81055656　印装质量热线：(010) 81055316
反盗版热线：(010) 81055315
广告经营许可证：京东市监广登字20170147号

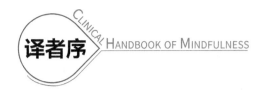

译者序

2016 年，我们的团队在开展正念研究时第一次接触了本书的主编法布里奇奥·迪唐纳教授。他在我们的研究及实践中给予了极大的帮助，他的慷慨和对学术工作的严谨令我们印象深刻。我们在与他一起工作的过程中了解了本书，继而产生了将它推荐给中国读者的想法。

本书的翻译历时近 2 年，书中包含大量有关正念和各种心理障碍的专业内容。在我们看来，本书的可贵之处在于它阶段性地总结了关于正念的研究和实践的方方面面，既能够帮助对正念感兴趣的初学者快速地了解相关知识，又能够帮助那些对正念已有研究的专业人士深入学习。不论在研究的深度还是应用的广度上，本书都表现卓越。

在此，我们要感谢翻译小组的其他成员：上海市精神卫生中心心理治疗师高睿和张天然、华东理工大学讲师郑悦、上海交通大学心理学研究生刘莹、上海交通大学医学院附属新华医院心理治疗师曹璇。

希望这本书如同一粒种子一般，使正念在读者的心中生根发芽，帮助大家在学习和实践正念的过程中获得宝贵的启发。

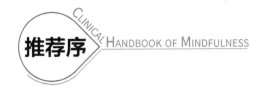

经验告诉我们，每当有这样一本书出现时，就意味着一个领域的研究、调查和应用的强劲增长势头暂停了；在这个时刻，我们可以独自停下来，也可以集体停下来，反思一下，喘息一下，思考一下我们在哪里。20 年后，如果本书完成了它的使命，书中的许多细节可能会变得过时，甚至看起来很天真、很初级，但其中的很多内容和研究成果将会永远适用。

这本书是一个很好的工具，它广泛搜集了不同的观点和尝试。它为编者们提供了一个机会，让他们对世界和彼此说："这就是我们所想的""这就是我们所尝试的""这就是我们所看到的""这就是我们所怀疑的""这就是我们所学到的"。这也是一个以开放和坦率的态度表达不足的机会："这是我们尚未取得成功、感到意外或失望的地方""这是我们感觉缺失的东西""这是我们不知道的"，甚至"这是我们怀疑我们不知道自己还不知道的"。书中的大多数内容都是这样的，作者们在这方面的开放和勇气值得称赞。因此，这本书为我们的思考、深度调查和研究提供了一系列重要的问题，同时也鼓励我们以宽容和开放的怀疑态度看待一切，好让我们一次又一次地燃起希望，致力于保持铃木俊隆（Suzuki Roshi）所说的"初心"。

对于我们了解自己和他人的工作中蕴含的新维度的本质，本书是一个潜在的强大资源……正念的思维方式和观察视角可以揭示并开启临床理解与护理以及一些基础研究问题的新维度，这些问题包括我们所说的"心灵"的本质是什么，以及它与自我、情绪、思维、意识、觉知、注意、大脑、整个身体有什么关系。

正如许多作者指出的那样，我们谁都不应当认为自己完全理解了正念，以及正念对这些问题或其他问题的影响。无论这意味着什么，我们也不应该妄想已经把正念几乎完全融入自己的工作和生活中，即使我们在谈论这样做的重要性。谈到正念时，我们既不应把它理想化，也不应把它具体化。事实上，我们都是初学者，当认识到这一点时，我们只会因这项事业的艰巨而感到卑微，这是一个非常有益的指导原则。令人高兴的是，我们在许多作者和团队展示的工作中都看到了这一点。我们祝贺编者迪唐纳博士承担了这一浩大的工程，并指导工程顺利完工。

还需要指出的是，虽然本书的作者队伍非常庞大，但是在世界各地还有许许多多从事正念研究和临床应用方面的重要工作的同行没有为本书撰稿，他们个人或他们的团队为整个领域的研究和发展做出了巨大的贡献。毫无疑问，他们中的许多人会详细研究这些文献，他们也许会同意或质疑其中的某些表述或研究结果，会向他们的学生推荐这本书，也可能会时不时地利用其中一些"金点子"来创造性地启发他们思考。

所以，尽管这本书最终不能包含所有内容，但它可以作为整个领域的催化剂，让大家以我在前面提到的那种方式暂停下来，反思哪些地方已经完善，哪些地方还有不足，然后参与内在对话和外在对话（前者通过沉默，后者通过演讲、深度聆听和写作），并提出深层次的问题。鉴于心理学和心理治疗、医学和保健、神经科学和现象学（事实上是整个世界）所固有的各种限制、挑战和可能性，关于"现在需要什么"这一问题，我们会相信我们最深刻的直觉。在所有这些领域，我们都是创造力、奇迹和关怀的推动者。

本书的问世是对过去五年医学和心理学领域出现的一个引人瞩目的现象的总结，这一现象很有可能会延续到未来很长的时间，这两个学科以及我们对一些问题的理解都将发生深刻的变革，这些问题（用科学的语言和诗的语言来说）包括人性的含义，以及我们体现我们物种（我们称之为"晚期智人"）全部潜力的内在能力，我们称之为觉醒、明了和智慧。正念这一本质上具有自我反思性的术语及其预示的前景或潜力，让人想起了甘地在被记者问及他对西方文明的看法时的回答，"我认为这将是一个非常好的想法"。对于我们的物种来说，正念同样如此。

晚期智人其实是指那种知道并且知道它知道的物种，这个词来自拉丁语中的动词 *sapere*（品尝或知道）。要想知道，我们需要唤醒觉知和元觉知，它们与语言、认知、慈悲和音乐一样都是神秘的核心元素，它们共同构成了成为一个完整的人的最终路径。相比认知和元认知，我更喜欢觉知和元觉知这两个术语，因为认知和元认知这种表述不可避免地偏向概念化。从体验本身这一角度出发，任何对人的全部进行的、直接的、自我内省式的检查都需要一个更大的容器。这个容器可以区分思维与觉知，并将智慧与知识和信息区分开来。它包括一种以完整实现人类全部潜力的方式体现已知事物的能力。有的人可能会说，地球和人类本身的命运处于悬而未决的状态。我们面临的挑战可以归结为我们是否能够以及在多大程度上能够体现和展现这个名称所指向的品质。正念可能是唤醒我们作为人类的全部潜能的关键，无论是作为一个个体还是作为一个物种。

无论就编者队伍还是就其涵盖的内容而言，本书都是该领域的发展过程中的一个分水岭。它让我们能够领略正念在心理学、精神病学和心理治疗领域中的潜在应用和人们对它的广泛兴趣，以及他们的工作的广度、深度和其背后的思考与努力。

这本书本身也很可能成为催化剂，进一步放大人们对正念的兴趣，因为它不仅使这一学术兴趣合法化，而且也鼓励学生、年轻的研究人员和临床医生思考，对正念的探索是否能在其专业领域和个人方面引起深层次的共鸣。我的希望是，本书还能催生一系列研究，将关注认知和情感的"冥想神经科学"或"神经现象学"领域与实用的正念临床应用结合起来。正念的临床应用可能有益于许多正在经历疼痛和痛苦的人们，他们的疼痛和痛苦可能是疾病所致，也可能是我们所说的"疾病"所致，即压力和内心的不满足。他们总在寻找使自己感到满足、完整和快乐的另外一种状态或条件，这便是佛陀四圣谛中的第一圣谛"苦谛"所指的意思。

有趣的是，佛陀四圣谛（苦、集、灭、道）是用医学框架表述的：首先是特定的诊断，即"苦"本身；然后是明确的病因，这个病或许有一个特定的原因，即"集"；第三是有益的预后，即通过所谓的戒律治愈疾病的可能性，这个是"灭"；第四是实现解脱的实用治疗方案，这被称为"八正道"。这些在第 1 章和第 2 章中都有叙述，这些叙述清楚地表明正确的或智慧的正念只是八个路径之一。然而，正如本书的一些作者和其他作者所指出的那样，"正念"一词有许多不同的含义。

也许应该在此明确指出，在我本人和我同事的工作中，从一开始我们就有意识地以几种互补的方式使用"正念"一词：一是将它作为注意力调节的操作性定义（见下文）；二是将它作为一个总括性的术语，涵盖"八正道"的所有其他要素。我们从不将我们对正念的使用限制在最狭义的意义上，即在特定的时刻一个人的注意力是否完全集中在自己所选择的对象上。如前所述，即便是专门研究这一主题的佛教学者对正念也有很多定义。我提供了一个操作性定义，即通过在当下以非评判的态度对时刻展现的体验有意识地进行关注而产生的觉知，这样做的目的是为了澄清我们所说的通过正式的和非正式的冥想练习培养正念的含义。这只是一个操作性定义，它保证了正念或正念觉知的完整维度和影响，可被人们用于正在进行的研究中。事实上，它最近已经引起了许多人的兴趣，并且已成为很多研究的主题，研究人员多次尝试以某种程度的信度和效度开发各种"测量"正念的量表。伴随着这些尝试也出现了许多问题，这些问题在本书中和其他地方已被广泛地认识到。

把正念作为统一的因素和名称似乎是一个恰当的选择，在这一背景下，减压门诊（后来被称为正念减压疗法）得以开展。现在我们有了第一本正念疗法的图书，其中包括一系列看待正念的不同视角，如正念的本质、正念的应用和潜在的影响。

更有意思的是，在所有的亚洲语言中，心智（mind）和心脏（heart）是同一个词，因此我们应当提醒自己，当我们使用或听到"正念"（mindfulness）一词时，除非我们听到了"全心全意"（heartfulness），否则我们就是从根本上偏离了目标，这会对我们如何构建和提供正念干预，以及我们对待相关研究问题的方式产生不利影响。本书的许多作者在讨论他们的工作时非常强调这一点。对我来说，"全心全意"强化了希波克拉底的核心禁令——首先不要伤害病人，对于那些带着不可言喻的缺陷来找我们的人，我们都需要对这条禁令给予持续的面向当下时刻的关注。

关于正念的主题及其定义我还要再说一点：部分禅师和佛教学者最近提出的一种表述或定义可能有助于我们开展对话，也可能会突出本书中明确讨论的一些问题。节选如下：

> 许多当代佛教学者在使用"正念"一词时，不仅仅是指"记得"或没有困惑，它包含的意义更广。根据埃默里大学佛教学者约翰·邓恩（John Dunne）的观点，从广义上说，正念的组成部分可能不仅包括 sati（正念），还包括 sampajanna（清晰的理解）和 appamada（留意）。清晰的理解既包括在感知现象时不被扭曲的心理状态（如心境和情绪）所蒙蔽的能力，也包括监测注意质量的元认知能力。在这一语境下，留意可以被理解为在冥想过程中，关注以前了解到的哪些思想、选择和行为带来了幸福，哪些又导致了痛苦。

> 虽然对这些术语的使用和人们对它们的理解可能会有所不同，但学者们和冥想导师们一致认可将 sati、sampajanna 和 appamada 作为心理发展的基础。此外，随着

佛教和非佛教的正念项目在西方的激增，对于大多数不熟悉复杂的梵文或巴利文的从业者来说，正念已经成为一个具有文化意义的、可以被理解的总括性术语。

随着临床和研究领域对正念的兴趣不断提高，记住这一点并将之传达给他人至关重要，即不管人们在认知上和概念上如何对它进行解释，正念是一种实践，而不仅仅是一个很好的想法。在我看来，在这个不断发展的领域中，我们面临的最大风险是人们以一种有限的方式来掌握和理解正念，即只把它作为一个概念。除非我们强调"具身实践"这一要素以及"不强求"这一充满活力的悖论，除非我们尽我们所能将正念融入自己的生活，并让它指导我们的研究设计和临床工作，否则很多即将进入这个领域的人可能会误以为他们已经明白什么是正念，可能会天真而又真诚地坚持说，他们已经活在当下，已经知道如何做到不评判——还会纳闷这有什么可大惊小怪的。到底有什么大不了的？如果不把我们的概念、直觉和假设建立在牢固的实践基础上，我们就不能直接体验到冥想练习的真正深度。正念作为一种生活实践、一种存在方式，使我们能够充分享受我们自身的直接体验，我们的体验本身就是一个值得科学和哲学探究的巨大谜团。这对如何教授正念干预措施以及制定教师的能力标准具有重要意义。

在当今冥想与科学（医学）学科交汇之际，将正念的概念错误地理解为现实，是对佛教理论提供给我们的东西的背离。这种错误可能会摧毁真正的冥想体验和幸福的核心含义，这样，医学和心理学就无法在更深层次探索人性、心智和身心关系。如果脱离了不二论（non-dual）的视角，脱离了智慧和实践，那么所有这些以及更多东西可能会迷失在已变质的正念中。我们必须把这一告诫牢记在心，否则我们根深蒂固的无觉知可能会使我们错失难得的发挥创造力和实现治愈的宝贵机会。为此，无论是在临床领域还是在研究领域，对于那些希望将正念练习运用于工作的人来说，定期参加由资深的优秀教师带领的正念冥想静修非常重要。要想调查和完善正念，除了把自己的身体、思想和生活当作实验室，我们没有其他的选择。本书中许多作者都或明确或隐晦地强调了这一观点。

关于本书中描述的佛教理论，古往今来有大量文献表述。它是一个活生生的、不断发展的理论体系，而不是一个僵化的、受限于过去的文化和历史的东西。现在，随着科学冰川和冥想实践融为一体（由于另一种全球变暖），随着它们以更快的速度激发人们对一些最根本的问题——人性的特点、心理的本质，以及我们内心的共情、慈悲和善良的源泉——形成新的认识，这种开放的经验主义比以往任何时候都更重要。虽然佛教理论最普遍的表达方式不能也不应该规定如何探索事物，但是临床医生和研究人员必须对他们所做的事情有亲身体验，这样他们才能在心理学、精神病学、心理治疗和医学的世俗治疗与研究体系中真实地测试正念、慈心和慈悲训练的功用、效力及潜力。

本书中所讨论或指出的未来对话和研究中，卓有成效的领域包括：（1）正念应该被描述为一种状态、一种特质，还是一种相对于其他状态或特质存在的存在方式，换言之，它是否是一种在不断深化和变化的观察方式、认知方式和存在方式；（2）区分思维和觉知，完善两者的临床应用而不将之混淆；（3）根据诺曼·法尔布（Norman Farb）等人的工作，阐明"自我"体验的各个维度和神经基础；（4）探索正念发挥作用的可能的生物路径；（5）在研究中设立更有创意的对照组，以区分正念特有的结果和一般性的基于热忱或注意的结果；（6）我们应如何不断提醒自己，对临床应用、研究设计和研究问题的深入见解来自临床医生和研究人员进行正念实践的直接经验；（7）如何巧妙地避免将正念具体化为人们越来越熟知的那个概念或那种"东西"；（8）为培训和评估正念教师制定详尽、恰当的标准，认识到教授正念干预时所需的特定背景、正式正念冥想练习的亲身体验以及相关的技能组合是很难通过惯常的手册化的教学方式进行传授的；（9）针对正念本身和特定的正念干预对临床正念教师进行培训的有效方法，该方法要保证既不丧失正念实践的本质及其简单性，也不破坏其多维性；（10）在临床环境中开展正念实践所带来的持续挑战，与职业角色、职业要求相关的职业危害，识别自己陷入蛮干、机械行事而忽略存在领域和觉知本身的巧妙方法。

在这方面我注意到，在本书的许多章节中，作者在适当的语境下没有回避"明智"和"智慧"这两个词。对我而言，这是一个积极的暗示，即正念实践正在改变我们用于思考和讨论有效临床干预及其结果的词汇，也在改变我们看待患者的方式，他们非常痛苦，需要他人把他们看作一个完整的人，需要被全心全意地看到（就像我们自己也需要这些一样）。我把书中某一章中的一句话单挑了出来，因为它提出了一个在医学和心理学临床环境中经常被忽视的观点："在辩证行为疗法中有一个假设，那就是所有人天生就有智慧。"

正念干预的核心是沉默、静止和开放的心态，它源于一种纯粹的觉知，我们可以独立体验到，也可以在人与人之间体验到。这种修行的结果可能远不止症状的减轻，它在我们的身体和世界中定义了有关健康和幸福的新的存在方式。事实上，正如本书中所呈现的，这一新兴领域或许正在定义一系列新的表达人类固有智慧和美的存在方式和认知方式，以及一系列新的衡量其生理结果和心理结果的方式。我希望，本书及其代表的相关研究和临床实践的蓬勃发展能够成为一种催化剂，使我们更加深入地了解人类心理以及人类心理体验的固有完整性。

乔·卡巴金（Jon Kabat-Zinn）博士

马萨诸塞州，伍斯特

2008 年 9 月 15 日

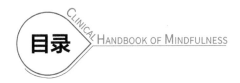

目录
CLINICAL HANDBOOK OF MINDFULNESS

第二部分
临床应用

第三部分
针对特定疾病的正念干预

第四部分
针对特定环境与人群的正念干预

应对痛苦的新老方法

法布里奇奥·迪唐纳

> 人类所有的痛苦都源于不能独自一人静静地坐在房间里。
>
> ——布莱士·帕斯卡（Blaise Pascal），法国哲学家

在过去的20年里，人们对东方心理学在临床环境中可能产生的效用越来越感兴趣，特别是那些基于佛教实践的技术。大量研究试图探讨这些方法的临床意义及它们在心理障碍治疗中的应用。这些来自研究人员和治疗师的研究成果自然而然地形成了一种跨认识论方法，促使人们将深深根植于东方心理学的原则和方法应用于临床环境中。

尽管科学方法论很重要，但我们仍非常需要将这些实践与人性固有的成分结合起来，后者对个体如何解释事件及个体的情感、态度和行为有决定性的影响。这些成分表现为对体验的接纳、对自己和他人痛苦的慈悲态度、不加评判地观察自己的能力，以及心智能够进行自我观察的信念。此外，这些成分还表现为将注意力指向情感领域以及身心之间关系的能力。更笼统地说，这些成分表现为一种态度，一种使内在变量和人际变量变得更加和谐和正常的态度。

所有这些成分都可以被概括为正念。

正如本书第一部分所述，正念是佛教心理学的核心教义，它在本质上是一种有意识地关注即时体验的清醒状态。这种状态是通过冥想练习培养和发展的，通过冥想，我们对当下发生之事的反应性降低。冥想是一种我们与我们的所有体验（无论是积极

的、消极的还是中性的）建立联系的方式，借此我们可以减轻痛苦感，提升幸福感。

大多数正念练习的关键是对感官和思想体验强烈而超然的觉察，正如史蒂芬·沃林斯基（Stephen Wolinsky）所说，正念实际上是一种让我们摆脱恍惚状态的方式，在恍惚状态下，我们受到无意识、习惯和自动模式的支配。理解这些过程对于治疗非常有价值。

正念和心理治疗日益融合是有道理的，正念可以被视为一个跨理论概念，它已经被运用于和融入不同的西方理论和治疗方法中，但就在 20 年前，这些理论和治疗方法之间还鲜有联系或对话。今天，不同的治疗模型（认知行为疗法、建构主义、进化心理学、人本主义心理学、精神分析、脑科学、创伤学、积极心理学）似乎已经找到了一个重要的共同元素，这使得我们在未来更好地理解和发展所有心理治疗方法共有的治疗因素成为可能。

基于正念的方法还特别关注个人资源和个人潜力，以及个体"系统"的自我修复（或从内部治愈）能力。这样个体会自发到达一个点（尤其在得到适当引导后），即从一种不平衡的痛苦的状态转变为一种更和谐、更平静的状态，从而增强主观幸福感。正念练习是一门将以上所有"疗愈"成分结合起来的学科，它为东西方在心理学领域开展的富有成效的对话提供了一个融合点。

东西方心理学对话

东方的冥想传统和西方心理学既有共同之处，也有明显的差异。为了更好地整合不同的科学方法和研究手段，我们必须充分理解这些相似和不同之处。现代科学历来注重独立于观察者的物质世界，强调用实验事实而非主观经验对其进行客观研究。西方心理学，尤其是神经科学，倾向于从机械论角度看待心智，机械论中常用的一个隐喻是把心智比作机器。按照这一观点，冥想是通过诸如放松、暴露、脱敏、催眠、去自动化、宣泄和去条件化等心理机制发挥作用的；它的认知机制包括洞察、自我监控、自我接纳和自我理解；它的潜在的生理机制包括觉醒减弱、自主神经系统活动改变、免疫应激及双脑同步和大脑偏侧化。其中某些机制常常被误解为还原论，导致人们对冥想过程的理解有限。相反，东方冥想学科对心智有着截然不同的看法。这些传统，尤其是佛教传统，主要把人类思想和意识作为内省研究的对象，并将之视为人类快乐和痛苦的根源，甚至所有现象的根源。

佛教传统认为，"一切现象都以心智为先导，理解了心智，也就理解了所有的现象；

控制了心智，也就控制了一切事物。"这种观点与西方现代科学的观点不同，后者认为对环境的机械控制，特别是对身体和大脑的控制，可以改变人的幸福感、舒适感和痛苦感。

另外一个重要区别是，西方文化往往是单相的，这意味着它以一般的意识觉醒状态为中心，并在其内部进行概念化，而冥想传统文化（包括东方和西方）是多相的、多阶段的，涉及多种意识状态和多个成人发展阶段。随着现代科学范式被用于冥想研究，"简并性"（degeneracy）危险出现了，即多个维度被简化为较少的维度，从而导致复杂性和多维性丧失。

根据罗伯特·A.F. 瑟曼（Robert A.F.Thurman）的观点，科学家常常将现实看作人类思想以外的世界，因为现实是物质世界的一部分。他们认为必须对环境进行驯化、控制和改造，以适应人类的需求。毋庸置疑，现代科学为人们了解外部世界做出了非凡的努力，也取得了卓越的成果。例如，使用化学、药理学和外科手术治疗身体和心理疾病。然而，现代科学只专注于研究自我之外的潜在疗法及对先进技术的应用。这种做法忽视了每个人自身具有的治疗潜力。相反，佛教传统注重内部科学，认为心智科学是内部科学中最重要的科学。

两种心理学之间的另一个重要区别在于获得心理健康的方法。两种信念体系都有各自的理论，但两者之间仍有展开富有成效的合作的空间。西方心理疗法往往主要关注意识的内容，而并不试图实现佛教心理学提出的更为根本的转变。佛教心理学关注的是意识的过程，其目标是通过改变感知和认知过程使个体摆脱负面心理状态。

试图理解和采用这些冥想方法的西方人拥有了在自己身上进行试验的机会。通过将冥想应用于他们强烈而深刻的感觉和情绪，他们已能够培养积极的心理能力，如管理愤怒、精神激越和依恋等"破坏性情绪"。在此过程中，他们成功地培养了一种能够预防西方文化中所谓的"精神疾病"的生活方式。

在过去的几十年中，基于西方技术的严格的科学研究表明，专家进行的冥想可以改变大脑的活动，并对个体的身心健康产生积极的影响。

这些研究的目的是在这两种文化之间就心理健康治疗问题开展对话。这两种文化在技术、科学和意识形态方面截然不同，但它们都致力于在所有要素中为人类谋福祉，找到克服痛苦的方法。正如杰克·恩格勒（Jack Engler）所说，两种心理学结合在一起形成了人类发展的更为完整的图景。这种结合使我们可以追溯西方心理学已经确立的治疗方法，进而了解如何通过整合东方心理学的技术来改善它们。

从多个方面来说，本书是过去几十年两种文化、两种科学和两种心理学进行的富有成效的对话的成果。它是这些综合成果的例证，它将这种结合转化为了概念模型和治疗干预。

身心统一

正念疗法强调的一个重要方面是身心统一，对身体感觉和知觉的识别与描述为我们了解认知情感领域开辟了通道。应当指出的是，在正念干预中，个体与身体的关系的概念与西方文化（更具体地说是心理治疗领域的标准认知行为疗法）中通常采用的概念截然不同。标准认知行为疗法很少考虑物理维度。当然，正念疗法与其他的包含与患者的身体接触的心理治疗模型也不相同。虽然这些模型有助于引导患者体验由外部刺激引起的身体感觉或情绪，但正念练习能使患者以自主的、自发的和去中心化的方式探索自己的身体。如果有些患者难以通过口头交流表达自己的思想和情感，更愿意把身体作为其体验的隐喻，那么这一点将更加有益。

在西方文化中，这种身心统一已基本丧失。在冥想练习中，身心统一是一个至关重要的假设：两个实体以一种积极而持续的方式进行交流，从而形成一个整体生命的概念，它不断与内部世界进行互动。在这两种文化的主要差异背后，是对心智这一概念的不同理解，以及对健康和疾病概念的不同心理表征。与西方心理学观点相比，由于认识到了身心的基本统一，所以东方心理学观点激发了更广阔的视野。

形成这种差异的基础是著名的身心二元论。17 世纪，笛卡儿把整个生命细分为身体和心灵两个独立实体。这一理论是西方思想的典型代表。在卡巴金看来，这在某种程度上是一种有效的简化，但我们经常会忘记，身体与心灵的分离只是理论上的。笛卡儿的身心二元论已渗透到西方文化中，它几乎消除了整个身心互动领域作为一个合法的科学研究领域的存在。我们不能再把健康和疾病视为单独属于身体或心灵的实体，因为它们是相互关联的。二元论范式的缺点越来越明显，但直到最近这种倾向才开始被颠覆。

东西方文化中疾病的概念

现代西方医学从来不重视发展我们对于内在功能体验的理解，它几乎只关注外在表现（症状），因此只致力于消除外部表现，而不是机体内部潜在的原因，即问题的根源。西方人倾向于忽视身体的内在及其过程，这首先体现在我们治疗疾病的方法上：

由于抗生素的发现，这种在 20 世纪 30 年代和 40 年代出现的"神奇药物"占据了公众的想象。人们认为科学研究终将证明每一个生理问题都是由微生物和细菌侵入引起的。

这种处理健康问题的方式甚至延伸到精神疾病领域，对影响心智和情感的药物的过度使用就证明了这一点。注意力从内部状态转向外部世界。正如瑟曼所说，在西方，我们影响外部现实的能力远远超过了我们影响自己的能力。在现阶段，疾病被视为某种入侵我们的东西，因此必须使用外部手段与之对抗。不幸的是，这些外部手段通常也是侵入性的。

丹尼尔·戈尔曼（Daniel Goleman）明确指出，在西方，药物已经成为处理破坏性情绪（为自己和他人带来巨大痛苦的情绪）的最常见的解决方法。毋庸置疑，改变和稳定情绪的药物帮助了数百万人，但是我们也有可能提出控制心智的其他方法。现代科学致力于开发新颖的化合物帮助人们战胜破坏性情绪，与此不同，佛教心理学提供的恢复途径更加复杂，它们包括一系列旨在通过冥想练习来训练心智的方法。

从西方观点来看，心理健康被定义为在精神病理方面没有缺陷，也就是说在西方，常态是目标。但是，在佛教心理学中，常态只是践行使人免于痛苦和精神困扰的原则的起点。

藏传佛教也算是一门高级心理学，它已经有两千多年的实践（历史），拥有一套拓展我们的心理健康概念的幸福模型。佛教心理学已经开发出一种精细的心理模型，就像每个完整的心理系统一样，它详细地描述知觉、动机、认知和情绪是如何工作的，并分析人类痛苦的原因（病因），以及摆脱这种痛苦的方法（疗法）。它以独特的表达方式定义了心理健康，介绍了心理运作方式。几个世纪以来，它已经形成了一张精确的地图来说明身心变化如何相互影响，并开发了一系列旨在自动控制这些变化的技术。

这种心理学使西方人对现代心理学中的一些核心问题——培养健康的心理的可能性、心智的本质、人类的成长潜能的极限，以及促使心理变化发生的工具和方法——拥有了互补的视野和观点。

积极和消极心理因素

在有关心智和心理健康的模型中，佛教使用的测量单位是由几个心理因素表征的单一心智时刻。"心理因素"的概念与西方的"情绪"概念部分对应，但并不完全相同，因为有些因素是认知方面的或知觉方面的。

每一个心理因素都有影响我们每时每刻的主观体验的独特属性。因此，体验发生改变的主要原因不应归为外在现实（客体），而应归为我们的心智和意识中的那个特定时刻的属性。众所周知，在西方心理学中，生活中的任何事实都可以被认为是愉快的或不愉快的，这取决于我们的处境和我们审视它的视角。每一种心理状态，每一个心智时刻，都由多种可变的属性组成，这些属性组合起来形成了特定的心理状态与基调。佛教心理学的一个分支阿毗达摩（Abidharma）考虑了大约 50 种心理因素，其中有一半被认为是负面的或有害的，因为它们扭曲了人们对现实的感知，而其他因素则被认为是积极的和有益的。在这一系统中，心理健康的规则非常"简单"和直接，因为它基于体验：消极的或有害的状态是那些不能带来平静、安宁、平衡和冥想的状态；如果一个心理因素能支持和促进平衡，那么它就被认为是积极的和有益的。

基本的消极心理因素有幻觉或无知、依恋或欲望、厌恶或敌意。幻觉或无知被理解为一种感知缺陷，它使个体无法清晰地看到事物，因而无法做出任何判断。依恋或欲望表现为一种对满足感的自私渴望，这种渴望往往导致个体高估所渴望的东西的质量（理想化），并扭曲现实，因为它会导致个体执着于某个事物或想法，造成一种难以摆脱的固着。厌恶或敌意被理解为强烈的愤怒，它会导致现实被扭曲（但扭曲方向与依恋相反），并使个体以消极的方式看待所有事物（见第 1 章和第 2 章）。这些因素的结合会导致各种类型的痛苦。例如，愤怒会导致狂暴、报复、轻蔑和嫉妒，而依恋则会带来贪婪、各种形式的依赖和成瘾、兴奋和精神激越等。根据阿毗达摩的观点，兴奋往往会影响人们的心智，因为它会让人产生无法控制的、无用的幻想。冥想旨在缓解和治愈的正是这种破坏人们的整体福祉的、激越的破坏性"心理状态"。

每一个负面心理因素都能被一个与之截然相反的健康因素抵消，并可以通过类似于"交互抑制"的机制被取代，在认知行为技术中该机制被用于系统脱敏。例如，放松能抑制其生理对立面，即紧张。换句话说，对于每一个负面心理因素，都有一个可以支配它的正面因素（如正念、不依恋、公正）。当心理状态中存在一个正面的健康因素时，它所抑制的有害因素就不会再出现。

当一个因素或一组特定因素经常占据一个人的心理状态时，它就成为此人的人格特质之一：个体心理因素的总和决定了其人格类型。

动机问题与心理因素密切相关。心理状态促使一个人寻找一样东西而回避另一样东西。如果一个人的心智被贪婪支配，那么这将成为其主要动机因素，其行为也会受到影响（即试图达成目标）。

正念冥想、认知过程和心理痛苦

导致和维持心理痛苦（如抑郁、焦虑）的主要因素之一，是人们已经学会激活事件与个人体验之间的联系。这种联系的一个重要方面是人们倾向于让自己被一些想法征服和支配，这些想法一开始很遥远，但后来深入个人的内心并逐渐蔓延至无法管控的程度。在冥想的过程中会发生同样的事情，但我们会觉察到它。人们可能第一次觉察到，我们持续沉浸在一种不间断的思想流中，无论我们愿不愿意，那些想法一个接一个地快速涌现。事实上，这就是我们心智的本质，即它是转瞬即逝的、波动的。因此，问题不在于消除已经产生的想法，而在于与它们"去认同"。正念训练所依据的最有价值的教义和原则就是，不要成为你自己的想法。

乔治·费厄斯坦（Georg Feuerstein）曾谈到这种"认同"过程，但他根据现代心理学扩展了这一概念，即自我从客体和他人身上（如来自外部世界的刺激）确认自己。他指出，再微小的想法背后也存在着某些东西，当我们认为自己就是我们正在思考的想法时，我们就是在不知不觉地与之认同，我们甚至意识不到这个过程。费厄斯坦的观点与"我思故我在"这一观点截然不同，他从根本上认为我们与我们的想法是不同的。随着与思想内容的认同越来越少，我们的专注力越来越强，由此产生的平静感也就越来越多。

冥想似乎并不是通过改变我们的心智内容发挥作用，而是通过一种"观察"来识别这些内容，这种"观察"更容易接受、更直观、更直接。由于这种观察，一些源于认知–情感内容的强制力量逐渐减少，直至最终消失。精神病理学关注的中心主题似乎是使我们的认知和情感过程自动化，并使那些自动化到我们无法觉察的思维模式、记忆、情绪和身体反应，以及想控制它们的愿望明晰化。在某些方面，正念恰恰相反。本书的多个章节里会讲到，在标准认知疗法中，去中心化和去认同过程被认为是实现目的（如改变想法的内容）的一种方式，而在基于正念的疗法中，它们本身就是治疗的目的。对我们认为真实的东西不依恋也不认同，这是正念疗法的基础。

在许多心理疾病中，反刍思维是主要认知过程之一。当人们担心或反复思考他们的问题时，即便在他们看来这是在面对问题，实际上他们是在远离对问题本质的直接感知。这是因为反刍思维总是涉及对体验的评判。基于正念的冥想技术正好相反，它倾向于以"放下"的态度对待自己的想法。这是人们获得心理和身体健康不可或缺的技能，因为它可以避免人们再次陷入恶性循环。抑郁性反刍思维造成的最严重的损害是，反刍想法会不停地自我滋养。这一过程会产生越来越强烈、越来越远离实际的想法和情绪，以至于随着时间的推移，区分现实和想法（即对现实的评判）会变得越来越难。正念观点认为，正因为如此，患者应当学会与自己的想法"去认同"。

基于正念的训练似乎能够利用这些想法的重复性的运作方式，直接干预反刍思维的多个方面。与我们自己的想法"去认同"能使我们摆脱强烈的、根深蒂固的依恋之一：为了思考而依恋于思考，即对心中持续不断的心理对话产生依恋。这种依恋似乎有一种独特的魅力——只有当我们想很多时，我们才感到正常；我们认为所有问题的解决办法只能来自我们的想法，我们似乎对反复思考的魔力有一种盲目的信念。正念提供了一个途径，使我们能够将我们赋予想法的重要性剥离。当我们认识到自己的想法是不真实的、没有实质性内容的，并且它们的本质与现实没有必然联系时，我们就克服了这种依恋障碍，并避免了这种依恋退化为反刍思维。

通过勤奋地练习将自己与想法脱离开来，我们的意识逐渐发展。持续的冥想练习能使我们有意识地停止对事情做出判断和评价，包括对我们周围发生的和我们内心发生的事。这使我们能够观察和接纳我们所有体验领域的思想过程和情绪反应，而不期待改变它们。因此，基于正念的训练的主要目的是帮助个体从根本上转变他们与那些激发和维持心理病理状态的想法、感受和身体感觉的关系。

上述讨论说明了为什么（尤其是近 20 年）在正念冥想与认知行为疗法之间出现了自然而然的、富有成效的结合，以及这种结合是如何出现的。这种结合使整合这两种观点成为可能，其中许多内容将会在本书中得到阐述。

正念治疗的临床意义

据估计，美国有 1000 万冥想者，全世界有数亿冥想者。冥想之所以在世界各大宗教中被广泛使用是因为人们发现冥想对与个人发展有关的几个过程很有帮助。玛雅·迪尔（Maia Deurr）指出，冥想是世界上历史较悠久的、相关研究较多的心理学学科之一。在过去 20 年中，使用冥想技术（尤其是以正念形式）的临床干预措施显著增多。P.G. 萨蒙（P.G. Salmon）、萨基·圣雷利（Saki Santorelli）和卡巴金报告称，1997年全世界有 240 多家医院和诊所提供正念减压训练。现在这一数字肯定已远不止于此。

心理学在借鉴东方和佛教文化实践方面遇到的重大问题之一是，直到 15~20 年前，"冥想"仍被许多人认为是不可信的。冥想几乎被妖魔化，被认为是只有内行人才懂的高深莫测的东西。在某种程度上，这是由人们对这些技术涉及的文化和概念的无知造成的，直到最近，人们才开始在心理学和神经病学的科学研究中考虑这些技术。这导致一些作者建议（特别是在 20 世纪 90 年代）把冥想从东方心理学传统中分离出来，以使它在西方心理治疗实践中更具吸引力、更容易被接受，从而使它免遭怀疑和偏见。但是，如果把冥想练习的精神层面排除在外，人们可能无法充分理解正念练习的潜力。

我们需要以一种简洁的方式和语言将东方心理学传统表达出来，以便遭受痛苦的人们能够理解为什么冥想可能对他们有帮助，而不必了解整个东方思想体系所涉及的文化和意识形态。

临床中运用正念疗法的领域非常广泛，各种研究结果都凸显了这种治疗形式对多种疾病的临床意义。正念是多种标准化治疗模型的关键组成部分，其中的大部分模型都包含在认知行为疗法中（在本书多处有论述）：目前已发现正念减压疗法（Mindfulness-Based Stress Reduction，MBSR）对治疗各种焦虑障碍有效，特别是广泛性焦虑障碍、惊恐障碍和社交焦虑障碍，它或许是第一个将正念应用于临床中的模型；作为认知疗法和 MBSR 的结合体，正念认知疗法（Mindfulness-Based Cognitive Therapy，MBCT）已被发现可显著降低重性抑郁障碍的复发率；保罗·吉尔伯特（Paul Gilbert）对心理治疗中的进化心理学和慈悲心进行了整合；玛莎·林内翰（Marsha Linehan）的辩证行为疗法（Dialectrical-Behavioral Therapy，DBT）对减少边缘型人格障碍患者的冲动和自杀行为有显著效果，它包括重要的正念治疗成分；另外还有接纳承诺疗法（Acceptance and Commitment Therapy，ACT），尽管没有明确包含正念或冥想训练，但它与基于正念的疗法是一致的。在接纳承诺疗法中，患者学习成为一个能够观察自己的想法、情绪和身体感觉并将它们与自己区分开的自我观察者。除此之外，目前还有其他几种方法在不同的临床环境和人群中将正念应用于不同心理障碍的治疗（见本书第三部分和第四部分）。

关于正念的发展现状（见第 3 章），露丝·A. 贝尔（Ruth A. Baer）在回顾实证文献后做出的判断是，"基于正念的干预可以被严格地操作化、概念化和实证评估"，目前，它符合美国心理学会第 12 分会制定的"可能有效"的标准。对这些方法的有效性进行的研究令人鼓舞，但仍需更多随机和对照研究。对正念干预措施治疗各种疾病的效果进行实证评估非常重要，我们既可以把正念干预措施与其他传统干预措施进行对比，也可以把它作为治疗方案的一个组成部分（进行评估）。

我们还需要进一步了解哪些正念干预措施对哪些人有效，哪些策略对特定患者和特定疾病最有效。通过开发具有良好信度和效度的正念测量工具（见第 9 章）测量正念及其组成部分，以及它们与临床变化之间的关系，我们可以实现这些目标。

针对心理治疗工作，我们需要研究的另一个核心问题是，正念练习是否会增强或减弱与特定临床疾病相关的特定大脑活动。我们还必须进一步了解有助于保持正念状态的认知、情绪、行为、生物化学和神经因素，并研究正念训练引发临床改变的作用机制（暴露、放松、认知和行为改变）。要实现这些目标，我们需要激发并增进正念视角、东方传统与神经科学之间的对话。

本书的主要内容和目的

我们撰写本书的一个主要动力是，我们需要以一种可操作、务实且简便的方式将我们从正念及其临床应用的相关研究和实践中积累的知识和经验整合在一起。本书阐述了心理和生理问题与正念治疗之间的关系，并突出了这些主题与东方心理学传统的联系。全书分为四个部分。

第一部分（第1~4章）讨论理论问题，主要内容包括正念和冥想的起源与概念化、正念和冥想现象学及相关研究的最新进展。这一部分为本书的临床部分提供了重要的理论框架和理论基础。

第二部分（第5~9章）阐述正念与临床问题（尤其是心理疾病）之间的关系；解释使用正念练习治疗精神疾病的理论基础；讨论相关临床议题（如在心理治疗中使用慈悲、隐喻）和现象学议题（如空虚感）；阐述评估和测量正念成分的可能性，以及正念干预对非临床人群和临床人群可能产生的影响。

第三部分（第10~20章）阐述了几种对多种心理障碍及某些严重医学问题（癌症、慢性疼痛）显示出临床相关性和有效性的正念干预措施。各章节主要内容包括将正念疗法用于特定疾病的理论基础、案例研究、局限性、障碍，以及应对问题和实施正念干预的策略和技巧。

第四部分（第21~25章）说明如何针对特定临床环境（个体治疗和住院治疗）中的特定人群（儿童和老年人）提供正念干预。该部分的最后一章中阐明并探讨了对希望使用正念疗法的临床医生的建议，具体讨论了他们需要经过什么样的培训才能有效地开展临床干预。

附录举例说明了一些经典的正念练习，这些练习既可以帮助读者更深入地理解基于正念的方法，也可以帮助读者开发他们自己的冥想练习。

本书所有章节均由正念疗法领域内的知名专家和在针对特定的人群和环境实施治疗方面具有丰富经验的临床研究人员撰写。

本书旨在为读者提供一部综合性、全面性的著作，以阐述认知行为疗法的第三次浪潮的最新发展，同时也为那些希望在各种临床环境中应用正念的从业者提供一个实用且有价值的工具。我希望本书能为各个学科（尤其是心理学、精神病学和社会科学）中希望学习或深入了解正念及其临床应用的临床医生、研究人员和学者提供有用的信息。本书还可以作为大学生，心理学、精神病学、社会工作、精神病护理和心理咨询等领域的受训人员，以及所有精神卫生专业人员的参考书。

我衷心希望本书能启发临床医生在未来创造性地应用基于正念的方法，同时也希望它能激励人们针对正念练习的临床有效性和潜在力量进行更多的研究。在我们试图理解心理功能和人类痛苦的过程中，这可能会帮助我们打开一些"关闭的门"。

> 人类的真正价值主要取决于在何种程度和何种意义上人类能够实现自我解放。人类要生存下去，就需要一种全新的思维方式。
>
> ——爱因斯坦，《我的世界观》（*The World as I See it*）

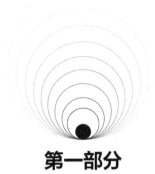

第一部分

理论、概念化和现象学

第 1 章

什么是正念及其来源

罗纳德·D. 西格尔 (Ronald D. Siegel)

克里斯托弗·K. 杰默 (Christopher K. Germer)

安德鲁·奥兰斯基 (Andrew Olendzki)

> 我们能够让心智静如止水，平静到使生命聚集在我们周围，平静到它们或许能看到自己的影像。由于我们的平静，它们可以体验到片刻更清晰甚至更激烈的生活。
>
> ——威廉·巴特勒·叶芝 (William Butler Yeats)

纵观历史，人类一直在寻找痛苦的原因和缓解痛苦的方法。或早或晚，我们都会问同样的问题："为何我感觉不太好""我能对它做些什么"。身为血肉之躯，我们不可避免地要承受生老病死带来的痛苦。在面临逆境时，或者误将好境遇看作逆境时，我们也会有情绪上的挣扎。即便在生活相对舒适时，如果我们得不到想要的，或者失去了曾经拥有的，或者不得不应对不想要的，我们仍然会感到痛苦。从出生到死亡，我们都在为感觉更好而不懈地努力。

正如书中所说，正念是一种与一切体验建立联系的方法，它看似简单却能减轻痛苦，并为个人的积极转变奠定基础。正念是一个核心心理过程，可以改变我们对生活中不可避免的困难的反应，这些困难不只是日常生活中的挑战，还包括严重的心理问题，如自杀念头、慢性抑郁和精神病性妄想。

正念不是什么新事物，它是人性的一部分，即保持完全清醒和觉察的能力。遗憾的是，我们通常只在短暂的时间内处于这样的状态，很快就会被重新拉回熟悉的白日梦和个人叙事中。持续觉察当下是一项特别的技能，尤其是在我们的情绪波动的时候。幸运的是，它也是一项能够学习的技能。

正念是佛教心理学传统中的一个难以捉摸但非常核心的方面。我们可以详细讨论或描写正念，但是要想真正理解正念，我们必须直接体验它。这是因为正念是一种直觉性的、前概念化的事物。通过坚持不懈地练习，每个人都能逐渐弄清楚如何在生活中变得越来越充满正念，即使是在面对巨大的痛苦时。培养正念是一场深层次的个人发现之旅。

正念的古老含义

在古代文献中，"正念"（mindfulness）是巴利语（巴利语是人们最初记录佛陀教义时使用的语言）单词 *sati* 的英文翻译，意思是觉察、注意和记得。最早将 *sati* 翻译成"正念"（mindfulness）的字典可以追溯到 1921 年。后面我们会看到，为使正念适用于心理治疗，人们对正念的定义进行了一些修改，现在正念涵盖的思想和实践非常广泛。

觉察本身很强大，而注意力是集中的觉察，所以更为强大。我们只需觉察我们的内在和周围正在发生什么，就可以把自己从心事中、从困难情绪中解脱出来，有时这非常简单。例如，有一名智力迟钝的男子，每次当他注意到自己很愤怒时，就会通过把注意力转移到"脚底"来管理自己的愤怒情绪。通过重新定向注意力，而不是试图控制或抑制强烈的情绪，我们可以调节自己的感受。

正念的另一个方面是"记得"，这不是指对过去事情的记忆，而是指记得去觉察和注意。这强调了正念练习中意图的重要性，我们要时时刻刻提醒自己："记得觉察"。

但是"正念"不仅仅意味着被动觉察，或者为觉察而觉察。佛教学者约翰·邓恩（John Dunne）指出，当一名狙击手内心怀着怨恨瞄准无辜的受害者时，他的觉察、注意力和记得（即 sati）是面向当下的（present）。这显然不是我们作为心理治疗师要培养的品质，也不是佛教心理学的目标。相反，在古代语境中，正念的目的是通过培养个体对心理运作方式和物质世界的本质的洞察力来减少不必要的痛苦。正念践行者正在做的是积极应对各种心理状态，这样无论发生什么，他们都能够平静地承受。

通过正念，我们可以培养"街头智慧"来管理心智。它能帮助我们认识到，何时我们需要再培养点其他的心理品质（如警觉、专注、仁慈和勤奋）来巧妙地减轻痛苦。例如，如果通过冥想我们认识到自己正在进行自我批评，我们也许想要增加一点慈悲；

如果我们发现自己有点懒惰，我们可能想要尝试提高心理和身体能量。单靠正念不足以获得幸福，但是它为其他必要因素提供了坚实的基础。经典文献经常从功能角度讨论正念，而不是把正念本身作为目标。从根本上说，正念是一个大工程的一部分，这一工程旨在根除导致不快乐的根深蒂固的心理习惯，如令人饱受折磨的情绪（愤怒、嫉妒、贪婪）或伤害自己和他人的行为。

最近对正念觉察的关注是对当代治疗趋势的一种战略性修正。很多治疗师出于善意过早地尝试"修正"患者的问题，无意中忽略了自我接纳和自我理解。正如我们将在本书中展示的那样，我们出于本能努力推动自己寻求改变以避免不适，但这会使情感问题和行为问题被放大。而这种以正念为导向的新方法，"首先是觉察和接纳，然后才是改变"。

治疗性正念

随着正念被西方心理治疗所接受，随着它与古老的根源渐行渐远，正念的含义在不断扩展。最值得注意的是，*sati*（觉察、注意和记得）以外的许多心理品质也正在被纳入"正念"，以缓解临床症状。这些心理品质包括不做评判、接纳和慈悲。

乔·卡巴金是将正念应用于治疗的先驱，他将正念定义为"通过在当下以非评判的态度对时刻展现的体验有意识地进行关注而产生的觉知"。2004 年，斯科特·R. 毕夏普（Scott R. Bishop）等人发表了一篇关于正念定义的共识文章，正念被定义为"对注意力进行自我调节以使之保持在即时体验上，从而增加对当下心理事件的识别""对个人体验采取以好奇、开放和接纳为特征的特定取向"。该定义的第二部分体现了临床环境中正念在情绪和意图方面的基本态度。

我们和冥想与心理治疗学院（Institute for Meditation and Psychotherapy）的同事们认为正念很有帮助。"治疗性正念"的一个简化定义是以接纳的态度，对当下的体验，进行觉察。大多数关于正念的当代心理学文献都包含这三个因素。尽管在经典佛教文献中正念隐含着"接纳"成分，但该定义有助于在临床应用中将之明晰化。我们还会使用其他一些简化方式指代治疗性正念，包括"有感情的觉察""正念接纳""开放的临在"和"正念慈悲"。

对于大多数心理治疗师而言，在正念的概念中明确添加"接纳"是有意义的。当患者面临难以承受的创伤时，情况尤其如此。没有接纳的觉察就像在明亮的探照灯下观看一个恐怖场景，有时我们需要柔和一点的光线（如蜡烛）来接近困难的体验。遭受的痛苦越强烈，我们似乎就越需要接纳和慈悲，以使我们有能力应对生活中正在发生的一切。相反，没有清晰觉察的接纳会粉饰生活中需要解决的困难。没有觉察，接纳就会变成一种防御性回避。

当患者寻求心理治疗时，他们通常处于极度的痛苦中，希望有人愿意花时间理解他们是谁及他们为何痛苦。他们迫切需要一种缓解痛苦的策略。慈悲是一个无形的母体，支撑着全部的计划。"慈悲"（compassion）一词来源于拉丁语词根 *com pati*，意为"与……一起受苦"。这是我们真正了解患者正在经历什么的方式——我们与他们一起受苦。如果我们给患者提供有用的建议，却不提供接纳和慈悲，那么他们只会感觉我们不理解他们。

同样，在内在治疗关系（即我们与自己的关系）中，慈悲也很重要。自我慈悲和自我接纳是让我们在艰难的情形下保持觉察的"善巧法门"。开放的视野需要一颗开放的心。当我们独自进行正念练习时，自我接纳有望成为我们情绪景观的一部分。在治疗关系中，接纳和慈悲对治疗过程的有效性至关重要。

正念与非正念

心理治疗师需要体验正念，以便将其融入临床实践。跟随有经验的教师学习冥想是开始正念练习的最好方式，也是我们极力推荐的方式。概念地图对心理治疗师也有帮助，可以指导其工作。为此，我们建议使用刚刚提到的正念定义：（1）觉察；（2）当下的体验；（3）接纳。一个正念时刻包含这三个相互交织的因素。正念取向的治疗师可以时刻提醒自己："我如何培养我和我的患者以接纳的态度觉察当下的体验？"这可以被作为正念练习的试金石。

尽管正念的定义很容易记住，但正念的直接体验却难以捉摸。有时候，通过分析其对立面理解正念反而更容易。即使是随意的自检也表明，我们典型的心理状态是极其心不在焉。我们把大部分时间都花费在对过去的回忆和对未来的幻想上。很多时候，我们处在"自动驾驶"模式，心在一处，身体在另一处。

最近，一件令人尴尬的事情发生在我的一名同事身上，他当时开车去参加一个有关正念和心理治疗的研讨会。

> 我很着急，因为眼看就要迟到了。在马萨诸塞州高速公路（一条收费公路，两个出口相距80千米）上行驶几分钟后，我突然发现自己走错方向了。我在想，"当时是谁在开车""是谁决定往西行驶的"。我的脑子在忙着准备讲稿，而我的身体却熟练地朝着相反的方向驾驶着。

类似的例子比比皆是。你知道周日早上人们前往纽约医院急诊室就诊的主要原因是什么吗？切百吉饼导致的意外！周末与家人互动时，很多人会分心，以至于身体在自动切割百吉饼——没有意识的指导，身体不擅长做这个。

另一个心不在焉（但不那么糟糕）的例子发生在餐馆里。你有没有注意到，餐馆里的谈话大都围绕着这两个话题：以前在哪个地方吃、以后可以去哪个地方吃。我们只是偶尔真正品尝正在吃的食物。

有时候，我们还故意逃避当下——试图得到"好东西"。你是否曾匆匆忙忙地把碗洗了，只为赶紧去喝一杯茶、看一本书或看一个电视节目？与一个令人沮丧的患者刚对话 10 分钟，你是否在想："该死，还有 40 分钟！"认真地反思一下，我们会注意到，我们在匆忙度过，或者在试图摆脱自己的很多生活体验。

即便是此时此刻，你也可以留意：读这些句子的时候，你的思想去了哪里？你是否有过这样的想法，"这本书是否值得读""也许我该买另一本"，或者"这部分很有趣，我希望其他部分也很好"。也许你的思想已经完全离开了这本书，你在思考你以后做什么或者今天早些时候发生了什么。

当我们尝试探究生活中真正重要的东西时，我们会发现日常生活中的非正念如此普遍。请花几秒钟回忆一下生活中你真正珍视的那些时刻（说真的，暂时停止阅读，思考一下）。也许那是你与所爱之人共度的特别时光，也许是你在大自然中的一次神奇体验。在那一刻，你的思想在哪里？是专注于回忆过去，还是想象未来？大多数人会发现，在他们最珍视的时刻，他们全身心地投入到当下，专注于此时此地发生的一切。

这些是正念时刻。我们注意到手的姿势，以及手握着刀和百吉饼的感觉；开车时，我们觉察到我们的身体坐在车里，我们注意到其他汽车、道路和风景；我们品尝我们正在吃的食物；进行心理治疗时，我们体验到患者的形象、声音和情绪。现在，试着注意你的手拿这本书的姿势，坐着或躺着的身体体验，以及你的大脑对这些词的反应。正念意味着专注于当下的生活。

众所周知，用语言表述正念非常困难，但禅宗的俳句（Haiku）传统试图捕捉正念时刻。下面是 17 世纪日本流浪诗人松尾芭蕉（Matsuo Basho）的经典俳句。

悠悠古池畔，

孤寂蛙儿跳沘岸，

水声轻如幻。

关于正念的误解

生活中我们经常心不在焉，我们企盼很多东西消失。尽管这些发现会让我们感到不安，但是也有好消息，那就是正念是可以培养的。正如我们可以通过定期的体育锻炼来提高身体素质一样，我们也可以通过有意识的心理练习来培养正念。

正念练习都会涉及某种形式的冥想，但对冥想练习的误解比比皆是，特别是在西方。因此，我们有必要澄清一些常见的误解。

不是让大脑一片空白。虽然有些专注练习旨在使我们清空大脑里的想法，但这不是正念练习的目的。我们也不希望自己变得愚蠢或失去分析能力。相反，正念练习是要训练大脑时刻觉察自己在干什么，包括当我们思考时觉察到我们在思考。

不是变得没有感情。许多人在内心深处希望正念练习能减轻他们在情绪方面的困扰，尤其是在陷入苦闷时，人们总是幻想着自己变得没有感情。事实上，正念练习往往会产生相反的效果。因为我们练习关注心理活动的内容，所以我们会更充分、更真切地注意到我们的情绪。当我们放弃平时的防御（如通过娱乐或进食转移对不适感的注意）时，我们识别自己的感觉的能力变得更强了。

不是脱离生活。因为大多数冥想练习最初是由僧侣、尼姑和隐士提炼出来的，所以人们经常认为冥想练习意味着脱离丰富多彩的社交生活。尽管在简单化的环境中练习正念确实有好处，但即使在这样的环境中，个体也并未完全脱离生活。相反，生活的悲欢离合会更生动，因为我们在花时间关注我们每时每刻的体验。

不是追求极乐。大师在幸福地微笑，其他人都在为生存苦苦挣扎，这幅画面非常吸引人。在冥想初期，许多人在发现自己走神儿时会感到苦恼、焦虑或不安。特别愉快的心理状态确实会出现，在正念冥想中我们允许它们出现或消失——既不固守幸福的状态，也不拒绝不愉快的状态。

不是回避疼痛。正念练习可以帮助我们提高忍受疼痛的能力，而不是让我们逃避疼痛。我们会刻意不做旨在使我们感觉更好的自动化动作。例如，如果我们在冥想时感觉身体瘙痒，一个典型的指令是，观察瘙痒并注意可能出现的任何冲动（如抓挠的冲动）——但我们不把这一冲动付诸行动。因此，我们的确更生动地体验到了疼痛和不适，不只是瘙痒和身体疼痛，还包括所有情感上的不适。当我们探索并接受这些不愉快的体验时，我们承受它们的能力就会增强。我们还发现，疼痛的感觉与伴随着疼痛的痛苦是不同的。我们看到，当我们抵制、反抗或回避疼痛，而不是时刻接纳疼痛时，痛苦的感觉就会出现。

正念的练习形式

有很多方法可以培养伴有接纳态度的对当前体验的觉察。毫无疑问，所有方法都需要反复练习。如果我们想改善心血管健康状况，可以把体育锻炼融入日常生活——爬楼梯而不是乘电梯，骑自行车上班而不是开车上班。如果我们想变得更加健康，我们可以留出时间进行正式的锻炼，可以在健身房也可以在健身俱乐部。为了真正加速这一过程，我们可以以健身为目的去度假，每天花大量时间进行剧烈运动。培养正念也有类似的选择。

每日正念。就是一整天都提醒自己注意当下发生的事。我们不必对日常生活做出很大调整。这意味着我们走路时注意行走时的感觉，吃东西时注意食物的味道，经过某个地方时注意周围的环境。一行禅师（Thich Nhat Hahn）提出了多种提高每日正念的技术。例如，当电话铃响起时，你试着先只是听，注意铃声的音调和节奏，就好像在听音乐一样；在开车的时候，当另一辆车的尾灯亮起时，试着欣赏它们的颜色和纹理，就好像在欣赏美丽的日落一样。

正式冥想练习。这是指专门留出时间去心理"健身房"。我们定期花一些时间进行静坐冥想。有很多种冥想形式可以培养正念，它们大多数是一开始选择一个注意对象（如呼吸），之后每次走神儿的时候，把注意力重新转移到这个对象上。这有助于培养平静感，使我们能够更好地专注于所选对象。一旦建立某种程度的专注力，正念冥想接下来就要求个体把心智引向占据心智主导地位的任何事物——通常是围绕着身体对这一事物的体验。注意的对象可以是身体感觉（如瘙痒、疼痛、声音），也可以是情绪体验带来的身体反应（如愤怒时胸闷、悲伤时喉咙发堵）。无论选择什么作为注意的对象，我们都要练习以接纳的态度觉察当下的体验。

静修练习。这是完全致力于培养正念的"假期"。冥想静修有很多种形式，大多数都涉及长时间的正式练习，通常是坐姿冥想和行走冥想交替进行。静修练习通常在沉默中进行，参与者除了偶尔与教师交谈，几乎没有人际互动。起床、洗澡、刷牙、吃饭、做家务——所有活动都在沉默中完成，所有活动都是练习正念的机会。正如一位观察者所言，静修的前几天"我就像和一个疯子一起被困在电话亭里一样"。我们发现，完全专注于当下是那么困难。我们的思想常常极其活跃和不安，不停地在想我们做得怎么样、我们和他人比起来怎么样。对未被消化的情绪事件的回忆及对未来的幻想一起涌进来。我们清楚地看到在一个所有需求都得到关照的环境中，我们的思想是如何制造痛苦的。许多人发现，在短短一周的冥想静修中获得的洞见能彻底改变一个人的生活。

正念练习的效果似乎与练习量有关。如果一个人每天做少量练习，那么就会培养少量正念；如果每天做更多的练习，再加上常规的正式练习和静修练习，那么效果会更显著。对冥想者来说这显而易见，并且科学研究已开始证明这一点。

为何现在正念受到关注

目前，心理健康从业人员对正念的兴趣激增。在最近的一项对美国心理治疗师的调查中，称自己曾使用"正念疗法"的治疗师占比为 41.4%。我们推测正念最终会成为一种独立的心理治疗模型。我们离那个时刻已经不远了。

为什么呢？一种解释是，出生于 20 世纪 60 年代和 70 年代的那些曾经的精神探寻者和冥想者现在已经成为心理健康领域的资深临床研究人员和从业者。他们从正念练习中受益多年，终于有勇气将它分享给他们的患者。

另一种解释是，正念可能是所有有效的心理疗法背后的核心知觉过程——一个跨理论构想。很多治疗师正在将正念应用于他们的工作，不管他们是侧重关系的心理动力学心理治疗师，正在开发新的、更有效的结构化干预措施的认知行为疗法治疗师，还是鼓励患者深入自己"感觉到的体验"的人本主义心理治疗师。他们共同的治疗问题是，"我如何才能帮助患者更加接纳并更清楚地觉察当下的体验"。

也许正念疗法流行的最有力论据是，科学正在赶上实践——冥想练习这种"软"科学正在被"硬"科学研究证实。虽然许多冥想研究确实存在设计上的局限，但现在冥想是得到广泛研究的心理疗法之一。从 1994 年到 2004 年，冥想研究的主流已经从专注冥想（如超觉冥想和放松反应）转向正念冥想。

我们目前正处于认知行为疗法的第三次浪潮。第一次浪潮关注的是经典条件反射和操作性条件反射中的刺激和反应。第二次浪潮是指认知行为疗法，该疗法通过改变我们思想的内容来改变我们的感受。目前的第三次浪潮是指基于正念和接纳的疗法。有些研究者，如接纳承诺疗法的创始人史蒂文·海斯（Steven Hayes），在寻找解决棘手临床难题的新方法时，发现了基于正念和接纳的治疗策略。还有一些研究者，比如辩证行为疗法的创始人玛莎·林内翰，对佛教禅宗感兴趣，并试图将其传统的原则和技术整合到临床实践中。现在我们正处于现代科学心理学与古老的佛教心理学传统富有成效的融合之中。

在这种基于正念和接纳的新方法中，治疗师帮助患者转变了他们与个人体验的关系，而不再直接挑战适应不良的思维、情感或行为模式。当患者来治疗时，他们通常对自己的感觉或行为感到厌恶——他们想要少一些焦虑或少一些抑郁，或者想要少喝或少吃。治疗师通过培养患者对不舒服体验的好奇心和时时刻刻的接纳，重塑患者与问题的关系。

例如，有一位惊恐障碍患者名叫凯特琳，在过去的 5 年里，她在开车上班时总是紧张地用手指敲打方向盘。她曾用过各种传统行为疗法的策略：在高速公路和桥上边开车边练习放松，并且她可以有效地说服自己从对死于心脏病的恐惧中挣脱出来。尽管如此，凯特琳还是会疑惑地大喊："为什么我还是感到恐慌？"答案是凯特琳从来没有学会真正地容忍焦虑本身，她总是回避它。她需要认知行为疗法的第三次浪潮提到的缺失的一环——在我们过有意义的生活的过程中，学会接纳不可避免的不舒服。

另一个正在助长人们对正念的兴趣的研究领域是脑成像和神经可塑性研究。我们知道"一起放电的神经元串连在一起"，冥想过程中的心理活动会激活大脑的特定区域。萨拉·拉扎尔（Sara Lazar）等人表明，经过多年的冥想练习，与内省和注意力相关的大脑区域会扩大。理查德·J.戴维森（Richard J.Davidson）等人发现，在短短 8 周正念训练后，参与者的左侧前额叶皮层的活动增加，左侧前额叶皮层与幸福感有关。大脑该区域活动的增加也与注射流感疫苗引发的免疫反应的强度有关。在那些有过一万到五万小时冥想练习的藏族僧侣的大脑中，可能会发生更大的变化。

科学研究的证据在验证冥想者长期以来的猜测，即心理训练会改变大脑。现在我们开始了解大脑的哪些部位有可能发生变化，以及变化可能会有多大。此外，当我们在冥想中达到情绪与内在状态相调和的状态时，大脑中出现的变化似乎与我们在感到与他人的联结时的活跃脑区相关。这表明治疗师可以通过正念冥想训练自己的大脑，使治疗更容易产生效果。

正念在心理治疗中的显式和隐式应用

心理治疗师正在以多种方式将正念融入他们的工作。我们可以把它们想象成一个从隐式应用到显式应用的连续谱，即从患者察觉不到到对患者显而易见。

最隐晦的一端是执业治疗师自己练习正念，但不在工作中有意地运用正念。就像我们刚才提到的，当治疗师自己开始正念练习时，他们的情感调谐能力似乎增强了。无论采用什么理论取向、心理病理学模型或干预模式，治疗师似乎都能更细致地关照患者的体验并与其感同身受。由于与他人一起承受痛苦的能力得到提升，治疗师"修复"患者的问题的情况减少了。通过觉察痛苦的普遍性，通过更清楚地看到与他人的联系，通过对患者产生慈悲之心，治疗师感到与患者更亲密。这个领域的研究刚刚开始。

在这个连续谱上，接下来是治疗师使用受正念启发的心理疗法。这种治疗受到从佛教心理学和正念练习中获得的洞见的启发。在练习正念时对自己的内心进行观察会使治疗师对心理治疗和人类痛苦根源的理解发生变化。例如，理解思想的任意性和条件性、看到因试图避免困难体验而产生的适得其反的效果、注意到因试图支持分离自我感而产生的痛苦后果。所有这些洞见都会对我们如何看待患者的问题产生影响。

最后，在心理治疗中对正念最显式的应用是治疗师使用基于正念的心理疗法。基于正念的治疗师实际上是通过向患者传授正念技能来帮助他们解决心理上的问题。目前人们正在开发大量基于正念的干预措施，用以治疗各种临床问题。治疗师向患者传授的有时是传统的冥想练习，有时是根据患者特定的诊断、个性特质或生活环境而定制的练习。

厘清术语

随着正念被融入现代心理学和西方文化，人们对该术语感到越来越困惑。现在正念的含义很广。如果我们使用这个词的巴利语，而不是英语，那么我们的困惑会少一些。读者可参考德宝法师（Bhante Gunaratana）撰写的《佛教禅修直解》（*Mindfulness in Plain English*），书中对一些巴利文术语及它们与正念练习的关系进行了详细的说明。

下面我们对目前现代心理学中使用的正念的不同含义进行梳理。

传统概念

如前所述，巴利文术语 *sati* 通常被翻译成"正念"（mindfulness），表示"觉察""注意"和"记得"。在佛教传统中，培养 *sati* 是为了观察人的思想是如何每时每刻产生痛苦的。练习 *sati* 是为了培养智慧和洞察力，最终减轻痛苦。

正念的心理过程

过程定义有指导性的一面——它们指明我们应该对我们的觉察做些什么。在临床环境中，正念的两个过程定义是"此时此刻的非评判性觉察"和"以接纳心态，觉察，当下的体验"。这些过程定义建议："尝试以接纳的心态，观察此时此刻的体验。"治疗性正念的另一个过程定义是"注意力控制"，即将注意力转移到管理情绪痛苦上。

过程定义非常有价值，因为它们明确了可能对特定患者有帮助的变化过程或作用机制。在治疗中，正念总体上被认为是一个变化过程，而构成治疗性正念的个别要素（接纳、当下的体验和觉察）也一样。针对不同的患者可能需要着重强调不同的因素。例如，对自己挑剔的人可能从"接纳"中获益最多，强迫症患者可能从关注"当下的体验"中获益，而那些有冲动控制障碍的人可能从"觉察"中获益最多——观察问题行为的前兆，如酗酒、赌博或暴饮暴食等。

我们还可以把过程进一步分解，以更好地适应针对特定个体的治疗。例如，不同类型的觉察方式可以使不同的患者受益：元认知觉察（"想法不是事实"）有助于慢性抑郁症患者从抑郁性反刍思维中解脱出来；以分裂或分离方式与自己的感受进行联系的人可能会受益于更具有参与性的觉察方式——当感受在身体里出现时密切观察它们。

冥想练习（meditation practice）：当一个人说"我在练习正念冥想"时，他或她实际在做什么？在正念冥想标题下通常包含三个关键冥想技术。

专注冥想（concentration meditation）：这个技术有一个聚焦对象，如呼吸或经文。指导语是："当你注意到你的心智游离时，温柔地把它带回到关注对象上。"练习专注冥想能产生一种平静感，巴利语中与专注冥想最相关的词是 samatha；而冥想的传统词汇是 bhavana，意为"培养"。concentration meditation 是 samatha bhavana 的英译文，即培养集中注意力。"放松反应"是这种冥想方法的一个著名的例子。

正念冥想（mindfulness meditation）的指导语是："注意每时每刻在觉知中占主导地位的一切。"其目的不是选择单一关注对象，而是探索不断变化的体验。正念技能有助于培养对个人条件作用的本质（如"对否定的恐惧""对权威的愤怒"）和心理现实的本质（如"它在变化""它通常不令人满意""自我是流动的"）的洞察力。

这是正念冥想与其他形式冥想（如专注冥想和各种形式的视觉化冥想）的主要区别，也是佛教心理学的独特贡献。正念冥想的巴利语是 vipassana bhavana（内观冥想），意为培养洞察力和内观冥想。研究人员和临床医生通常使用"正念冥想"指代这种实践。

让事情变得更加复杂的是，事实上 sati 既是由"专注冥想"和"正念冥想"技术培养出来的，又是两者所必需的。也就是说，我们需要知道心智应当聚焦在哪里，是集中在单一对象上还是集中在许多正在出现的对象上。由于在正念冥想的过程中，心智积极参与了广泛的体验，因此可以说这一练习有意识地培养了 sati。

在正念冥想或内观冥想中，如果冥想者陷入白日梦或胡思乱想，他或她可以回到专注练习中稳定注意力。在这方面，专注练习能促进正念或内观练习。

慈心禅（lovingkindness meditation）。慈爱是与正念相关的情感品质。慈心禅从巴利语词汇 metta 翻译而来，可以被认为是专注冥想的一种形式。练习者可以一次又一次地把注意力转回到这类句子上，如"愿我与众生都平安、快乐、健康、自在"。这种技术使人温和下来进入正在出现的体验中，并接受体验原本的样子。这是在培养一种爱和友善的意愿，而不是把温情附加到我们时时刻刻的体验中。我们的善良意愿通常会带来对爱的情感的觉知。慈爱（感觉安全、平静、健康和自在）让正念练习者对正念练习的功能保持清晰的理解。理想的状态是将这种心理品质渗透到其他冥想练习中，因此，练习专注冥想时，我们应努力以开放（而不是严苛）的心态接受心理上的干扰；练习正念或内观冥想时，我们应欢迎所有的心理内容，就像欢迎访客一样。

当我们的正念很强时，即使在同一次冥想练习中，我们也可以根据需要在慈心禅、专注冥想和正念或内观冥想练习之间自由切换。例如，在处理心理创伤时，如果我们感觉创伤难以承受，此时可把注意力转移到呼吸或外部景象和声音上进行专注冥想。我们也可以给我们的体验添加一些慈心禅，以重新建立一种平静感。当我们感觉稳定一些，我们可以再次开放觉察的领域来观察创伤记忆是如何在大脑和身体中被体验的。换句话说，我们可以在正念练习和日常生活中有选择地加强这三种技术——专注、正念和慈悲——以减少痛苦和提升幸福感。

"正念"一词的习惯用法

西方文化中的普通大众使用"正念"一词宽泛地指代各种正式和非正式的世俗佛教练习，这让情况变得更加混乱。这个标签下不仅有刚刚提到的不同冥想技术——慈心禅、专注冥想、正念或内观冥想——还有视觉化技术和无数应对日常生活的非正式冥想策略。视觉化冥想包括培养舍心，例如，把自己想象成一座不受风吹日晒影响的坚实的大山，或者想象成一方没有波浪的静谧池塘。

随着正念被整合到不同的领域，如医疗、教育和商业，这一术语可能会继续积累越来越多的含义。在临床心理学中，"正念"已经与"接纳"互换使用，用来描述认知行为疗法的第三次浪潮。在教育领域，埃伦·兰格（Ellen Langer）将正念描述为一种认知过程，这一过程蕴含着开放、好奇，以及对多个视角的觉察。在商界，理查德·博亚齐斯（Richard Boyatzis）和安妮·麦基（Annie McKee）鼓励人们用"正念练习""观察"一个组织的"情绪现实","避免焦点过窄和持续进行多任务处理"。

尽管最近人们对正念的兴趣激增，正念的含义也越来越多，但这个词的各种用法仍然有很多共同之处。随着起源于佛教心理学的理论和实践进入新的、此前人们难以想象的领域，只有时间才能告诉我们"正念"会发生什么。

正念的起源

以严格的方式培养正念源于一个古老且拥有崇高目标的传说。了解这些起源很重要，这样现代临床医生就不会在不经意间忽视它在心理转变方面的巨大潜力。

早在 4000 年前，古印度就有了瑜伽士（yogis）的形象——盘腿坐着冥想，半闭眼睛凝视内心。训练心智被理解为实现身心健康、情绪平静的基本方法，其目标是完善人类的状态。

根据西方人的了解，正念在古代佛陀的教义中有最清楚的描述。据传，佛陀大约出生于 2500 年前，生来就是个王子。29 岁那年，他放弃了舒适的特权生活，在长达 7 年的时间里进行严格的心理和身体训练。36 岁时，他经历了一次认识上的突破，这深刻地改变了他的思想。在之后的 45 年里，他到许多地方传教，他表现出的行为没有人类常见的依恋、厌恶或妄想倾向。他留下的心理学教义（包括如何培养正念）仍然可以为我们所用。

佛陀将心智和身体看作物质的产物，它们没有当时印欧宗教所假设的神圣本质。尽管如此，在佛陀看来，身体和心智可以成为深刻的超验体验的媒介。然而，这种体验不是来自对某种神圣的东西的追寻，而是来自心智的根本转变。尽管意识本身有条件性，但它可以被净化到完全理解自身及其条件作用的程度。其结果不仅是深深的个人幸福感，而且还可能形成一种更加进化的人类生存方式。

这一传统主要关注当下时刻的意识。此时此地，心智和身体是如何表现的？意识来自一个由相互依存的因素组成的完整的网络，包括我们的基因构成和个人历史的所有细节。每一个时刻的意识反过来又对我们之后的信念、情感和行为产生影响。一旦了解某个时刻的意识的成因和影响，我们就可以有意识地参与到生活过程中，引导自己远离痛苦，走向更健康的状态。

佛陀在觉醒之夜大彻大悟时所看到的是他自己的心智的运作方式。他的洞见对现代心理治疗有着深远的影响，因为它们揭示了我们的大脑是如何时时刻刻构建我们的体验的，以及构建体验的这些方式是如何导致痛苦的。下面的描述不适合意志薄弱的人，对许多读者来说这是一种全新的心理学，而且有些复杂，所以我们建议你慢慢地思考。

我们如何构建体验

佛陀看到，所有的体验都涉及这样一个过程：通过感官或"感觉之门"进入心智的原始数据被编译并合成为一个虚拟的意义世界。感觉之门共有六种（六识）：眼睛、耳朵、鼻子、舌头和身体，心智被认为是第六感。除此之外，还有五种系统，这些系统对通过感觉之门的信息进行处理。

第一个系统是物质形式，它承认心理和身体有物质和生物基础。第二个系统是意识，即通过六种感官之一觉知到某个对象的行为。在这个阶段，眼睛会看到东西，耳朵会听到声音，舌头会尝出味道。第三个和第四个系统是知觉和感受，它们决定意识的表现形式。知觉指个体通过一系列联想对体验到了什么进行识别，即根据之前习得的认知模式对输入的数据进行解释。举个例子，你能认出两点加一条曲线是一张脸，或者认出你手中的物体是一本书。"感受"为每一个认知时刻提供了一个情感基调：愉快、不愉快或中立。这是对每个对象对有机体的享乐价值的评估——在每个时刻，我们对感知到的东西喜欢、不喜欢或者不感兴趣。

体验构建的第五个也是最后一个系统被称为"形态"，它反映的是我们对感知到的所有对象和那些我们与之有感情的对象采取的意向立场。意志或意图是心智的执行功能，它会引发有意识或无意识的选择。前四个系统让我们对任一特定时刻在发生什么有一种感觉，而第五种系统决定我们该如何做。

这些过程是如何展开的？想象一下你饿了，你打开冰箱门，眼睛可以在视野内看到明暗和色彩组成的图案，你的大脑很快把它们组织起来，并将之感知为一个新鲜的三明治。瞬间，对三明治的积极感受就会出现，然后你就会产生拿起三明治把它吃掉的意图；紧接着，就是咬一口三明治的行为。意识感知现实并对之做出反应的速度是如此之快，以至于这一过程通常是无意识的。

意图和它引发的行为会成为习惯，变成性情。性情是先前决定的残留物，以习惯、习得性行为、人格特质等形式存储在记忆中，并为如何应对每一个新出现的时刻提供历史先例。这样就会形成一个反馈回路，当前对任何情境的反应既由先前的经验塑造，又会继续塑造性情，而性情又继续影响未来的反应。如果我们之前喜欢吃三明治，我们可能会形成一种习惯，即本能地拿起三明治吃，即使在我们不是很饿的时候。

综上所述，六种感官和五个系统同时相互作用，形成一种动态的相互依存的身心过程，在不断变化的环境信息中构建意义。在每一个可以用毫秒计的时刻，所有这些同时出现，围绕特定数据进行组织，然后消失。

佛教心理学的一个独特之处是，意识被认为是一个正在展开的过程，或者一个正在发生的事件，而不是一个存在的实体。不存在永恒的东西（也不会有永恒的"我"），因为每一件"事"都是一系列相互关联的事件。我们通常认为我们（和其他生命）是独立存在的，这种感觉来自这样一个事实，即每个认知时刻与另一个认知时刻之间紧密相连，从而让人产生一种意识流的主观感觉。我们只是学会了把这些快照连接在一起，形成一个连贯的叙事。这就像我们的大脑将电影中的一帧帧独立画面感知为连续动作的错觉一样。佛教传统的深刻见解不仅认为这一切都发生在意识觉察范围之外，而且认为这一过程既可以以健康的方式展开，也可以以不健康的方式展开，这取决于处理者的技巧。

对人类体验的这种分析具有重要的临床意义。它表明，我们的现实（包括大量个体心理学以之为中心的"自我"感）是建立在基本的误解之上的。这就好比我们认为像法拉利这样功能强大的汽车是一种生物，直到我们看到它在车间地板上被拆卸。当我们知道法拉利有哪些部件及它们是如何被组装在一起的，我们就不会再以同样的方式看待法拉利。同样，看到"自我"是如何构建的，可以帮助我们和我们的患者减少对脑海中瞬息万变的想法和感受的认同，使我们能够生活得更灵活、更具适应性、更快乐、更富有成效。

心理医生

佛陀有时称自己是一名医生，称他的教化是一种良药。他所治疗的疾病是这样一个事实：意识不断地受到条件作用模式影响，这不可避免地会导致不愉快、沮丧和失望。现代心理治疗师对这一观察当然很熟悉。然而，佛陀的治疗方法不是通过药物改变大脑内的化学过程，或者探究阻碍患者正常发展的过去的创伤，而是帮助他们直接洞察体验的本质。这可以通过多种方式来实现。

一种方法是认识到，我们通过学习、条件反射或文化渗透而习得的条件作用模式，在很大程度上是建立在某些幻想甚至是妄想之上的。最重要的是，我们有一种强大的惯性，那就是把那些无常的、可能会变的东西看成稳定的或可靠的东西；我们认为欲望的满足可以持续很长时间（但事实并非如此）；我们一次又一次地向体验领域投射这一观念，即人拥有或控制着正在发生的事情，或者人由这些组成。换句话说，我们不断地欺骗自己，认为我们可以抓住我们想要的东西，摆脱我们不想要的东西，尽管有很多证据表明事实是相反的。除此之外，我们还自欺欺人地认为，一个稳定独立的"我"正在主导一切。只有当这些错误认识逐渐被发现并纠正，才会产生显著的治愈效果。

例如，有一个故事，一个和尚向师父抱怨说自己是一个愤怒的人。师父说："让我看看。"因为和尚当时不生气，故无法表现出来，于是师父说："你看，你不是一个愤怒的人，因为你不是一直在生气。"这种对体验的流动性和身份虚假认同的洞察，对那些抱有自己无价值、不可爱、不聪明等核心信念的患者来说是非常有用的。

另一种方法是认识到行为是由有意识和无意识的欲望驱动的，并利用这些知识减少甚至最终消除欲望时时刻刻在心理和身体功能中发挥的作用。喜欢某些事物的冲动和不喜欢另一些事物的冲动会把一些体验对象拉近，而把另一些体验对象推开，导致我们无法感知实际发生的事情。具有讽刺意味的是，我们为了克服我们感知到的世界的缺点所采用的策略——拥抱那些能带来快乐的东西，拒绝带来痛苦的东西——导致了更大的痛苦。解决的办法是放下欲望，代之以一种平静或接纳的态度。在临床实践中，我们看到无数这样的例子："我们所抗拒的，反而会持续存在"；患者因为希望事情跟现在不一样而痛苦，即因为逃避"现实"而痛苦。

妄想和欲望的潜在倾向深深地植根于人性之中，但却可以被成功地削弱甚至消除。"佛陀"这个词实际上意味着"觉醒"，而历史上的佛陀是一个人，他开展了一项变革，最终促使他从对虚妄的迷思和对欲望的执念中"觉醒"。

自上而下与自下而上的信息处理

现代认知科学家区分了自下而上和自上而下的信息处理。正念冥想的核心强调自下而上，而不是自上而下的心智功能。也就是说，正念力图将注意力直接集中到感官数据流及头脑中出现的想法和图像上。感官数据通过每一种感官通道——视觉、听觉、嗅觉、味觉和身体感觉——进入个人体验。这样一来，它就会把注意力从许多"高层次"图式、叙事、信仰和其他概念地图上转移开，我们通常用这些"高层次"概念地图指导我们的日常生活。这是更极端的认知行为疗法，即将注意力集中到微妙的感官体验上。在这样做的过程中，所有的想法及相关感受都被看作任意的、条件性的事件。虽然日常的意识往往忽视感官体验的细节（通常我们只是试图从中提取我们感兴趣的部分用以实现目标），但正念练习专注于感官数据本身，邀请实践者不断放弃概念判断和叙事。这种方法的作用是大量消减了引发故事和妄想的能量，并将我们的意识转移到其他领域，那些直接揭示体验的短暂性、构建性和无私性本质的领域。

语境中的正念

正如前面提到的，正念是一项旨在根除有害心智习惯的工程的一部分。在传统的佛教语境中，正念是减轻痛苦的"八正道"之一，受到其他七个因素的指导。这七个因素是：（1）一个人对什么是真实的、重要的、有价值的、有用的这一问题的看法（正见）；（2）意图如何被巧妙地用来触发和维持行动（正志）；（3）言论的性质既可以是有害的，也可以是有益的（正语）；（4）当行为与道德原则相关时，它的性质（正业）；（5）维持生计的方式（正命）；（6）为带来改变所采取的努力的程度和质量（正精进）；（7）专注是正念的支持性因素（正定）。当正念脱离这一更广泛的语境时，它的力量可能是有限的。例如，当我们对自己或他人造成伤害时，或者当我们缺少专注和良好意图以使我们的努力聚集时，我们就很难保持正念觉察。换句话说，在度过了充满欺骗、偷窃和杀戮的忙碌的一天后，我们很难进行优质的冥想。

佛教传统关注的是人类生活中的普遍性挑战，比如一般性的痛苦。因此佛教心理学的许多方面在当今同样适用。正如这本书中所展示的，心理疗法利用正念和接纳的力量缓解棘手的心理状态。然而，佛教实践所设想的结果却截然不同：完全解除痛苦。从现代角度来看，这意味着预想一种完全没有诊断手册中所列的心理症状的生活。一个"觉醒"的人顺其自然地生活，拥有很多能力——身体能力、情感能力和智力，但不需要通过改变现状以使自己感到满足。通过练习正念，我们可以学会过一种安宁、平衡、有爱的生活，同时为他人谋福利。我们没有必要等待某个特定时间、地点或条件，现在就可以开始练习正念，对治疗师和患者来说皆是如此。

第 2 章

正念与冥想

安德鲁·奥兰斯基

当一个词被越来越广泛地使用，特别是当这个词变得流行时，它往往会变得更让人难以理解。有的人可能认为正好相反，一个令人难以理解的词才会得以流行。总体而言，佛教词汇属于第一种情况，随着这些词汇的流行，其意义变得含糊不清。虽然禅宗、瑜伽、因果报应和涅槃等术语在其原始语境中都有精确的技术定义，但是它们现在几乎可以被用来表达现代作家想要表达的任何意思。类似的趋势很可能正发生在"正念"上，甚至意义更广的"冥想"一词也是如此。这些词被应用于心理学与佛教思想的创造性碰撞中，因此我们有必要了解这些词语在其原始环境中的意义。

什么是冥想

在与亚洲实践有重大碰撞之前，西方文化传统意义上的冥想是对一个主题持续的思考。meditation 一词来自印欧语系词根 med，主要意思是"衡量"，代表对某个主题的论述［如笛卡儿的著作标题《第一哲学沉思集》(meditation on first philosophy)］或对某个主题的冷静思考（如结构化的宗教祈祷）。因此，它始终是一种有序的概念性思考练习，涉及对语言、符号和概念的系统性、规范性使用。正如我们将要看到的，这恰恰是正念冥想时人们不做的事情。某些心理疗法关注对个体之前的经历进行重新定义，对这类心理疗法来说，这种对概念的结构化探索很重要，但是大多数形式的佛教冥想却在朝着相反的方向努力，即朝向概念化更少的意识模式。

　　在佛教经典语言（梵语和巴利语）中，最常被用于指代冥想的一个词是 *samadhi*，这个词的词源意为聚集心智并把它放在一个对象上。从广义上讲，它的含义似乎与英语的含义相似，但是西方人和佛教徒对于心智运作方式的理解存在着微妙但关键的差异。在西方，冥想通常是指练习"思考"某事。在佛教中，冥想也可以是这个意思，但更多的时候是指把心智放在身体的感觉上、原始的景象或声音上，或者有气味和味道的有形物体上。这赋予了冥想更为广泛的含义，这一差异非常重要。

　　冥想的主要特征（也是最常被用于定义冥想的术语）是 *ekaggata*，它的字面意思是专注于一点。冥想就是把心智集中到一个点上，使之统一起来，然后把它放在一个特定的对象上。在某种程度上，这个过程在每一个心智时刻都是自然发生的，如果没有，个体会严重缺乏心理体验的凝聚力。根据佛教心智模型，意识一次只接受一个客体，并围绕它组织各种各样的支持性心理功能。我们可以将冥想理解为一个单一的意识片段，本质上它是一个正在发生的事件而不是某个存在的事物。通过特定感官获得的对某个客体的认知在对刺激做出反应时出现，但几乎转瞬即逝。当另一个刺激出现时，另一个心智时刻随之出现，但同样会立即停止。主观体验就是由这些心智时刻构建的意识流，连续感、主体和客体稳定感都被投射到意识流上，就像电影中快速呈现的画面构建叙事一样。每一帧画面都是专注的对象，每一个时刻都有一个焦点，但专注冥想是把单一焦点扩展至随后的多个心智时刻。还以电影画面为例，专注冥想就像长时间开着摄像机并把镜头对准同一个对象——它会拍摄出同一场景的多个画面。

　　这不是件容易做到的事情，要想学会该技能，必须勤奋地练习。我们已经进化到对周围环境的所有重大变化保持警觉，我们的注意力自然会被不同寻常的感官数据或者以突然或意外方式呈现的感官数据吸引。就像一只鸟或一只花栗鼠快速地在四处查看是否有危险一样，我们的大脑习惯于快速地从一个感官对象转向另一个感官对象，或者从一个想法转到另一个想法。练习过冥想的人都知道（或者你自己也可以很快发现），将心智稳定在单一对象（如呼吸或某个重复出现的单词）上是非常困难的。但是与其他许多事情一样，通过耐心而勤奋的练习，我们是可以学会这一技能的。大部分佛教冥想是把心智集中在一个特定对象（通常被称为主要对象）上，然后人们会注意到心智（或早或晚）偏离了该对象。当个体注意到这一点时，他会温和地、慈悲地抛弃使心智偏离方向的杂念，并将注意力再次转移到主要对象上。这一过程不断地循环往复：心智集中在一个特定对象上，因为联想、幻想、回忆、判断、计划、语言表达、概念化、计算、评论、想象和做白日梦，它开了小差，然后又被小心翼翼地、耐心地拉回来，重新集中到主要对象上。

冥想的障碍

与其他任何一种需要习得的技能一样，人们学习冥想的能力有所不同。我们在一系列似乎无穷无尽的突破、停滞和倒退中取得进展，有时可能会接二连三地经历成功和失败。任何一段冥想都可能受到各种因素的影响，如身体的舒适度、最近的睡眠情况、整体的健康状况、房间里的温度、是否有心事或正在经历一些情绪问题。传统佛教对冥想的理解有一个有趣的特点，那就是冥想会受到个体的道德行为的影响。心智专注力直接受到一些行为的阻碍，如故意伤害生灵、取不义之财、说话不诚实、恶语伤人、性行为不端等。因此，佛教的道德戒律不仅仅是道德上的禁令，它具有重大的现实意义。但是，如果一个人没有受到不健康行为带来的自责和情绪波动的影响，那么我们就有理由期待他在统一和集中心智方面取得重大进展——其心智能在多个心理时刻稳定地保持在单个对象上。

佛教心理学确定了冥想的五种主要障碍，也被称为五种业障。第一种障碍是感官欲望，即感官有寻找对象的冲动。就像眼睛想要看东西，耳朵渴望听到声音一样，其他感官也是如此，包括心智喜欢思考能以某种方式取悦自己的想法。我们已经习惯于将自己的感官与相应的对象联系起来，以至于形成了一种相当大的习惯能量，它使感官在任何时刻都"偏爱"它们习惯的刺激或者容易被这些刺激吸引。刺激对感官（包括作为第六感的心智）的这种吸引力是微妙的，但当心智变得更加敏感时，这种吸引可以被本能地觉察到。第二种障碍是不良意愿，即回避或退出那些不能让我们愉悦的或在某种程度上导致痛苦的体验对象的一种倾向。前两种障碍的意思截然相反，它们把心智和感官从一个对象拉向或推向另一对象，使之很难安定下来。第三种和第四种障碍同样是相互对立的，即躁动不安和懒惰无力。躁动不安是指精力过于充沛，无休止地把心智从一个对象转向另一个对象，而懒惰无力则是指精力不足，这导致心智陷入迟钝、困倦或懒惰的状态。摆脱躁动不安的办法是让心智平静、放松，而纠正懒惰无力的办法是唤起更大的兴趣和热情。矛盾的是，我们的目标是达到一种既平静又警觉的状态。头脑应该冷静但不迟钝，警觉但不躁动。最后一种障碍是怀疑，通常表现为反复出现的怀疑想法，包括对自我的怀疑、对取得进步的怀疑，或者对整个学习过程的怀疑，比如学习冥想就令人生畏。只要这五种状态或因素中的任何一种在头脑中出现，那我们就很难或根本不可能把心智固定在特定对象上。但通过耐心的练习，我们可以暂时搁置或丢掉这五种障碍。它们就像水面上被风吹起的波浪，当它们平静下来时，心智就像水一样变得清澈透明。

冥想的四个阶段

　　尽管在冥想初期注意力有一种几乎无法抗拒的倾向——容易被声音、身体感觉或杂念吸引过去（无论在哪里进行冥想），但最终它会越来越少地受到随机刺激的干扰。在某一时刻，势头会发生逆转，即停留在主要对象上比追求新奇肤浅的刺激更具吸引力。这并不是因为对象本身格外有趣，而是因为随着认知的力量、深度和清晰度的提高，参与加工对象的心智的品质变得更加奇妙。在专注之心的审视下，一切都变得令人着迷。如果这种把心智稳定在单个对象上的过程逐渐成熟，那么它最终将达到一个被称为禅定的阶段，在巴利语中它被称为 *jhana*（梵语中对应的词是 dhyana，英语中对应的词是 absorption）。在这种状态下，心智是如此全神贯注于一个特定对象，以至于它再也觉察不到其他可能出现在感官通道中的对象。例如，一只鸟可能在唱歌，声波可能会传到冥想者的耳朵里，甚至可能会被他的潜意识感觉系统处理。但它不会进入有意识的觉察，由于"线路正忙"，对主要对象的觉察把它吞没了。在旁观者看来，这类似于一种恍惚状态，流行文化中对冥想的大量讽刺正是针对这一点。虽然从外部看，心智似乎没有在工作，但是从冥想者的主观角度来看，它已经达到一种非凡的能力状态。

　　佛教传统中的经典冥想文献描述了一个系统的（且可重复）过程，它包括四个阶段，通过这一过程，心智得以净化，干扰得到清除，同时心智变得越来越专注和强大。在心智至少暂时放弃上文谈到的五种障碍之前，它不会有任何明显的变化。如果在意识流中出现任何有害或不道德的冲动，所有进展都会立即被抹杀。这不是一条禁令，而是对心智的自然品质的描述，只有当思想和意图在道德上保持健康时，心智才能达到专注的高级状态。禅定的第一阶段伴随着强烈的身心愉悦感，它更多的是一种渗透到身体深处的幸福状态，而不是感官愉悦。这一阶段还包含心智的正常的概念功能或话语功能。个体在感到专注的同时，还保留着随意表达和指导思想的能力。在第二阶段，话语功能停止，而专注力自然而然带来的天然的快乐持续存在。这并不是说大脑已停止运转，而是大脑的某些功能（即那些指导和维持审慎的概念思维的功能）停止了。按照佛教的逻辑，只有当语言表达和符号操纵这些干扰停止时，人才能达到以高水平的内在清晰度为特征的深层次心智水平。在禅定的第三阶段，弥漫于前两个阶段的强烈的快乐感逐渐减弱，变成更加微妙的幸福感。到第四个也是最后一个阶段，所有的快乐都被舍心（equanimity）取代，舍心是一种以完全客观的眼光看待现象的高度的平等心。妨碍我们看清事物的两种心智态度——趋向令人愉快的事物和逃避令人不快的事物避之——都被舍心克服了。此时，我们可以说，专注的心得到了净化，明亮又稳定。此外，就像在坩埚中提纯出的黄金一样，它变得具有可塑性，可以灵活地转变为许多非常规的功能模式。

　　佛陀诞生于一个精于冥想艺术达几个世纪的社会。他生活的世界充满丰富多样的学说，他从他人那里学到了许多冥想方法。那个时代的瑜伽士（即那些训练有素的冥想修行者）将深度心理训练用于普遍的宗教追求，如获得神奇力量、去另一个时空旅行、与非人类互动。然而，佛陀的兴趣似乎在别处，他既不鼓励培养法力，也驳斥了当时的有神论假设。他信奉净化和训练心智的科学，但把它导向了理解人类体验的本质这一目标。他对有关心智和身体每时每刻的运转、人类体验的综合构建，以及影响痛苦和幸福的具体方式的研究尤为感兴趣。他认为，由于变化无处不在，衰老、疾病和死亡不可避免，人类的生存面临着挑战。他还看到，人类具有强烈的个人生存本能，这表现为一系列根植于贪婪、仇恨和妄想的痛苦的情绪性反应。他发现，我们的大部分困难并不是来自生存挑战本身，而是来自内部产生的适应不良反应，这些反应是由我们不懈地追求快乐和回避痛苦而激发的。通过他自己的觉醒及后来对他人的教化，佛陀向我们表明，引起痛苦的这些内在原因是可以被看到、被理解并被治愈的。他采用的视角基本上是心理学视角，他使用的方法大多是经验法，他的最终目标是治疗。这就是现代心理学家对他的学说越来越感兴趣的原因。

正念冥想

　　冥想是实现从反射性痛苦到身心健康这一根本转变的主要工具，但上文中描述的单点集中式冥想的用途有限。这种冥想给心智带来的自律和专注是不可或缺的，但是对心智的复杂运作方式的洞察需要一个更机敏的冥想工具，这个工具就是正念。正念在巴利语中被称为 *sati*，源于一个词根 *smrt*，意思是记得或回忆，指的是培养一种心智临在能力，即对当下的体验对象进行持续的、清晰的观察。与一般的冥想一样，正念需要我们有意识地把注意力集中在一个对象上并持续保持，但是与专注冥想和禅定不同，正念对更广泛的现象是开放的，而不是把注意力限制在单一对象上。正念就像是一盏泛光灯而不是聚光灯，它会照亮不断变化的体验——一个更具流动性的现象学领域，而不是把某个对象孤立出来进行集中观察。这种观察模式是必要的，因为正念练习更多的是研究某个过程，而不是考察某个对象。所有的正念冥想都需要一定程度的专注，以便集中和聚焦心智的力量，但是专注的心智会被引向一个移动的目标——意识流，而不是固定在某一个点上。冥想练习需要我们把心智一次又一次地拉回到主要对象上，而正念练习允许心智跟随体验中出现的任何事物。正念较少控制觉知对象是什么，更多关注觉知是如何呈现的。

在经典佛教心理学中，正念被认为是心理状态的一种，是心智的 52 种功能之一，这些功能可以通过多种组合方式帮助意识认知客体。这些心理因素类似于人们通常所说的意图、态度或心理品质。人们在这些心理状态中发现了所有心智时刻普遍存在的某些功能，如知觉、感觉、意志力和注意力。其中有些功能可能会、也可能不会在某个特定心理时刻出现，比如果断、精力或快乐，而有些功能只在不健康的心理状态中出现，比如自负、嫉妒或贪婪。正念被认为是对健康有益的多种因素之一，这些健康因素可以抵消并取代不健康因素。正念总是伴随着这些彼此相辅相成的心理因素（如信任、舍心和友善），以及一些促进心灵的平静、灵活性和熟练程度的因素。因此，这一系统为正念勾画出了一个相当精确的定义，它既说明了正念是什么，也说明了正念不是什么。正念不是单纯地专注于体验，也不是刻意将心智转向某个特定对象并持续关注；正念无法与躁动不安或任何根植于贪婪、仇恨或妄想的心理状态共同出现。正念包括一种自信的、仁慈的、慷慨的和平等的注意力。正念是一种觉知方式、一种心灵对体验的态度、一种看似矛盾的觉知模式——既亲密地靠近又客观地远离。

此处需要考虑的另一个关于冥想的经典词汇是 *bhavana*，它的字面意思是"使成为"，通常被翻译为"培养"。冥想的重要作用之一就是培养有益于转变的心理品质。有些冥想可以培养专注，有些冥想可以培养正念，还有一些可以培养其他心理品质，如善良、慈悲、喜心和舍心。正如一篇早期文献所指出的那样："一个人经常思考什么，他的心智就倾向于什么。"在一个模型中，一个个心理时刻接连出现然后消失，每一时刻只有一个对象，每一个对象都被持以一种健康或不健康的态度，每一心理时刻的品质都非常值得关注。例如，在愤怒时刻，仁慈不能同时出现；在困惑时刻，不会出现正念。因此，心理培养包括抛弃头脑中自然出现的不健康状态，以及鼓励或发展头脑中出现的健康状态。对那些寻求心理健康的人来说，正念是最有益的心理因素，因此，培养正念是一件有益的事。佛教冥想的一个主要内容就是培养正念，这需要极大的耐心和毅力。每天花一两个小时练习，或者时不时地参加全浸式静修活动，都是练习正念的方法。在这一过程中，体验的内容无关紧要——你可以专注于呼吸、行走、进食或几乎所有日常活动。最重要的是进行正念练习时的注意力品质。

结语

我们可以把上述内容看作一个连续谱，现在我们再回到它的起点，从心智的普遍运作方式开始。心智以一种杂乱无章的、随机的方式将任何出现在思想或感官中的事物都作为觉知对象。然而，根据佛教思想，在人的思想和身体里，没有什么是真正随机的。看似自发专注于某个对象的心智，实际上是通过很多无意识的习惯、反射和态度对现象做出反应。如果这些潜意识因素根植于贪婪、仇恨和妄想，我们的行为将不断为自己和他人带来更多的痛苦。为了克服这种倾向，在持续的专注练习的过程中我们可以有意识地控制和训练心智，使之回到主要觉知目标上。在某种程度上，这涉及改变心智的自然倾向，即自然而然地转向别的事情的倾向。与任何形式的自律一样，一开始这看起来很难做到。但专注能使人获得很大的力量，你可以选择引导这股力量去探索已经发生改变的更深层次的意识状态，或者引导它去更仔细地研究一般体验的流动。个体处于正念冥想状态时，觉知可以自由地在体验中漫游，此时它具有的清晰度和连续性是一般心理状态无法达到的。

觉知能力提高带来的益处是多方面的。传统上，正念被视为一种获得智慧的工具，这种智慧包括对世间一切无常、无我及苦难的直接的、经验式的理解。乍一看，这似乎没什么了不起的，但是这些见解意义深远，其意义不仅包括剔除人性的遗传毒素，使之得到彻底净化，还包括把人类觉知从享乐主义条件作用中彻底解放出来。每一天，人们都在以前所未有的方式发现和探索正念对现代心理治疗师和研究者有何用处，本书的其他部分将对此进行详细介绍。

第 3 章

正念的神经生物学机制

迈克尔·T.特雷德韦（Michael T. Treadway）

莎拉·W.勒萨（Sara W. Laza）

随着我们对东方文化传统的了解越来越多，科学家们越来越热衷于验证关于正念练习的传闻。近 50 年来，神经科学家一直在研究冥想和正念练习，以期更好地了解其背后的现象学、神经生物学和它的临床效果。本章概述了当前关于正念和冥想练习的神经生物学研究，包括主要发现、方法学问题和临床意义。本章的目的不是对这方面的大量文献进行全面回顾，而是通过回顾最新文献引导读者了解这一正在发展的研究领域及其对基于正念的临床干预的影响。

尽管所有形式的冥想都能提高专注力，但佛教传统着重强调培养正念。因此，佛教传统是正念技术的主要来源。正念技术已被纳入心理治疗实践，如辩证行为疗法、接纳承诺疗法和正念认知疗法。本章重点讨论正念，除非另有说明，本章中的"冥想"一词指代培养正念的佛教冥想练习。

对正念冥想进行神经科学研究的目的是了解冥想状态的神经基础，同时确定正念练习对大脑的结构和功能的影响。冥想既存在状态效应也存在特质效应。状态效应是指个体在冥想过程中发生的变化，而特质变化是随着时间的推移逐渐发生的，它是持续冥想的结果，并会持续很久。人们认为，特质效应源于脑活动和脑结构的长期、稳定的变化。了解状态效应有助于我们解释为什么在治疗痛苦记忆或突然的情感爆发时使用正念可能会有帮助；而了解冥想的长期效应有助于我们确定正念为何有助于治疗广泛性焦虑障碍和抑郁症等慢性病（见第 10 章和第 12 章）。

研究冥想的状态效应的一个主要挑战是冥想本身的复杂性（见第 2 章）。通常，当科学家希望研究特定技能背后的神经系统时，他们会采用非常简单、可重复且易于监控的任务，比如对刺激的反应时间。采用简单任务更容易分离出参与任务执行的特定的脑区。而冥想这种任务非常复杂，它瞬息万变。在某一瞬间个体可能在专注于呼吸，下一刻他们突然想起有件事要办，过一会儿他们可能会注意到刚才走神儿了，于是又把注意力集中到呼吸上，但片刻之后童年时的画面突然出现，如此种种。专注于呼吸、想起一件事、意识到走神儿、看到儿时的画面……所有这些都涉及独立的大脑系统。所有这些系统是否都应被视为"冥想状态"的一部分？"冥想状态"一词是否只应涉及那些在我们专注于呼吸时活跃的大脑区域？科学家们如何才能把分心的时刻和专注的时刻区分开？我们的实验技术尚无法确定心智何时在这些心理事件之间切换。

下面我们将回顾正念冥想的神经生物学研究的最新发现。我们在前两节中总结了有关冥想对注意力、认知、情绪处理及大脑结构和功能的影响的主要发现，在第三节中讨论了有关冥想可能的作用机制的一些最新研究，在最后一节中讨论了这些研究结果对临床干预可能产生的影响。

正念对认知和行为的影响

根据有经验的冥想练习者的说法，练习增加会使觉察增强、专注力提高。因此，科学家们推断，在高认知需求的注意力和专注任务中，有经验的冥想者应该比没有接受过冥想和正念训练的人表现得更好。本节总结了有关正念冥想训练对认知和行为的影响的一些重要发现。

注意力研究

受冥想练习者的自我报告的启发，注意力资源的变化成为最近一些研究的重点。在认知心理学文献中，"注意"是一个概括性术语，可用于描述构成我们关注刺激的能力的所有子过程。这些子过程包括警觉（意识到刺激，如汽车鸣笛声）、持续性注意和冲突监控（尽管存在分心刺激，仍能保持对当前刺激的注意）。在最近的一项研究中，阿米斯·P. 杰哈（Amism P. Jha）等人试图比较三组参与者的注意过程：第一组是有经验的冥想练习者，研究人员在为期一个月的集中静修之前和之后对注意的三个子过程分别进行测试；第二组是新手冥想者，研究人员在 8 周的正念减压（MBSR）课程之前和之后测试；第三组是对照组，前测和后测之间间隔 8 周。研究人员发现，与对照组相比，在干预后，静修组和正念减压课程组在持续性注意任务中的成绩都有所提高，另外两种注意子过程没有变化，这表明结果具有特异性。

另一项近期开展的纵向研究试图调查 3 个月的静修冥想是否会改善个体的注意力。当两个刺激连续快速出现时，人们通常难以识别第二个刺激，这一现象被称为"注意瞬脱"。对出现时间接近的两个刺激进行处理的能力被认为是注意能力特征的指标。研究人员发现，静修 3 个月后，冥想者的注意瞬脱反应降低。此外，时间与分组有交互作用，这证实了以下假设：冥想组比非冥想对照组进步更大。与这些在行为方面的调查结果一致，同步记录的脑电图（EEG）信号显示，那些在注意瞬脱任务中表现最佳的个体在第一个刺激出现时呈现出的大脑活动也最少，这表明这些个体能够有效地为第二个刺激保留注意资源。

在一项更早的研究中，伊丽莎白·R. 瓦伦丁（Elizabeth R. Valentine）和菲利普·L. G. 斯威特（Philip L. G. Sweet）试图直接比较正念和专注冥想对新手和有经验的冥想者的持续性注意的影响。在传统佛教实践中，新手冥想者通常专注于观察呼吸。随着冥想者对呼吸的持续注意能力的增强，研究人员指导其将注意力扩展至其他外部刺激和内部刺激。在这项研究中，瓦伦丁和斯威特根据参与者自我报告的冥想过程中的精神焦点，将所有参与者分为正念型冥想者和专注型冥想者两类。冥想组和控制组都需要完成一项任务——数出快速呈现的嘟嘟声，以测量他们的持续注意能力。结果显示，冥想者觉察到所有刺激的能力明显优于对照组参与者。这表明，经过练习，两类冥想者的注意能力都得到了提高。然而，正念型冥想者发现意外刺激（呈现频率不同的嘟嘟声）的能力明显优于专注型冥想者，这与两种冥想的目的相一致。但需要注意的是，该研究样本的数量很少（每组只有 9~10 个参与者），因此应谨慎对待这一研究发现。最后，根据练习总年数将两组冥想者进行细分后，研究人员发现，新手和经验丰富的参与者觉察刺激的能力存在着惊人的差异。无论是正念型冥想者还是专注型冥想者，练习时间超过 2 年的参与者比练习时间少于 2 年的参与者觉察到的刺激量高出 5%。这一结果表明，冥想组和控制组之间的差异是由练习而不是组间人格差异引起的。

习惯化

有经验的冥想者还声称，对所有内部刺激和外部刺激的开放性觉知增强会使习惯化倾向减弱。习惯化是指如果刺激已重复出现多次，那么个体对该刺激做出反应时相应的神经活动会减少。因此，习惯化倾向的减弱反映了佛教传统所说的"初心"（beginner's mind）。笠松明（Akira Kasamatsu）和肥田富雄（Tomio Hirai）对四位经验丰富的禅师进行的早期研究表明，他们的脑电图模式显示他们对重复的咔嗒声没有出现习惯化，而非冥想控制组则出现了习惯化。15 年后，大卫·E. 贝克尔（David E. Becker）和大卫·夏皮罗（David Shapiro）的研究使用了三个冥想组和两个控制组（一个控制组被告知要密切注意声音，另一个控制组则被告知要忽略它），该研究未能得出相同的结果。然而，不同组别的参与者年龄不匹配（禅宗组参与者的平均年龄为 37.8 岁，瑜伽组参与者的平均年龄为 31.5 岁，超觉冥想组参与者的平均年龄为 28.7 岁，两个控制组参与者的平均年龄分别是 26.5 岁和 29.5 岁）。此外，在两项研究中，咔嗒声的声音特征和呈现方法有所不同，这可能是造成差异的原因。在笠松明的研究中，声音是通过立体声扬声器呈现的，而在贝克尔的研究中，参与者戴着耳机。戴耳机产生的身体感觉可能会使人更关注耳朵，进而使所有参与者更加注意咔嗒声。另外，两项研究均未报告音量大小，有可能第二项研究中的声音更大或更刺耳，从而淹没了第一项研究中观察到的细微影响。

这些研究支持了冥想者报告的两个主要练习效果：冥想练习的确能提高个体的注意力，并减弱习惯化倾向。我们在本章的后面会谈到，这些效应可能促成了我们观测到的正念干预的临床效果。

正念对神经活动的影响

冥想状态的脑电活动研究

在对正念和冥想进行神经科学研究的早期，研究人员主要热衷于确定冥想状态在多大程度上代表一种独特的意识体验。在最早的研究中，科学家们专注于评估冥想期间发生的生理和心理变化。直到 20 世纪 60 年代末，科学家们才开始使用脑电图来研究冥想过程中大脑活动的变化。脑电记录可测量脑电活动的变化，并且可区分不同频率的电信号，它们与不同类型的大脑活动相关。

尽管科学家们进行了大量研究，但脑电活动研究的结果并不一致。这些差异部分是由研究涉及的冥想类型不同及研究方法的差异造成的。因此，目前人们难以对脑电活动研究结果进行简洁明了的概括。长期冥想者似乎具有较高的 α 波和 θ 波基线活动水平，它们与睡眠和休息有关。有些研究报告称 α 波活动增强与进入冥想状态有关，而另一些研究则报告称在冥想状态下 α 波的活动减弱，还有一些研究报告称同一参与者在冥想状态下的脑电活动与非冥想状态时不存在差异。大量研究发现，在进行冥想练习时 θ 波的活动增强。

迪特里希·莱曼（Dietrich Lehmann）等人研究了一位正在进行五种不同练习的高级佛教喇嘛。尽管这些练习都属于专注冥想练习，但是此项研究清楚地表明，同一参与者的不同冥想练习会引发不同的大脑活动模式。此外，被激活的大脑区域与我们对这些区域的功能（即咒语激活了语言区域、图像激活了视觉区域）的了解是一致的，这有助于验证参与者的神经活动是否与其主观报告一致。

脑电活动研究结果不一致，一个原因可能是不同的冥想方式可能会产生不同的活动模式。强调深度身体放松的冥想练习更有可能产生更高的 θ 波和 δ 波活动（与深度睡眠更相关），而更加侧重集中注意力和正念的练习则可能产生更高的 α 波和 β 波活动。这一假设还没有得到充分的验证，因为很少有研究尝试直接比较不同的冥想方式，这一现象很可能是由于人们偏爱研究专家型冥想者，而这些人往往只对某一种特定的冥想方式有丰富的经验。但是，有一项研究以非专家冥想者为参与者对放松型、专注型和正念型三种不同的冥想方式进行了对比。研究者发现，与专注型和正念型冥想方式相比，放松型冥想与 δ 波和 θ 波活动增强相关，但是专注型和正念型冥想会导致 α 波和 β_1 波活动增强。有趣的是，与专注型冥想相比，正念型冥想与较高的 α 波和 β_1 波增强相关。这项研究支持这样一种解释：尽管大多数（如果不是全部）冥想练习所使用的技术是重叠的，但是冥想方式可能会显著影响脑电数据。

最近一项研究对藏传佛教僧侣与控制组进行了比较，研究报告称，在基线静息态时，僧侣们的 γ 波活动与慢波振荡活动的比值高于控制组。一旦僧侣们开始慈爱冥想，这种差异急剧增加。作者认为，冥想可能会促进神经功能的短期和长期变化，研究数据支持了这一可能性。

正念状态的神经影像学研究

正如早期的脑电活动研究和近期的行为研究所证实的那样，冥想和正念似乎代表了神经功能的独特模式。尽管脑电图使科学家能够看到大脑活动的快速变化，但该技术的主要缺点是它能提供的空间信息非常有限，人们无法断言所观察到的活动来自大脑的哪个部位。

相反，在过去的 10 年或 15 年中得到发展的两种神经成像技术——fMRI 和 PET——的空间分辨率很高，但它们不能提供不同类型的神经元放电的信息。这些工具提供的有关特定脑区的大量信息为神经科学带来了革命性的变化，它们使科学家能够在各种各样的任务中观察大脑内部的活动。随着人们对正念技术的兴趣日益浓厚，已有一些使用这些工具研究冥想的研究成果发表。

与早期的脑电活动研究一样，不同神经成像研究的研究设计及涉及的冥想类型有很大的差异，因此经常会出现相互矛盾的结果。但也有一些一致的发现：首先是背外侧前额叶皮层被激活，该区域与决策和注意有关。有研究者发现，在所参考的 14 项研究中，有 5 项研究发现这一区域被激活，这 5 项研究所涉及的冥想方式各不相同。有研究发现，该区域皮层厚度增加这一特质样变化与对该区域的使用频率增加相一致。综上所述，这些发现表明冥想会引发背外侧前额叶皮层区域激活程度增加这一状态变化。

另一个常见的发现是，冥想导致扣带皮层，特别是前扣带皮层活动增加。前扣带皮层被认为在注意、动机和运动控制的整合中起主要作用。有人提出将前扣带皮层按功能划分为背侧和吻侧部，吻侧部更易被情感任务激活，而背侧部更易被认知任务激活。由于前扣带皮层通常与注意有关，因此可以推断，与新手冥想者相比，经验丰富的冥想者的前扣带皮层激活程度更高。还有一种情况，由于经验丰富的冥想者经常报告称他们可以比新手冥想者保持更长时间的持续性注意，这可能会导致他们对前扣带皮层活动的需求减少。这一点在 2007 年布里亚茨 – 刘易斯（Brefczynski-Lewis）等人的一项研究中有报告。在这项研究中，新手冥想者的前扣带皮层活动比佛教僧侣更多。然而，当布雷塔·K. 霍泽尔（Britta K. Hölzel）等人试图用经验丰富的正念实践者来验证这些结果时却发现，与非冥想者相比，这些正念实践者的前扣带皮层表现出更多的活动。出现这种差异可能是由于布里亚茨 – 刘易斯等人研究的是训练有素的僧侣，而霍泽尔等人研究的是经验丰富的非专业修行者，毫无疑问，后者的持续性注意能力比不上僧侣。

此外，有研究表明，在冥想过程中脑岛也被激活。脑岛与内感知有关，内感知是我们时时刻刻都在经历的内脏感觉的总和。脑岛也被认为是处理身体感觉的一个关键区域，因此有助于我们体验"自我"。针对冥想过程中脑岛活动的增强，一种假设是它反映了冥想者对内部感觉起落的细心关注。这些研究中发现的脑岛亚区也与多种精神疾病密切相关。与控制组相比，精神分裂症患者该区域的脑灰质明显更小。当抑郁和健康参与者被诱发悲伤情绪、厌恶情绪或经历疼痛时，脑岛活动也会出现。另外有研究表明脑岛在内源性情绪及内疚感中起作用。这些发现表明，脑岛功能异常可能是导致各种精神疾病的关键因素。

　　除了被用于识别冥想过程中活跃的大脑区域，神经成像技术还可被用于识别大脑结构的差异。2005 年，我们的团队发表了一项研究，强烈支持正念练习对大脑结构有长期影响这一假设。我们使用高分辨率 MRI 图像对 20 名长期正念冥想者和 15 名对照者的脑皮层厚度进行了比较。冥想者和对照者在性别、年龄、种族和受教育年限方面都相匹配。研究发现，长期冥想者的前脑岛、感觉皮层和前额叶皮层的皮层厚度增加，他们在冥想过程中注重对内在感觉的观察，这些区域的增厚与此相一致。此后一项研究证实并扩展了这一研究结果。该研究报告称，与非冥想者相比，正念冥想者的右侧前脑岛、海马和左侧颞叶的灰质密度增加。

作用机制

　　更多关于冥想涉及的神经网络的信息已发表，研究人员目前正开始调查这些神经网络促进正念练习的行为效应和临床效应的机制。科学家们这样做的目的是希望通过探索正念与其他类型心理活动之间的关系来更好地理解正念。

　　虽然这项工作还处于初期阶段，但最近的两项研究特别值得关注。第一项研究调查了正念减压训练如何影响自我参照体验涉及的神经网络。自我参照在历史上被分为两种不同的形式：一是关注当前体验的瞬时自我意识，二是关注持久性特征的扩展自我参照（如我个子高、我通常很乐观等）。法尔布等人假设，正念训练可能有助于个体更好地区分这两种形式的自我参照。研究者采用功能性磁共振成像技术对比了两种条件下被激活的神经网络——一种条件侧重体验，参与者专注于当前的体验；另一种条件侧重叙事，参与者考虑自己的人格特质。法尔布等人发现，在体验和叙事两种条件下，控制组参与者被激活的大脑区域有明显的重叠，但正念组却不是这样。这些数据表明，正念冥想的一种可能的作用机制是将两个通常融合在一起的自我参照神经网络分离开来，同时增强与体验相关的网络，这与正念减压训练的目标一致。

　　第二项研究以健康大学生为参与者，研究了正念与面部情绪识别之间的关系，这些大学生都不是冥想者。这项研究的独特之处在于，它把正念看作一项技能或特质，剥离了冥想练习的大背景。作者发现，在一项情绪标注任务中，通过自我报告测得的特质正念与内侧前额叶皮层活动增强及杏仁核活动同步减弱相关。因此作者提出，正念可能会改善前额叶皮层对边缘系统的调节作用，这可能有助于解释为什么正念对心理治疗是有用的。

虽然这些研究令人鼓舞，但它们还只是初步的。我们显然需要更多研究来阐明正念练习以何种方式提供认知、情感和心理方面的益处。在最后一节我们将简要介绍目前已回顾研究的一些临床意义。

临床意义

本节的目的不是回顾正念干预的相关临床文献，而是希望探索冥想和正念的最新神经生物学研究与临床应用之间的关系。重要的临床发现总结如下。

"活在当下"的时间增加

有经验的冥想者的特点之一是，他们能体验负面情绪，而不会"陷入其中"。该技能对于治疗常见的精神疾病（尤其是心境障碍和焦虑障碍）具有重要意义。这两类疾病都涉及对消极想法的过度反刍。正念训练包含了一系列帮助个体减少反刍思维倾向的技巧。如果正念确实能像法尔布等人提出的那样，帮助个体将基于当下的体验的自我感与基于长期叙事的自我感分离开来，这也许可以解释正念为什么能帮助个体专注于当前的体验，而不是过去的经历或对未来的担忧。

积极情感增加

尽管许多长期的正念实践者都报告称，由于进行冥想练习，他们的心态很平和，满足感很高，但是正念与积极情感之间的关系很难量化。然而，有几项研究发现了一些迹象，表明正念练习可能有助于激发人们的积极情感，包括临床人群。

戴维森及其同事对健康的参与者在 8 周的正念减压治疗前后的静息态脑电模式进行了测量，并与控制组进行了对比。戴维森此前的研究表明，患有抑郁障碍和焦虑障碍的患者在安静地休息时，其右脑的脑电活动增强，而心理健康的参与者的左脑活动更强。尽管这项研究的规模较小，但结果表明，参与者在进行正念练习 8 周后其静息态脑电模式向左移动，并且该变化在研究完成后持续了 3 个月。更重要的是，观察到的变化与免疫功能的改善相关。

另外，最近有一项针对正念认知疗法的脑电活动研究以 22 名急性自杀患者为参与者，（研究发现）与常规治疗组相比，正念认知疗法组参与者的积极情感模式显著增加。

这表明，正念认知疗法的成功可能要归功于它帮助个体维持了一种能保证参与者情绪稳定的大脑活动模式。

压力反应减少

培养舍心能使练习者在体验负面事件时的反应性降低。丹尼尔·J. 戈尔曼（Daniel J. Goleman）和加里·E. 施瓦兹（Gary E. Schwartz）假设，冥想者对不愉快刺激的生理反应少于控制组参与者。为验证这一假设，他们在冥想者和控制组参与者观看模拟的木工事故时，测量参与者的皮肤电导反应。皮肤电导反应将汗腺分泌情况作为自主唤醒的指标。与控制组相比，冥想者的皮肤电导反应初始升高稍大，但随后更快恢复到基线水平。这表明冥想者对负面图像的反应较强，但随后能快速"放下"负面图像，恢复到安宁平和的心理状态。这些参与者很可能较少卷入反刍思维，它会导致自主唤醒延长。

认知活力增强

定期冥想的另一个重要的潜在益处是可以防止年老时通常发生的皮层变薄。我们在 2005 年进行的一项研究发现，在冥想者中，前额叶皮层的一小部分没有出现正常的、与年龄相关的皮层变薄。这表明冥想可以防止与衰老相关的皮层变薄。近期一项对比禅修者和非冥想者脑皮层厚度的类似研究还发现，在控制组，年龄的增长与皮层厚度降低相关；而在冥想组，两者不相关。未来的研究需要对此加以验证。如果是这样，冥想也许能被用于改善老年人的年龄相关的认知下降。

结语

本章的目的是概述有关正念冥想的最新神经生物学文献及其临床应用。现在，我们有足够的证据表明冥想是一种独特的心理状态（与静息状态不同），正念似乎能引发大脑区域长期的结构性和功能性改变，这对脑区的临床功能有重要影响。通过识别这些神经生物学变化，并将它们与行为和临床益处联系起来，我们就能更加深入地了解冥想和正念练习如何在大脑层面起作用，这可能有助于我们证实正念的有效性，同时也有助于我们确定哪些疾病更有可能对正念干预反应良好。

鉴于冥想技术的异质性，未来我们需要通过比较研究来阐明不同类型冥想练习的共同机制和不同效果。特别是在与临床人群合作时，我们可能会发现，不同形式的冥想适合患有不同类型疾病的个体。学会选择最适合患者的正确的冥想练习方式是正念治疗临床应用中的关键一步。在这项工作中至关重要的是纵向研究设计的使用，科学家可以借此比较治疗前和治疗后个体的临床和神经生物学变化。

总体而言，临床医生应该为冥想的神经生物学研究结果感到鼓舞。虽然还有很多问题尚待了解，但是研究结果普遍支持将冥想作为一种有效的技术用于临床实践。

第 4 章

正念现象学：主观体验和情绪

柯克·沃伦·布朗（Kirk Warren Brown）

沙里·柯登（Shari Cordon）

> 自然之物……必须先体验它们，才能对它们进行理论分析。
>
> ——胡塞尔（Husserl E.）

  自从正念被引入行为科学研究领域，人们对正念的兴趣越来越浓厚。这些人中很多是临床研究人员，他们针对不同疾病和不同人群测试基于正念或融入正念的干预措施的效果。本书证明了该领域目前的研究活力及该领域应用知识的多样性。在过去的几年里，研究人员也开始对描述正念本身并使之操作化产生了兴趣。这项工作之所以重要，在于以下四个原因：第一个原因涉及一个基本的科学原则，即只有当某个现象能够被正确定义和测量时，我们才能对其进行研究；第二，对正念的研究使研究者有机会采用来自基础研究的方法来研究正念在主观体验和行为中的特定作用，这是对干预研究方法的补充；第三，人们认为正念干预的有效性在很大程度上取决于训练对正念能力的加强，但只有当正念有了明确的定义和可操作性时，我们才能对这一假设进行验证；第四，从根本上讲，对正念的研究有助于扩大关于人类意识及意识对体验的处理方式的研究的范围。因此，正念研究有助于人们了解意识的本质、意识在人类机能中的重要作用，以及如何完善意识过程以增强其功能。

  本章旨在强调对正念本身进行研究的价值，主要目标有以下两个。首先，我们试图将正念置于有关意识的加工过程的长期学术讨论中，以更好地理解这一现象的本质。我们认为，这样做很重要，因为在当前的行为科学中，正念的概念之所以没有得到较好的诠释，部分原因可能在于正念是一个相对较新的科学研究主题。然而，哲学和心理学史册中有很多关于意识的讨论，这些讨论有助于人们构建一个关于正念的含义和功能性结果的明确的理论。本章的第二个目的是介绍有关正念的功能性结果的最新研究结果，尤其是与情绪状态和幸福感有关的研究结果。我们之所以在意识背景下研究情绪，原因有以下几个：其一，情绪是日常意识的主要持续性特征；其二，情绪的效价、持续时间和其他方面取决于个体对事件和体验的加工方式（后面将讨论）。此外，情绪会极大地影响个体的认知体验和行为，鉴于情绪对人类机能的影响，对正念进行的研究集中在情绪这一领域并非巧合。

正念的本质：注意和元觉察

要科学地描述正念的本质和效果，其核心是明确地对这一现象进行定义。在当前的行为科学话语体系中，该术语的使用非常混乱，并且令人费解。在过去和当前的哲学和心理学论述中，人们普遍认为正念根植于意识的基本能力，即注意和（元）觉察。然而，意识是一个具有挑战性的研究领域，这使得人们确切理解正念变得更加困难。学术界对意识的经验本质进行了大量研究，本章试图借此来阐明正念的本质，并对那些试图将人类意识解构为初级加工方式的研究进行讨论。从这一视角看待正念可能有助于我们将正念理解为人类的一种基本能力，而不仅仅是一种治疗方法。这样，了解正念本身（而不是临床和其他实践中培养正念的态度和技术）这一任务可能会大大简化。假如正念科学旨在将正念的前因部分、结果部分和在临床实践和研究中的具体使用区分开，以上做法也将有助于正念科学的发展。

我们借鉴了两个成果丰富的学术领域的知识来讨论正念，一个是现象学，尤其是胡塞尔现象学；另一个是佛教，尤其是一直对正念保持浓厚兴趣的小乘佛教。我们先来讨论胡塞尔现象学，这一重要哲学传统对主观心态进行的丰富分析有助于我们理解佛教心理学中的正念。事实上，这些学术领域之间的许多重叠之处可能有助于指明，哪些与正念相关的体验特征超越了特定文化和佛教传统。这种对话可以促进对正念和相关意识状态的科学研究。篇幅所限，我们不会对这二者进行详细分析，只是指出最新理论和研究表明值得进一步研究的基本连接点。

现象学视角

虽然正念的概念似乎最早出现在亚洲，但西方哲学和心理学流派对其现象学本质并不陌生。现象学，尤其是胡塞尔流派的现象学，对正念体验的本质有大量的相关论述。佛教心理学和现象学的研究兴趣很自然地聚焦于通过第一人称体验（特别是通过密切观察我们的主观体验）来探索心智的运作。现象学及最近的认知科学提出，存在两种主要的意识加工模式，胡塞尔称之为自然态度和现象学态度。自然态度（默认的意识加工方式）是指事件和体验被视为认知操作的对象。在这种模式下，经由感官进入意识的事物被主观地感知为图像、感觉等，同时被认知操作（通常是习惯性行为，如对其进行评估、反刍思维等）过滤，所有这些都旨在向我们揭示我们的体验的内容，尤其是揭示它对我而言代表（或可能代表）什么。这种加工方式有多种表现形式。一种常见的表现形式是迅速推定某个现象的真相——在未经仔细观察的情况下，话语心智就做出认知承诺说"我知道这是什么"或"我知道正在发生什么"。在这种模式中，现实是以心理表征的形式出现的，这与所谓的二阶加工和命题加工相似。也就是说，我们将其概念化成什么，我们的体验就是什么。

现象学观点认为，自然态度可以被认为是意识加工的默认方式。当代认知科学和社会认知科学为这一现象学主张提供了支持——在认知和情绪反应出现之前，进入到意识中的内容只会在其中停留很短的时间，甚至根本不会停留。这些快速的感知过程具有以下几个特征：第一，它们通常具有评估性，即将对象初步评估为"好""坏"或"中性"，通常以自我为参照，一般带有愉快或不愉快的情感基调；第二，它们通常受到过去的经验的影响或者与记忆中的其他相似物相关联；第三，感知经验很容易被同化为（或者通过对对象的进一步认知操作后）现有认知图式。

这种意识加工方式的心理学结果是，个体遇到的所有事物通常都被自动地强加概念、标签、想法和判断。这并不意味着人类只是被动地对外部世界进行加工，因为认知图式、信念和观点也会影响我们的注意力以及我们对所关注事物的认知加工。这种加工方式确实具有适应性，其益处包括建立和维持与自我相关的事件和经验的秩序、促进目标的达成。但是，这也意味着我们无法按照实际情况公正地体验现实，而是通过认知过滤器进行体验，认知过滤器通常是习惯性的、条件性的。这些过滤器提供的是对现实的肤浅的、不完整的或失真的视图，而且会添加特定的情感色彩。例如，乐观的看法或偏见可能会带来希望或兴奋；悲观的观点可能会导致沮丧、恐惧或悲伤。

胡塞尔将意识加工的第二种模式称为现象学态度。在这种模式中，我们的注意力只在现实出现时转向它，也就是说现实是以现象流或表象流的形式出现的。胡塞尔将这种方法称为现象学还原。这并不意味着完全消除我们对现实的典型的认知操作，而是指我们"退一步"，以便在体验出现时接受它。这样，所有的一切——感觉、图像和想法——都会保留下来，但会以不同的方式（即严格按照它们原本的样子）被感知。通过"暂停"或"排除"我们惯常的概念处理模式，从自然态度中走出来，我们的头脑能够揭示在当下、在我们的心智结构中，现实是如何被"构建"的。

这种处理模式与一阶处理和缓冲隐式处理类似，它涉及一种善于接纳的心态，在这个过程中，注意只是忠实地记录它观察到的事实。有一个简单的例子可能可以说明这一点：一个人在仰望天空，我们将天空的颜色称为 17 号蓝，但是当我们之后把 17 号蓝和 18 号蓝呈现给他时，他分辨不出之前看到的是哪一种蓝。这表明他缺乏 17 号蓝的概念，而且他对该颜色的体验是非概念性的。另一个例子有助于说明自然态度和现象学态度之间的区别。

> 当我在早春时节感知花园里的一棵梨树及渐次开放的满树梨花时，这棵树就在我眼前，我伸手就可以触摸到它，我能闻到梨花的芳香，能听到风吹过树枝的声响。我是在用一种直接的、具体的方式关注这一切。相反，如果我闭上眼睛，试着在脑海中想象梨树和它周围的环境，我也许能准确地描述刚才体验到的景象，但最有可能的是，我会忘记这一体验的某些特征，而又会给它添加一些其他的特征。

很明显，如果个体当时没有全神贯注于那一场景，那么该体验的主观质量及个体对该体验的记忆会完全不同。当注意被用于与世界直接接触时，意识的基本能力（注意和觉察）使个体能够看到现实本来的面目，而不是习惯性地对其做出反应。我们在注意力集中时可能出现的常见心理反应（如想法、表象、言语、情绪、行为冲动等）也可以作为意识流的一部分被观察到。例如，在经历愤怒或其他情绪体验时，我们可以通过自己的认知方面、情绪方面、躯体方面和意动方面的表现来对它加以了解。

需要注意的是，此处所述的二阶处理模式的中止并不意味着我们体验的客观化，或者称之为与体验的脱离。事实上正相反。撇开认知精加工，现象学态度会创造出与意识体验的亲密接触。个体"从内部"看世界，而不是作为独立的感知者与世界分开。事实上，如上所述，如果我们从这种视角出发，外部事件和内部体验（包括心智的运作）都可以被体验到。

这就引出一个问题——谁在进行观察？换句话说，关注现实的自我是谁？许多哲学流派认为，有两个自我分别对应于此处介绍的两种处理模式。"叙事自我"是指一系列连贯的认知活动，这些活动建立并维持有关我们自己及我们在世界上的位置的叙事或故事。这种关于自我和世界的概念模式形成一个强大的认知过滤器，二阶处理就是通过这一过滤器得以进行的，它是如此强大以至于丹尼尔·丹尼特（Daniel Dennett）称之为"叙事重心"。相反，"最小自我"是我们对现实基本的、直接的体验。正是意识的这一特征让我们体验到"那是什么感觉"——有朋友靠近时、感到喜悦或悲伤时、获得开悟时，或者积极接受意识觉察到的内容时。

谈到积极接受体验，这意味着现象学态度既有主动的一面也有被动的一面。胡塞尔指出，意识有意向性，因为意识指向自身以外的某个事物，它不是自我封闭的。请勿将其与该术语更常见的用法（目标指向性）混淆。在胡塞尔看来，我们最根本的意向活动是去积极地接受现实，去注意影响我们的事物。谈到"影响我们的事物"，我们就要认识到注意力是会受到影响的：它倾向于转向在特定时间内突出的事物。换句话说，注意力趋向于足够强大的、能吸引有意识思维活动的刺激。因此，在这种模式下，我们积极地接受占据心智的事物，这种动态形成了我们向现实敞开的基本方式。

正念的基本现象学

胡塞尔对自然态度和现象学态度的详细分析有助于人们深刻理解正念，尤其是当正念在日常生活中发挥作用时。事实上，对正念本质的研究本质上属于现象学范畴，因为它涉及意识的主观性质和使用。此外，正念与胡塞尔所描述的现象学态度有几处惊人的相似，我们希望在描述正念的过程中加以澄清。

过去和当代的大量学术研究都使用"正念"（巴利语中的 sati）一词来指称高度集中的注意，尤其是指将心智持续地聚焦于某个对象或体验上。当代小乘佛教学者无著比丘（Bhikkhu Analayo）和菩提比丘（Bhikkhu Bodhi）指出，正念最简单的形式就是对当下全神贯注，或者叫纯粹的注意。向智长老（Nyanaponika）在首次使用这一表达时指出，只有当注意没有被惯有的判别性思想和语言（如评价、概念性阐述等）打扰和俘获时，注意才是纯粹的。按照这一说法，正念的目的就是要让事件和体验尽可能清楚地显露出来。因此，想法和情绪被体验为心理和生理事件，而不是某个叙事或个人戏剧中的情节。尽管我们的注意力可能会从一个事件或体验转移到另一个事件或体验，但它们中的每一个都会得到正念注意的关注。

集中注意是正念的传统核心意义，然而，与当代认知科学一样，小乘佛教的观点也认识到注意和觉察在日常生活中是交织在一起的。也就是说，注意会将"图形"从

"背景"（即进入觉察的感官性内部刺激）中拉出来。在传统的正念训练中，一旦学员熟悉了如何集中注意力，接下来治疗师就会辅之以元觉察。元觉察这一术语有多个含义：最简单的含义是知道某个特定时刻的心理状态，包括注意的质量；更深层的含义是洞悉或清晰地看到所关注现象的本质。当精细注意把体验带入更精细的专注时，当人们能够对构成体验的要素（如想法、情绪和其他心理事件不断变化这一事实）产生更深入的理解时，这种洞察力就会产生。

　　尽管正念和元觉察在学术研究中经常被单独讨论，但在实践中它们可以一起运作。例如，在正念减压疗法和其他基于正念的治疗方法中，治疗师鼓励学生将运动觉体验作为专注对象，最常见的是呼吸。当人们觉察到心智已偏离这一对象时，就会轻轻地将注意带回来。通过这种方式，注意力得到改善，同时对任一时刻发生的事物的觉察变得更加敏感。正念和元觉察都可以转化为日常生活中重要的、相互关联的技能。例如，人们可以觉察到当前所有突出的事物，也可以利用元觉察把注意力集中到某个刺激或某个现象上。因此，正念涉及对注意力自发的、流动的调节。这种正念处理模式对保持身心健康可能具有特殊的价值，其中更敏感的觉察有助于揭示（也许是挑战）心理现实或生理现实。

　　向智长老指出，当注意力和元觉察以这种方式协同工作时，正念就能实现其预期目的。菩提比丘将注意力与觉察的结合称为"完整的慧心"。基本意识能力精细化这一主观体验就是临在，即对体验的即时性关注。在其他地方我们曾提到，头脑擅长"穿越时空"进入对过去的回忆及对未来的幻想，导致我们偏离当下的现实。这种时空穿越可以起到保护、维持和增强自我的重要监管作用，如对目标的追求。但人们容易忘记，我们和我们的思想仅存于现在，在当下既没有过去的体验，也没有将来的体验。当意识停留在当前的现实中，而不是陷入由思想生成的对过去、现在和未来的叙述中时，人们更有可能如其所是地、客观地看到现实，而不是忽视现实，或者用概念控制现实。后者会导致个体无法完整地体验现实。事实上，在这种体验式处理模式中，人们可以像对待其他现象一样（即不失去思想临在赋予的心理自主性），对关于过去、现在和未来的想法进行关注。

　　这一讨论表明，佛教的正念概念与胡塞尔的现象学态度在几个方面有广泛的联系。第一，在两种传统中，当下发生的体验极为重要，无论这一体验是来自内心还是通过感官形成的。第二，二者都提出这种状态是通过暂停习惯性或自动化体验处理方式，转而以开放的方式处理每一刻正在发生的事而实现的。在两种传统中，这一过程涉及两项活动——暂停元觉察所允许的对体验的漫不经心，以及将注意力转移到事物出现的方式上。这两种传统都认为，注意力的这种灵活性有助于使主观体验保持新鲜且清晰。第三，作为一种体验状态，这种注意力积极地接受进入思想的事物，而不是服务于个体对心理内容进行的认知操纵。第四，两种思想体系都提出，我们可以通过练习来培养（延长、加深等）对当下的关注，尽管从历史上看，这两个传统在运用注意力来研究人的第一人称体验时其侧重点有所不同。最近，现象学家试图更清晰地描绘研究第一人称视角的意识体验的实用方法，而几百年来正念和其他注意力练习一直是佛教哲学和佛教心理学的基础。

从历史上看，这些传统也受到了那些对体验式加工模式的益处及存在方式感兴趣的科学家的关注。最近，现象学的研究人员已经开始研究这种体验立场（即第一人称视角）的注意力稳定性和其他特征与神经系统的相关性，以及其对知觉的影响。而正念研究人员注重对这种状态与身心健康的相关性进行研究。这类研究绝大多数是通过基于正念（和融入正念）的干预措施来进行的，本书在其他章节中介绍了相关内容。但是，有关这一现象本身的性质和影响的研究越来越受到人们的关注。在本章后面的部分，我们将概述有关正念与情绪的相关性以及正念的情绪效果的最新研究发现，在这些研究中，正念可以是一种在实验室环境下诱导出的心理状态（状态正念），也可以是一种日常体验倾向（特质正念）。我们曾指出，这两种处理方式对情绪体验具有不同的意义。关于状态正念和特质正念的研究已开始为这一主张提供支持。在讨论这些证据之前，我们首先简要概述正念的操作化的发展。

正念的操作化

尽管正念能力是人类固有的，但正念体验会有很大的差异——从高度清晰和敏感的状态到低水平状态，后者就像出现习惯性的、自动化的、无意识的或麻木的思想或行为时的状态。这一方面说明，由于内在能力、个性倾向或自律因素的不同，个体使用正念能力的频率可能有所不同；另一方面说明，正念存在个体差异。因此，这类研究将正念作为一种在个体之间和个体内部均存在差异的属性进行调查（即特质正念和状态正念），研究这两种正念类型的变化对情绪及其他相关因素和后果的重要意义。

特质正念与状态正念

对正念的个体差异的研究基于当前一个科学共识，即"特质正念"反映了个体在上述体验状态中的更频繁的停留。近期发表的几个自评量表试图评估特质正念和正念练习技能，贝尔在本书中对其中一些自评量表进行了回顾。瞬时状态正念自评量表也已开发出来，虽然到目前为止，人们还没有对这些量表进行太多的研究。大多数有关状态正念的研究都是通过实验室的简短实验诱导出正念状态，以研究正念对心理健康相关行为（特别是情绪）产生的短期影响。大多数诱导研究使用指导语，旨在引起人们对当下的身体方面的、情绪方面的和认知方面的体验的注意，并加深对它们的觉察。迄今为止研究中使用的诱导练习的时长通常为 5~10 分钟，旨在促进参与者对当前事件和体验的密切观察，从而使人们能够清晰地看到当前的现实，而不受认知干扰。这种诱导策略的一种变体是研究人员使用非常简短的指令（2~3 个句子）提示个体进入类似正念的体验状态。这种诱导方法使人们得以实时研究体验处理的表现和效果。

正念和情绪体验

情绪体验和情绪调节对心理健康至关重要，这是显而易见的。因此，对特质正念和状态正念如何解释情绪和情绪调节的变化进行研究，有助于我们了解正念如何更广泛地促进心理健康。

情绪体验的要素

我们可以从两个方面理解情绪，一方面是情绪的内容（即个体感觉到了什么），另一方面是情绪的潜在神经生物学过程或原因。从本质上讲，情绪内容涉及主观愉快感或不愉快感，这被称为核心情绪。但正如丽莎·费尔德曼·巴瑞特（Lisa Feldman Barrett）等人指出的那样，情绪体验通常也是关于某事的。也就是说，情绪是一种有目的的状态，这种状态依赖唤醒水平、关系意义和情境意义，所有这些都有助于创造不同的心理体验，如愉悦、平静、恐惧、悲伤和愤怒等。情绪寓于情境被赋予的意义（即认知评价），因此人们通常是通过研究情境来研究情绪内容和情绪调节。

巴瑞特等人指出，有影响力的情绪理论都认为情绪体验与其他心理事件一样，根植于（虽然未必能简化为）神经过程。从目前来看，神经科学还不能明确指出哪些大脑区域或哪种类型的神经活动导致了哪些情绪内容，但是神经科学能够指出，在核心情绪体验（愉快和不愉快）及特定情绪体验过程中，大脑的哪些部分是活跃的。神经科学研究也已开始深入研究那些与核心情绪（尤其是不愉快情绪）调节有关的大脑区域。

为什么正念与情绪健康有关

根据前面对正念的主观性质或现象学性质的讨论，我们有理由认为这一品质与情绪内容和情绪调节具有独特的相关性，这些理由集中于正念的体验属性。第一，由于正念涉及与习惯性地生成评价的概念处理相脱离，因此正念应有助于促进个体形成更加平衡的核心情绪状态。也就是说，正念应该与较少的不愉快情绪有关，可能也与较少的愉快情绪有关，尽管在某些情况下，体验的新鲜感和即时性可能会为其添加些许愉快的情感。第二，由于正念被认为能带来更清晰的客观感知，因此具有挑战性的事件和体验被认知偏差或误解扭曲的可能性较小，而这些认知偏差往往会引发不愉快情绪。例如，我们可以把轻度呼吸困难简单地"看作"轻度呼吸困难，而不是焦急地将之解释为惊恐发作；或者把贪婪的想法仅仅当作一个想法来观察，而不是把它视为卑鄙的证据（这令人沮丧）。因此，"意识的游标"移回到更即时、更简化的状态不仅有助于减少核心不愉快情绪体验，而且还有助于抑制对挑战性刺激的情绪反应。第三，注意的质量已被证实会影响情绪调节的结果，而且由于正念涉及在当下对内部和外部现象进行持续的开放性注意，因此正念应能阻止适应不良的情绪调节倾向（如反刍思维和思维抑制，它们可能导致认知纠缠），同时正念应能鼓励个体自愿接触不愉快的或具有挑战性的事件和体验。

已有研究开始表明，特质正念和状态正念都与情绪内容（尤其是核心情绪）和情绪调节有关。有关正念和情绪内容的实验证据来自横断研究法、体验抽样法、诱导法和干预法。此类研究要回答的一个基本问题是：正念是否与更加平衡的或更为积极的情绪基调（较多愉快情绪，较少不愉快情绪）相关？横断研究法和体验抽样法主要被用于探究特质正念对核心情绪体验的作用。横断研究和基于诱导的研究都已开始揭示特质正念和状态正念如何改变个体对情绪负载事件和体验的初步评估和调节。正念干预研究关注核心情绪体验及其调节是否可以被改变。关于情绪过程的研究仍处于起步阶段，但是对正念特质和正念状态的研究已开始揭示可能与正念有关的主观体验和情绪调节过程及其神经机制。下面我们依次对这些领域的研究进行回顾。

正念、情绪和情绪内容

核心情绪

研究表明，特质正念的指标与大学生、社区成年人和临床样本的心理健康指标和幸福感的各种情绪（和认知）指标相关。例如，正念和正念练习技能的各种现有指标与较高的愉悦感、较低的不适感、较低的情绪障碍（如抑郁症状、焦虑和压力），以及其他相关的心理健康指标有关，包括生活满意度和心理幸福感（如活力、自我实现）。有迹象表明，特质正念 [由正念注意觉知量表（the Mindful Attention Awareness Scale，简称 MAAS）测量] 与各种情绪指标和其他心理健康指标之间的关系无法通过社会期望偏差或与整体人格特征的共有方差（已知对情绪健康有影响，如神经质和外倾性）解释。

这种相关性研究有助于揭示特质正念可能会对情绪体验产生的广泛影响，但是整体自我报告这一研究方法有一定的缺陷，如其回顾属性，它使主观体验报告可能存在记忆偏差和其他错误。自我报告还倾向于涉及有关想法、情绪和其他主观体验的语义知识或信念，因此无法确定它们是否能准确反映这些实时体验的实际内容。

这种实时体验可以通过体验抽样和相关的生态瞬时评估技术来评估，这种评估技术旨在捕捉当下发生的主观的显性行为体验，它们通常是个人在自然环境中发生的数天或数周内的体验。有两项研究表明，MAAS 评估的特质正念可以预测核心情绪体验。有一项针对社区成年人的 3 周体验抽样研究，要求参与者在收到传呼机信号后，在一张准随机表上记录其是否出现情绪体验及相应的强度，每天几次。研究发现，特质MAAS 预示较低强度的日常不愉快情绪（而不是愉快情绪）。一项对大学生进行的 2 周体验抽样研究发现了相似的结果，这项研究还发现，在对特质正念的差异进行控制后，状态正念（由状态 MAAS 评估）与较高强度的愉悦情绪和较低强度的不愉悦情绪有关。这些效应是相互独立的，表明正念的益处可能不仅仅局限于有正念特质的人群。然而，这项研究还发现，特质正念较高者每天更有可能报告较高的正念状态。

为探索正念状态对核心情绪体验的影响，有学者开展了实验研究。一项研究对比了正念状态、注意力分散状态和无指令对照状态对阅读相关的主观体验和任务表现的影响。布朗和理查德·M.莱安（Richard M. Ryan）发现，在控制了基线（诱导状态前）阅读任务中的兴趣和愉悦感之后，与其他两组相比，被诱导出正念状态的参与者报告了对任务更大的兴趣和愉悦感。

情绪调节

虽然情绪，无论是愉快的还是不愉快的情绪，可以服务于多种适应性目的，但它们并非总是具有适应性。最理想的情绪应答通常需要对体验或情绪表达进行调节。这在不愉快情绪中更加常见，并且负面情绪状态的调节对心理健康很重要。巴瑞特

（Barrett）和詹姆斯·J.格罗斯（James J. Gross）指出，有效的情绪调节需要两种主要技能：精确地追踪正在进行的情绪状态，以及根据需要知道何时和如何进行干预以改变这些状态。这些技能存在很大的个体差异，而这种差异会对适应性心理功能和社会功能产生影响。

有证据表明，正念可以促进个体对这两种技能的有效运用。例如，特质正念与情绪体验清晰度的相关指标正相关。研究还发现，正念可能与更高的情绪自我觉察有关，后者可以通过内隐和外显的情绪自我概念指标来测量。内隐情绪自我概念（通常）是指由反复的学习体验形成的无意识情绪倾向。关于个体是否及如何能够觉察到内隐情绪和其他过程，目前有许多争论，如内隐情绪和自我报告情绪与自我之间的关联的一致性问题。布朗和莱安发现，总的来说，人们外显（自我）报告的愉快和不愉快情绪自我概念与内隐情绪自我概念之间很少有或没有一致性。但是，那些在 MAAS 中正念得分较高者的外显和内隐情绪自我概念之间有较高的一致性，这表明这些人可能具有更强的情绪自我觉察。这一发现与前面讨论的正念的现象学性质是一致的，但是该研究尚处于初步阶段，在得出正念能促进情绪觉察这一结论之前，我们需要开展重复实验和拓展研究。

还有更多针对另一个主要情绪调节技能——改变情绪反应——的研究。特质正念和正念练习技能与较少的思维抑制、反刍思维、冲动性和被动性相关，这些都是与较差的心理健康状况有关的适应不良的调节形式。正念和正念技能与适应性调节策略（包括对负面想法的接纳和放下）呈正相关。对情绪体验和其他主观体验的接纳是具有适应性的，即体验或表达某种情绪有时比改变其轨迹更具适应性。

除了对气质性情绪调节倾向的初步研究以外，一些基于特质正念的研究还测试了正念在激发情绪的情境下对减轻负面情绪体验的作用。个人所处的最令人情绪激动的情形是涉及人际冲突的情形。有人指出，表征正念的接纳性注意可能会增强人们对交流对象的思想和情绪产生兴趣的能力或意愿，并且还可能增强以下能力——在觉察交流对象的情绪基调（有时很微妙）和非言语行为的同时关注其交流内容的能力。与此同时，这样的人可能更能觉察自己对交流的认知反应、情绪反应和言语反应。西摩·布尔斯坦（Seymour Boorstein）指出，正念能提高人们看到想法和情绪的能力，从而使人们不会对它们做出冲动性、破坏性反应。以这种理论为指导的初步研究是在恋爱关系领域展开的，这些研究旨在探索正念是否会影响伴侣冲突的情绪基调，以及是否有可能增进恋爱关系中的沟通。

肖恩·M.巴恩斯（Sean M.Barnes）等人和凯伦·瓦克斯（Wachs）等人发现，在无困扰的约会伴侣和已婚夫妇中，较高 MAAS 特质正念得分预示较高的关系满意度及较强的以建设性方式应对关系压力的能力。在巴恩斯等人对约会伴侣进行的一系列研究中，第二项研究在关系冲突激烈的情况下检验了这些发现的可靠性。通过使用经过充分验证的范例，研究发现，较高 MAAS 特质正念得分预示冲突情境下较低的情绪压力反应（如焦虑、愤怒和敌意），此前的高正念得分者情绪压力较低的结论可以解释这一效应。这证实了上文提到的横断研究和体验抽样研究，表明那些更具正念特质的人一般较少受到负面情绪状态的影响，说明这种较低的易感性已扩展至浪漫情侣互动这一特定情境中。有趣的是，巴恩斯等人的研究结果表明，正念不是缓冲关系冲突中情绪唤醒的影响，而是有助于预防这种唤醒。在每个伴侣所做的认知判断中，正念抑制个体对冲突的反应性的能力也很明显。那些特质正念得分较高的人在冲突前后对伴侣及他们之间关系的看法的变化要更加积极（或不那么消极）。这项研究也支持如下观点：将正念状态纳入具有挑战性的交流非常重要。这是因为自我报告的状态正念与更好的沟通质量有关（沟通质量是由评价者对冲突录像的客观评价得到的）。

两项使用诱导正念状态法的实验研究测试了正念是否会影响情绪评价。乔安娜·J. 阿奇（Joanna J. Arch）和米歇尔·G. 克拉斯科（Michelle G. Craske）使用集中呼吸练习诱导正念状态，而两个对照组分别受到分散注意力诱导和担忧诱导。与对照组相比，接受正念诱导的参与者对一些有情绪效价的图片表现出更少的负面反应和情绪波动，并且更愿意与厌恶情绪图片保持视觉接触。后一个发现有助于我们解释正念对情绪调节和心理健康的有益影响（即愿意暴露于威胁性信息）。有趣的是，这项研究还发现，接受正念练习指导的参与者始终对中性图片保持适度积极的反应，而接受分散注意诱导和担忧诱导的参与者对中性图片的反应更为消极，这说明正念有助于个体避免对体验进行偏消极的处理。

巴恩斯等人的研究、瓦克斯和詹姆斯·V. 科尔多瓦（James V. Cordova）的研究以及阿奇和克拉斯科的研究发现表明，正念可能会通过改变情境的意义（借由初步的评估过程），尤其是通过减少个体对挑战性刺激的负面情绪反应影响情绪内容。其他证据表明，正念状态可能会促进刺激性事件后的个体的恢复过程，从而改变情绪的时间进程。帕特丽夏·C. 布罗德里克（Patricia C. Broderick）发现，与分散注意组和反刍思维组相比，诱导正念组个体能够从被诱导出的悲伤情绪中更快地恢复。虽然只是初步结果，但反应性降低及从不愉快情绪体验中更快恢复这些研究发现与正念的接纳性、非评判性处理模式相一致，同时这些研究也提出了一种应对困难情绪的方法，这为临床研究带来了希望。

正念与情绪内容和情绪调节之间的动态关系

正如本书在其他章节中所指出的那样，越来越多的研究表明，基于正念的干预会对心理健康产生积极影响。据称正念干预可提高参与者的正念，而这被认为是正念干预对心理健康的认知指标、情绪指标和行为指标产生积极影响的原因。然而到目前为止，很少有研究调查正念本身是否会通过这种多模型治疗得到增强，以及这种增强是否与情绪内容、情绪调节和观察到的其他心理健康结果有关。这样的研究不仅有助于我们理解正念在心理健康中的作用，而且可以为研究正念干预实现有益效果的过程提供信息。在很大程度上，我们对这些问题缺乏关注是因为测量正念的工具最近才开发出来。从那时起，研究人员开始在健康人群、有压力的健康人群和临床人群中测试正念变化与心理健康的情绪和认知指标变化之间的动态关系。

几项未设对照组的研究表明，健康人群和心理障碍人群在参加 MBSR 及相关干预的过程中，特质正念和正念练习技能的得分显著提高。在一项研究中，健康成年人参加了为期 10 天的正念强化训练，理查德·钱伯斯（Richard Chambers）等人发现，与匹配的对照组相比，接受训练的参与者的 MAAS 正念得分显著提高，而负面情绪、反刍思维和抑郁症状显著减少。研究人员发现，正念的增加与焦虑、抑郁症状和反刍思维的减少有关，同时与积极情绪的增加和工作记忆的增强有关。

对这种动态关联进行测试的其他干预性研究将医疗保健专业人员和培训专业人员作为研究对象。这些人从事的职业可能使他们面临一系列与压力有关的健康风险，包括抑郁、焦虑、情绪衰竭和职业倦怠。在一项对参加 MBSR 培训的心理治疗师进行的对照研究中，肖娜·L. 夏皮罗（Shauna L. Shapiro）等人发现，与对照组相比，接受干预的参与者在 8 周内 MAAS 正念得分显著提高，积极情绪显著增加，而压力知觉、负面情绪、状态焦虑和特质焦虑，以及反刍思维显著减少。此外，正念的增强与焦虑和痛苦的减少有关，也与使用反刍思维调节情绪的倾向减弱有关。也有研究开始在临床人群中测试这种关联。在一项针对癌症患者的非对照 MBSR 研究中，布朗和莱安发现，MAAS 特质正念得分的升高与压力、焦虑、抑郁症状等其他情绪障碍指标的降低有关。

总之，基于特质的初步研究表明，正念与身心健康的许多情绪（及认知）指标相关，而基于特质和基于状态的研究均表明，正念与更多的愉快情绪有关，尤其与不愉快情绪体验的减少有关。特质正念和状态正念较高的个体在日常生活中体验到的不愉快情绪的强度更低。处于正念状态时，个体对情绪刺激的反应更温和。这种较低的反应性及从不愉快（悲伤）情绪中更快恢复的能力表明，正念能够促进更有效的情绪调节，这可能有助于解释与正念相关的更为积极的情绪状态。此外，这项研究也为一些理论提供了支持，这些理论强调对心理线索和其他线索的注意敏感性在自我调节功能中的重要作用。

正念与情绪过程

正念有益于情绪，其背后的情绪加工过程是怎样的？这方面的研究甚至比专注于核心情绪、具体的情绪内容和认知评价的研究还晚，但仅有的几项研究值得关注，这是因为它们有助于证实前面描述的关于正念和主观情绪体验的研究，并为它们提供神经基础。

情绪过程涉及各种各样相互关联的神经过程，但大脑的两个区域——杏仁核和前额叶皮层（PFC）——似乎对情绪体验和情绪调节都很重要。有迹象表明，杏仁核的激活与负面情绪体验（特别是恐惧）有关，也许是由于它增加了个体对消极刺激的敏感性。PFC 的激活，尤其是外侧和背侧区域的激活，既与杏仁核的激活减少有关，也与负面情绪反应的减弱（即情绪调节）有关，这可能是腹侧和内侧 PFC 区域在起作用。对杏仁核和前额叶皮层的分析为我们了解情绪反应和情绪调节过程提供了一个窗口，从而使我们有机会研究以正念方式处理情绪刺激的过程的神经关联。

在针对这一主题进行的一项研究中，大卫·J. 克雷斯维尔（David J. Creswell）等人研究了更具正念特质的个体是否对具有情绪威胁性（负面）的图片刺激表现出更少的反应，反应性由杏仁核和前额叶皮层的激活水平来表征（由功能性磁共振评估）。研究发现，与正念得分较低的个体相比，MAAS 得分较高者对威胁性情绪刺激的反应较小，这表现为在标记这些刺激时参与者的双侧杏仁核反应减弱，前额叶皮层（背内侧、左右腹外侧、内侧和右侧背外侧）激活增强。此外，研究人员还在 MAAS 得分较高者中发现 PFC 的这些区域与右侧杏仁核之间存在更强的反向关联。后一个结果表明，正念带来的情绪调节能力的增强可能是通过增强前额叶皮层对杏仁核的反应性的抑制作用而实现的。凯文·N. 奥克斯纳（Kevin N.Ochsner）、西尔维亚·A. 邦吉（Silvia A.Bunge）和格罗斯指出，这种激活模式可能与"调低"评价过程相关，这样一来对刺激进行分析的情绪模式被转变为了非情绪模式。这与之前描述的正念的接纳性、非评价性现象学是一致的，即只是观察注意的对象和事件，而不试图改变或分析它们。

还有证据初步表明，正念可以降低个体在社交情境中对威胁的反应性及随后产生的痛苦的程度，尤其是因社会排斥导致失去联结感时通常出现的痛苦，这也是人们极力避免的体验。克雷斯维尔等人测试了面对同龄群体的排斥时正念注意力是否会保护人们免受痛苦的伤害，以及在面对排斥时个体出现更加平静的反应是否是由于个体对这种形式的社会威胁的反应性降低（反应性是通过对已知与社交痛苦有关的大脑区域进行成像测量的）。

在一项研究中，大学生与另外两名"参与者"（实际上是电脑）玩虚拟投球游戏，同时对他们进行功能性磁共振成像。在第一个任务中，每位参与者都被允许参与游戏，而在第二个任务中，大多数投球参与者被排除在外。完成任务后，参与者报告他们在自己被排除在外时出现的社会排斥感。结果显示，MAAS 正念得分较高预示较低的排斥感。此外，这种关联部分是由背侧前扣带皮层（dACC）活动减少介导的，dACC 在个体感受到社交痛苦时会被激活。这些发现与之前的亲密关系冲突研究一致，表明正念预示着个体对社会威胁（在这种情况下是被同伴明显排斥）的回应更加温和，而这种减弱部分是由于个体对威胁的评价性反应减少。

这些结果还揭示了正念在自我表达的改变中的作用。理论和研究表明，个体身份或自我概念在很大程度上受他人的观点和反应的影响。个体对排斥做出负面评价性反应是因为个体的自我价值感体现于或取决于他人的认可。但是，如果以体验处理为基础的自我感在运转，那么像被排斥之类的侵犯自我概念的事件的威胁性可能要更小。

虽然这一说法有待进一步研究，但有证据初步表明，正念学者和现象学家所描述的体验聚焦的神经基础与概念聚焦（它是常见的默认加工模式）是不同的。法尔布等人对 MBSR 毕业生和初学者进行了一项基于诱导的研究，这些学生需要使用两种不同类型的注意聚焦来处理激发自我参照的积极和消极人格特质。体验聚焦需要对想法、感觉和身体状态进行以当下为中心的非概念性注意，当参与者受到想法或记忆的干扰时，需使用元觉察将注意力拉回到当下体验（即正念）。叙述聚焦的特点是个体的大脑不断分析人格特质词汇的含义及它们是否适用于自己，这也是反刍思维、心智游移和静息注意的特征。该研究的一个发现是，体验聚焦使初学者和正念受训者的中线皮层区（特别是内侧前额叶皮层）活动减少，该区域与叙事聚集相关。在之前接受过正念训练的个体中，其内侧前额叶皮层活动的减少更为显著和普遍。

虽然仍处于起步阶段，但这种基于神经过程的研究与上述基于主观报告的研究得出的结果是一致的，表明正念加工模式可能与人们对负面刺激的情绪反应减弱及对情绪反应调节的增强有关，这也许是因为把注意力用于即时体验，可以帮助人们摆脱那些将不同时间的主观体验联系在一起从而促发焦虑、遗憾、悲伤和其他不愉快自我参照情绪的概念网络。从理论上我们认为，正念可以培养平静感，这种过程研究还有助于揭示该主观体验的神经机制。

结语

本章有两个主要目的。第一，我们试图从意识处理体验的两种模式这一"内部视角"来澄清正念的本质。在对体验的现象学描述方面，胡塞尔现象学和佛教理论有几点是一致的，从这些一致之处我们可以更好地理解正念的主观性质。第二，我们试图描述这种体验式生活方式对主观体验的一个关键特征（即情绪）的影响。近来使用正念特质测量和正念状态诱导的一系列研究一致表明，这种临在的质量与更加平衡的情绪内容（特别是更少的不愉快情绪体验）相关。正念似乎也有助于降低对可能引起情绪困扰的事件的反应性，并能帮助个体在发生困扰时更有效地调节这种困扰。使用神经影像的研究已经开始提供有关皮层和皮层下基质的线索，这为正念水平更高的人所报告的更积极的主观体验的神经基础提供了证据。

这些对情绪内容和情绪过程的研究让我们得以洞察正念促进情绪健康（也意味着心理健康）的内在机制。有学者认为正念可以通过多种途径促进情绪健康。本章的文献回顾为以下断言提供了支持，即正念与人们对刺激做出的评价减少（或称为接纳和非评判）有关，这种减少可能由人们与刺激进行即刻接触引发。正念对情绪有益的另一个解释是，它促进个体对挑战性情绪体验的接受性、非防御性处理。本章中回顾的研究表明，在忍受或面对不愉快的刺激时个体不做出认知反应的意愿增强，这可能有助于解释正念在促进情绪平衡和有效的情绪调节方面所起到的作用。

然而，这些描述性和解释性结论还需要进一步的验证，因为对正念特质和状态的研究仍然相对较少，样本也相对较小，而且大多数研究使用相关设计。所有这些限制性因素使我们无法对正念与情绪体验及幸福感之间的关系做出因果推论。随着正念研究领域日渐成熟，人们有更多机会建立更坚实的知识基础。这里简要介绍两个这样的机会。首先，我们需要对正念特质进行更有效的评估，以更准确地对这种处理方式进行学术性描述。在这一过程中，意识状态和认知科学方面的研究对于详细描述正念涉及的主观体验的质量具有极大的价值。其次，研究正念状态的实验研究为实时观察正念过程的性质和结果提供了极好的机会。此类研究的价值不仅在于揭示正念的性质和功能意义，还在于帮助我们解决一些根本性的问题，如意识是如何处理体验的及如何优化这种处理方式才能增强情绪体验和整体幸福感。

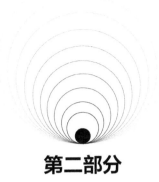

第二部分

临床应用

第 5 章

正念与精神病理学

南希·L. 科科夫斯基（Nancy L. Kocovski）
辛德尔·V. 西格尔（Zindel V. Segal）
苏珊·R. 巴蒂斯塔（Susan R. Battista）

> 科学进步最大的障碍是人们希望看到它迅速发展。
>
> ——乔治·克里斯托夫·利希滕伯格
> （George Christoph Lichtenberg）

目前，基于正念的干预已被用于治疗各种人群的多种身体和心理疾病。例如，正念减压疗法（MBSR）已被用于治疗慢性疼痛和焦虑等。正念认知疗法（MBCT）已被用于预防抑郁症的复发。接纳承诺疗法（ACT）包含正念要素，被用于多种疾病的患者。最后，辩证行为疗法（DBT）将正念作为治疗边缘型人格障碍的一项核心技术。

随着正念干预措施及支持使用这些干预措施的证据越来越多，临床医生希望将正念应用于各种各样的问题，这一点可以理解。但是，这存在将正念过度应用于治疗心理疾病的风险。此外，将通用的正念训练应用于各种问题，可能不如针对特定问题定制正念干预措施有效。除了为特定主诉量身定制特定干预以外，使用一种综合方法（即保留有证据支持的干预措施并以理论上一致的方式纳入正念）可能会带来最有利的结果。

本章的主要目的是强调在开发和使用正念干预措施时应重视问题界定。与此相关的第二个目的是，回顾当前有关正念干预减轻心理困扰的理论和变化机制的研究，同时也为未来的研究指明方向。对于治疗师来说，清楚地了解正念干预导致积极效果的机制至关重要，因为这有助于治疗师更好地进行问题界定。

问题界定

正念干预在各种人群中有效的证据可能会使一些人得出这一结论：正念训练是一种划算的"通用治疗技术"。约翰·D. 蒂斯代尔（John D. Teasdale）及其同事认为，尽管有研究支持正念干预，但这些研究中的指导者往往会"体现（有时以隐含方式）出对情绪困扰的本质及减少这种痛苦的方法的非常具体的观点"。他们解释，要想使正念干预成功，从业者就必须对正在治疗的疾病及正念干预如何对这种疾病起作用进行明确的描述。基于此，我们进一步认为，了解变化机制对于问题界定及使用正念干预是十分必要的。

蒂斯代尔等人概述了 6 个与正念有关的、需要进一步研究的问题，其中多个问题涉及对正念干预变化机制的理解。第一个问题是正念训练可能无济于事。在有些情况下，患者可能无法从正念冥想中获益，甚至可能出现病情恶化，如对精神障碍患者使用正念的早期研究的结果并不乐观。然而，后来使用 ACT 治疗精神疾病的研究发现，正念组的再住院率低于对照组。墨尔本正念学术兴趣小组（The Melbourne Academic Mindfulness Interest Group）回顾了文献报道的其他不利影响，包括抑郁和焦虑症状增加，这些不利影响多见于超验冥想和长期冥想静修。时间投入可能是与此相关的一个因素，接受正念干预需要投入大量的时间，通常包括为期（至少）8 周、每周 2 小时的团体训练，另外还可能包括往返的路上花费的大量时间，以及做家庭作业的时间（每天 45 分钟）。有些课程还包括一整天的团体正念练习。如果患者没有从干预中获益，这种巨大的时间投入可能是一个不利因素。

第二个需要考虑的问题是与患者分享明确的问题界定很重要，这包括让患者了解正念可能如何使其问题发生改变。有些患者可能对正念意味着什么有先入为主的观念，认为这种方法不适合自己。与他们讨论正念为什么可能是一种合适的干预方法有助于消除这些先入为主的观念。

第三个问题与正念看起来简单有关。正念的步骤似乎很简单，但是方式与技术很重要。了解正念作用于特定问题的机制可以对特定正念练习的选择、训练方式的使用及关注焦点的确定有所启迪。

第四个问题是正念最初是被作为一个综合治疗方法的一部分而开发的，它并不是目的本身。通常，针对某种特定疾病已经有一些经过深入研究且有证据支持的治疗技术，这些技术可以和正念干预结合起来使用。放弃以前那些成熟的技术而采用纯正念的方法可能会对患者造成伤害。针对特定人群通常有一些有实证基础的传统的认知和行为疗法，将正念与这些干预措施相结合的一个挑战是，正念的基于接纳的核心理念可能与传统的认知和行为干预对变化的关注相冲突。然而，这一挑战可以被克服，而且已经被克服。这表明，将看似截然不同的方法在理论上进行整合是可行的，虽然这看起来很困难。因此，治疗师不应放弃有实证支持的治疗方法，而转向纯粹的正念干预。整合可能是最有效的方法。此外，了解变化机制有助于那些将正念干预作为组成部分的综合治疗方法的发展。

第五个问题是正念训练的某些组成部分可能与某些特定疾病更相关。因此，了解某种特定疾病的变化机制有助于我们了解哪些正念成分与该疾病最相关。

蒂斯代尔等人概述的第六个（也是最后一个）问题是虽然正念训练可能会影响许多疾病的共同过程，但是不加选择地将正念技术应用于多种疾病不是最佳选择。即使几种疾病的过程相似，但特异性仍然存在。

问题界定示例

MBCT 的发展是问题界定的一个例子。西格尔及其同事试图针对抑郁症的复发性开发一种干预方法。有过一次抑郁发作的患者有 50% 的概率会复发，而有过两次抑郁发作的患者出现第三次发作的概率为 70%~80%。西格尔及其同事开发了 MBCT，这是一项为期 8 周的团体干预措施，它针对那些有过抑郁发作但目前状况良好的患者。他们根据现有的有关抑郁症和正念的数据，通过他们认为有效的方式，将认知疗法中对抑郁症有效的部分与正念训练结合起来。MBCT 的重点是改变与思维的关系，而不是改变思维的内容。

研究发现，MBCT 对有过三次及以上抑郁发作的患者有帮助，但对只有两次抑郁发作的患者无效。S. 海伦·马（S. Helen Ma）和蒂斯代尔发现，只有过两次抑郁发作的人首次发病年龄较大，童年遭受的虐待较少。这表明，他们可能代表一个独特的人群，与那些抑郁发作次数较多者不同。这说明正念技术并不是对所有的病例都有效，因此需要研究正念技术如何对特定人群起作用。此外，虽然 MBCT 最初是针对那些先前有过抑郁发作但目前状况良好的患者开发的，但是越来越多的证据表明，MBCT 也可能对基层保健机构中抑郁和焦虑的病患及因患有难治性疾病而出现抑郁情绪的患者有效。

通过问题界定将正念成分纳入现有疗法的例子还有：针对边缘型人格障碍的辩证行为疗法中的正念成分、针对广泛性焦虑障碍的基于接纳的行为疗法、针对成瘾障碍和心境障碍的基于正念的 CBT，以及针对社交焦虑障碍的基于正念和接纳的团体疗法（Mindfulness and Acceptance-based Group Therapy，MAGT）。

戴安娜·科兹基（Diana Koszycki）、麦尔代·本格（Melodie Benger）、雅各布·史莱克（Jakov Shlik）和贾克·布雷德韦恩（Jacques Bradwejn）对广泛性社交焦虑障碍进行了更为详细的研究，他们采用随机对照实验比较了 MBSR 和认知行为团体疗法（Cognitive Behavioral Group Therapy，CBGT）的效果。他们发现，作为当前社交焦虑障碍的标准干预方案，CBGT 在一些结果变量上优于 MBSR。但是，他们确实发现 MBSR 是有帮助的，并且说明了针对这一患者群体使用 MBSR 的基本原理。然而，MBSR 课程没有经过适应性改编，而且是由一名通常向公众提供正念训练的指导者来实施的。尽管使用 MBSR 获得了积极的效果，但常规的标准治疗被认为更好，因此应继续将它作为一线的团体心理干预方法。另外，把 MBSR 和 CBGT 进行整合的尝试也许有效。科科夫斯基等人通过问题界定将正念技术与基于接纳和暴露的策略结合起来，试点团体干预表明这种方法是可行的，能够被患者接受，也有证据初步支持其有效性。将 MAGT 与 CBGT 进行对比的实验正在进行中。此外，苏珊·博格尔斯（Susan Bogels）、G. F. 希杰伯（G. F. Sijbers）和玛丽索·冯肯（Marisol Voncken）报告了一项小型试点研究的积极结果。在这项研究中，他们将 MBCT 与另一种干预——任务专注力训练——整合起来治疗社交焦虑障碍。

总体而言，尽管关于正念技术的研究有许多积极的发现，但准确研究正念对每一种疾病的作用非常重要。这可能有助于针对特定疾病创建问题界定，或者对现有问题界定提供支持。因此，下一节将介绍已被理论化或已得到实证支持的具体变化机制。

变化机制：生物因素

关于冥想对身体的益处的研究已经广泛开展。然而，这种研究往往集中于接受过多年训练、有丰富经验的冥想者。例如，费雷德里克·特拉维斯（Frederick Travis）等人研究了一个平均有 22 年超验冥想经验的样本人群，然后将这些经验丰富的人与没有冥想经验的人进行比较。这类性质的研究产生了一些积极的研究成果。特拉维斯和阿拉里克·阿伦德（Alarik Arenander）发现，与没有冥想经验的人相比，有经验的冥想者额叶 α 波不对称性更高，脑电图（EEG）相干性更大。额叶 α 波不对称与情绪反应有关，抑郁症患者存在特定的不对称模式。脑电图相干性是大脑协调能力的指标，与智力、创造力和心理健康有关。EEG 研究结果还表明，长期冥想可改善调节情绪唤醒强度的能力。此外，特拉维斯和阿伦德在另一项研究中发现，超验冥想使个体的脑电图相干性提高，一年后效果仍然存在。这表明即使短时间的冥想练习也能改善脑功能。

在有经验的冥想者中观察到的身体方面的其他效果包括：舒张压降低、感觉敏锐度增加、收缩压降低及大脑对疼痛的反应减弱。篇幅所限，我们无法对这一领域的研究进行全面回顾。总而言之，有证据表明，密集的冥想练习对身体的益处是多方面的。然而，我们还要弄清楚，这些益处是仅限于有经验的冥想者，还是对那些经历多次短期冥想（如 MBSR 或 MBCT 等正念训练课程）的个体也适用。

专门调查正念技术如何影响大脑的研究为数不多。戴维森等人研究了被随机分为 MBSR 组和对照组的参与者的大脑和免疫系统的变化。结果表明，与对照组相比，接受 MBSR 的参与者在正念训练干预结束后的即时评估及四个月后的随访评估中都表现出更高的左脑前侧激活。此外，接受 MBSR 的参与者在写下积极和消极人生经历后，也表现出更高的左脑前侧激活。更高的左脑前侧激活与积极情绪相关，无论是先天具有的积极情绪倾向，还是情绪诱导的积极情绪，皆是如此。更高的左脑前侧激活还与个体对消极或压力事件的适应性反应相关，这也许可以解释为什么正念小组中的个体即使在写下消极生活事件后，左脑前侧的激活仍然会增加。这项研究还调查了正念训练对免疫功能的影响。参与者在完成正念训练（对照组无正念训练）后都接种了流感疫苗，并在两个时间点接受了抗体水平测量。结果显示，与对照组相比，正念组从第一次测量到第二次测量的抗体增加水平更显著。这项研究为以下观点提供了初步支持：即使是短期正念训练也可以为个体的身体带来广泛的益处。然而，应该指出的是，戴维森及其同事使用的样本不是由因患有某种临床疾病而寻求治疗的个体组成，实验的参与者很可能代表健康人群。

鉴于目前人们在临床样本中使用正念技术治疗多种疾病，因此对正在治疗的疾病所特有的生物学变化机制进行研究非常必要。托尔斯滕·巴恩霍夫（Thorsten Barnhofer）等人招募了一些有抑郁症自杀行为史的患者，并把他们随机分为 MBCT 组和常规治疗组，在为期 8 周的治疗开始前和结束后对他们进行了 EEG 检查。在 MBCT 组中未发现前额叶不对称性的改变，而常规治疗组在第 8 周时出现了前额叶不对称性降低。研究人员得出结论，MBCT 组已形成更加平衡的前额叶激活模式，而常规治疗组经历了更多右侧额叶激活，这种偏向激活模式与回避相关。研究人员认为，形成一种更为平衡的前额叶激活模式，进而发展出一种更为平衡的情绪反应方式，可能会降低人们重新陷入负面认知方式的可能性，从而有助于预防抑郁症复发。这项研究为特定正念干预导致的潜在生物学变化及这些生物学因素如何与特定疾病相关联提供了一些初步的见解。希望未来的研究能够沿着这条道路前进，即调查特定的正念干预及干预组与对照组相比发生了哪些生物学变化。这类研究也可以再进一步——把一个有实证支持、有竞争力的干预措施作为对照组。最后，关于生物学变化机制，最近有研究分析了心智游移倾向涉及的脑区，这可能对此类研究有一定的帮助。

变化机制：心理因素

越来越多的证据表明，正念对身心健康有许多积极影响。我们很难确定正念是如何引发这些积极结果的，因为许多心理机制都可能发挥了作用。其中一些心理机制目前还没有被实证研究探讨过，只是停留在理论层面。未来研究应侧重对每种心理机制进行实证检验，并将其与具体的疾病联系起来。此外，在随机对照实验中，只有当某个变量在结果变量发生变化之前就已受到治疗的影响，该变量才能被视为治疗结果的中介变量。目前，即使是采用实证方法研究的变量也无法满足这一时间上的要求。本节将简要介绍受到实证研究关注并符合中介作用的某些标准的心理机制，以及目前尚处于理论阶段且需要进一步研究的那些机制。

元认知觉察、去中心化、再认知和解离

元认知觉察、去中心化、再认知和解离是正念训练中的几个相似的概念。从本质上讲，这些概念指的是个体能够将自己的想法视为转瞬即逝的心理事件而不是对现实的真实反映的程度。L. 夏皮罗等人认为，正念练习能训练个体转变视角，以便其能更加客观地看待想法和体验。有证据表明，元认知觉察、去中心化、再认知和解离增强与正念训练的积极结果有关。例如，蒂斯代尔及其同事研究了 MBCT 对有重性抑郁症复发病史个体的影响，研究发现，与接受常规治疗的患者相比，接受 MBCT 治疗的患者元认知觉察增强，复发的可能性更小。然而复发率降低是否与元认知觉察的增强直接相关尚不清楚。

反刍思维减少

反刍思维是指个体总是想着某个事件的情绪后果的程度，反刍思维被认为是抑郁和焦虑的一个诱发因素。简恩·S.（Jain S.）等人比较了参加正念冥想课程和放松训练课程的苦恼的学生在几个变量上的差异。结果显示，与对照组相比，两种课程均使参与者的痛苦减少、积极情绪增加。然而，与对照组相比，只有冥想组的反刍思维明显减少。此外，反刍思维在干预条件（正念冥想组或对照组）和痛苦程度的关系中起到了中介作用。因此，正念冥想组在治疗结束时报告的苦恼程度较低，部分原因在于反刍思维程度降低。研究者指出，他们只评估了干预前和干预后的反刍思维，因此无法检测在痛苦发生变化之前反刍思维是否发生了变化。因此，有必要开展进一步研究以确定反刍思维是否真的是一个中介变量。此前，维韦卡·拉梅儿（Wivka Ramel）、菲利普·R. 戈尔丁（Philippe R. Goldin）、保拉·E. 卡莫纳（Paula E. Carmona）和约翰·R. 麦克奎德（John R. McQuaid）的研究提供的证据也支持这一假说：正念部分是通过反刍思维的减少起作用的。他们对先前抑郁的个体在参加 MBSR 课程之前和之后的情况进行了评估，结果发现 MBSR 使得反刍思维减少，而反刍思维的减少又使抑郁和焦虑症状减轻。此外，钱伯斯等人发现，与对照组相比，一组非临床新手冥想者在反刍思维等变量上有显著改善。

在焦虑方面，研究者指出，他们支持继续将反刍思维作为一种变化机制进行研究。从基线状态到治疗中期、治疗结束和之后的随访，参加 MAGT 的社交焦虑障碍患者的反刍思维显著减少。然而，除正念外，研究所采用的干预方法还包括其他成分，而且研究没有设对照组，也没有对中介模型进行检验。顺便提一下，科科夫斯基等人在一个学生样本中对这些变量进行了横断研究，研究结果支持中介模型，即反刍思维在社交焦虑和正念之间的关系中起到部分中介作用。此外，该研究还在这一学生样本中考查了自我关注，结果表明自我关注也在社交焦虑和正念之间的关系中起到部分中介作用。在这两种情况下，较低正念水平与中介变量（反刍思维、自我关注）的提高相关，而中介变量的提高又与社交焦虑水平的提高相关。这些结果还需要在接受过正念干预的临床样本中进行验证。

注意控制

正念训练本质上要求个体把注意力更多地集中于当下。钱伯斯及其同事专门研究了为期 10 天的正念冥想静修对非临床新手冥想者的持续注意能力的影响。参加冥想静修后，参与者在注意任务中的反应时间低于他们的基线反应时间，而没有接受正念训练的对照组的反应时间没有减少。此外，反应时间的减少与抑郁评分的降低显著相关，这表明认知功能的改善可能与情绪改善有关。但是，有一项研究表明，正念训练未能提升参与者在注意力转移任务中的表现，而且该研究也没有对中介模型进行检验。杰哈等人也研究了正念训练对注意力的影响。他们将参加静修的冥想者、先前没有冥想经验的 MBSR 课程参与者和对照组进行了比较。在基线状态下，接受过正念训练的参与者（静修组）在冲突监控方面的表现优于其他两组。在第二次评估时，完成 MBSR 课程的参与者的注意定向能力较其他两组有所提高，而静修参与者在外源性注意方面较其他两组有所提高。因此，注意力的各个组成部分可能会因冥想类型及冥想持续时间的不同而发生变化。

接纳度提高

正念治疗非常强调接纳症状而不是回避或抑制症状。ACT 坚信，个体的接纳程度越高，心理健康状况就越好。有研究表明，基于正念和接纳的疗法有助于提高个体的接纳度。例如，伊丽莎白·罗默（Elizabeth Roemer）和苏珊·M. 奥西洛（Susan M. Orsillo）使用接纳与行动问卷（Acceptance and Action Questionnaire，AAQ）开展了一项针对广泛性焦虑障碍患者的接纳行为疗法的变化机制的调查。研究发现，接受治疗后患者的经验性回避有所减少（即接纳度提高）。就疼痛耐受性任务而言，有大量研究表明，与更多基于控制的策略相比，使用接纳策略可以提高个体对疼痛的耐受度并使个体更愿意坚持完成任务。吉尔·T. 莱维特（Jill T. Levitt）等人将惊恐障碍患者随机分为短期接纳干预、抑制干预和分心干预三个组，然后将个体暴露于富含二氧化碳的空气中。研究发现，与接受抑制干预和分心干预的参与者相比，接受短期接纳干预的参与者更愿意参与这项任务，并且他们的焦虑水平更低。总体而言，接受治疗后所有参与者的接纳程度似乎都有所增加。有些实验室研究对接纳水平进行了操控，这些研究发现接纳组参与者的痛苦程度更低，完成任务的意愿更强。

其他心理机制：价值澄清、暴露、焦虑减少、情绪稳定性提高、心理灵活性提高

还有许多其他可能的变化机制，但目前缺乏实证支持。首先，正念训练的一种可能的作用机制是培养个体谨慎做出反映自己真实价值观的决策的能力。通常，当个体

处于"自动驾驶"模式时，他们可能会做出与其需求或价值观不一致的快速决策。通过正念训练，个体可以采取更加客观的视角，做出更符合个人价值观的选择。布朗和莱安的研究为这一变化机制提供了证据，他们发现状态正念得分较高的个体有更多有价值的行为或兴趣爱好。其次，正念可能会促进暴露。暴露已被列为正念训练的关键组成部分，通过让个体以非评判性的方式将注意力集中到情绪症状上，正念可以帮助个体避免回避或逃避。当个体充分体验到他们所恐惧的情绪症状时，他们可以观察到情绪症状的后果并制定更有效的应对策略。通过这种方式，正念可能有助于消除恐惧反应。再次，结合冥想者和没有冥想经验的人之间的生物学差异，特拉维斯和阿伦纳德发现，与那些没有冥想经验的人相比，有冥想经验的人的状态焦虑和特质焦虑水平更低，他们的情绪也更加稳定。最后一个作用机制可能是，正念能促使个体采用整体上更加灵活的认知、情绪和行为方式（或者更高水平的心理灵活性）。

注意事项和局限性

这一领域的研究有一些注意事项和局限性。首先，应当把正念与放松技术区分开来，目前只有部分研究尝试这样做了。此外，在研究变化机制时要清晰地定义和描述所使用的正念干预措施。冥想有许多不同的形式，其实际效果可能取决于所使用的技术。因此，有必要研究冥想的具体组成部分有哪些，以及各个组成部分如何引发不同的结果。对正念技术的研究通常没有把它从治疗方案的其他组成部分中独立出来，这样就无法下结论说正念本身有什么具体效用。需要注意的是，尽管该领域的某些研究检验了作用机制，而且大多数研究表明正念干预会促使某个变量升高或降低，但这些研究没有把该变量作为变化的中介变量进行研究。即使是检验变化机制的研究往往也达不到严格检验的标准，即能够表明在结果变量发生改变之前中介变量就发生了改变。

正如蒂斯代尔等人指出的那样，正念可能针对的是能够影响许多疾病的共同过程（第六个问题）。这并不意味着可以不加区分地把正念用于治疗多种疾病，因为每种疾病都有其特异性，每个正念成分的确切性质可能会因疾病的不同而存在差异。例如，在抑郁症和社交焦虑障碍患者中，反刍思维十分常见，然而他们反刍的内容可能有所不同（如反复思考抑郁症状和反复思考社交能力不足），后果也可能有所不同（如复发和回避或焦虑增加）。因此，了解可以通过正念干预减少反刍思维可能只是一个起点。对于涉及反刍思维过程的不同疾病，它们的实际问题界定是不一样的。

变化机制以外的因素

除了了解正念干预对特定疾病的变化机制之外，还有其他一些因素需要注意。人格因素也有助于我们了解哪些患者有可能会从某种治疗方法中获益。例如，在针对社交焦虑障碍的工作中，我们的第一批 MAGT 患者在接受 CBT 治疗后仍然有临床症状，他们希望接受进一步的治疗。当运用正念和接纳方法后，他们的症状得到显著改善。这些患者可能更适合这种方法。而有些患者不喜欢在团体训练课之外听有关于正念的录音，不愿意接受这种类型的干预。此外，很少有研究将人格作为正念干预结果的预测因子，因此，这也是未来研究的重要方向。

结语

正念是一种古老的技术，近来它在心理学研究中引起了很多的关注并得到了很多有力的实证支持。但是，正如我们指出的那样，将正念用于疾病治疗时要十分谨慎，不要指望它是一种万能的干预方法。我们提倡临床医生在实践中使用正念时遵循以下基本步骤：（1）仔细考虑所服务的人群及对当前病症的病因和维持因素的理解；（2）明确正念将如何帮助这一群体，可以参考变化机制的相关研究；（3）评估正念训练是否可以与其他有实证支持的干预措施相结合；（4）为患者提供正念成分的基本作用原理。对正念干预进行实证评估的近期研究及明确改变机制的中介变量的早期研究令人振奋。当然，对正念成分与其他干预措施的整合持续进行实证评估是很有必要的。另外，如上所述，大多数关于中介变量的研究仅为某些变量提供了部分支持，目前缺乏对中介变量的完整检验，希望未来的研究能更加严格地评估中介变量。总的来说，正念干预越来越重要，随着人们继续研究正念干预的作用机制及在治疗方案中纳入正念的最有效方式，人们在这一领域将会继续取得令人鼓舞的成果。

第 6 章

情绪记忆、正念和慈悲

保罗·吉尔伯特（Paul Gilbert）

丹尼斯·提尔（Dennis Tirch）

> 故贵以身为天下，若可寄天下；爱以身为天下，若可托天下。
>
> ——老子，《道德经》

本章将讨论正念和慈悲在帮助有创伤史个体方面的作用，这类人通常会有强烈的威胁感，这些威胁可能来自外部（他人可能会对他们做什么），也可能来自内部（感到负面情绪或记忆难以承受、对自己感到厌恶）。人们通常认为，创伤经历使人们变得过分依赖来自威胁系统的处理过程。

为进一步探索这个问题，我们需要简要概述这一观点——大脑已进化出不同类型的情感 – 行为调节系统，这些系统协调个体的注意、思维、情绪和行动。对这些情感调节进行概念化的一个方法是把它们看作基本的系统，其中包括：（1）威胁 – 防护系统；（2）驱动、寻求和奖励系统；（3）满足 – 抚慰系统。这些系统处于恒定的合作监管状态，如图 6.1 所示。

有研究者还提出并描述了多种其他细分方式，但是这种三系统方法为慈悲聚焦疗法（Compassion-Focused Therapy）提供了有意义的启发。从这个角度看，我们的威胁系统可以被视为具有一定的防御性情绪（如愤怒、焦虑和厌恶）、一系列的行为选择（如战斗、逃跑、木僵和服从），以及各种"宁愿稳妥免致后悔"注意力偏好和处理偏好。威胁系统有明确的生理系统的支持。个体威胁系统一旦被激活，就会在体内产生各种增强感觉体验的生理模式，并对其思维和行动倾向进行指导。另一方面，驱动系统会将我们引向令人感到满足的事物（如食物、性、金钱和地位），它与积极情感的激活相关。相反，满足系统使动物在不再需要获取资源且不受任何威胁时能够处于静止状态，该系统似乎与某种（给人安慰的）平静的幸福感有关。在进化的过程中，满足系统已演变为一种可以由爱和关怀这些社会刺激触发的抚慰系统。

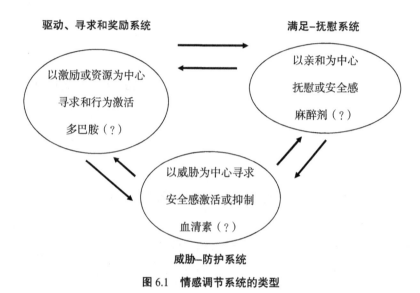

图6.1　情感调节系统的类型

　　这三个基本系统的发展、协调和合作监管依赖于基因和环境的相互作用。事实上，生物体是被生活体验改变和塑造的。不同的体验会加强某些神经元之间的联系，同时削弱其他神经元之间的联系。例如，人们发现过于严厉的、曾遭受忽视或虐待的成长背景会对幼儿的大脑发育产生重大的影响，特别是对那些调节情绪的区域，如前额叶皮层（PFC）和杏仁核之间的联系。生活经历被编码为情绪记忆，从某个层面来说，这些记忆与负责不同形式的记忆（如情节记忆、语义记忆、短期记忆和长期记忆）的复杂大脑系统的突触敏化有关。

　　了解生活经历如何重塑与威胁系统和积极情感系统相关的大脑的各种敏感性，以及如何影响情绪记忆非常重要，因为我们知道情绪障碍与情感敏感性和情绪记忆有关。事实上，有些治疗师将情绪记忆的激活（无论是在内隐层面还是在外显层面）置于心理疾病的中心。长期以来，心理动力学家和行为理论家认为，即使是无意识的情绪记忆、联想和条件作用也会对人们如何处理和回应生活事件和生活情境产生很大的影响。

　　大多数患有精神障碍且需要某种干预的人会感到来自生活（如社交关系）或内

在体验（如被情绪、记忆或反刍思维压垮）的威胁。因此，抑郁、焦虑、偏执、进食障碍、恐惧、创伤后应激障碍和强迫症都与以威胁为中心的处理过程及努力调节威胁有关。由此，大多数心理疗法旨在帮助人们认识到对威胁和损失的敏感性增强的早期（和当前）原因、自动"跳入脑海"的各种想法和感受、他们处理记忆中的威胁或损失的方式、自我和他人的图式表征，以及应对策略（如警觉和回避）。通过各种可能涉及治疗关系、暴露、认知和情绪改变及新的行为策略的干预措施，许多疗法试图降低个体对威胁（或损失）的敏感性或减少对威胁（或损失）的处理。这样，已经激活威胁（或损失）处理系统的外部和内部刺激就失去了威力。

人类的元认知能力使我们对威胁的敏感性提高并关注对威胁的处理。元认知能力给我们带来的巨大的优势是使我们能制订计划、预测未来及与他人合作。元认知能力也是文化、文明和科学的源泉，但是这些能力是有代价的。黑猩猩可能不会在胸部疼痛时担心可能是心脏病发作，不会担心吃得太多会变胖，不会担心在社会群体中被排斥，也不会担心家庭或工作的前景。然而人类既生活在一个"现实"的世界（与直接感官体验相联系的世界），也生活在一个"想象和元认知"的世界，在这一世界我们可以专注于我们的过去和未来，专注于我们的恐惧、得失和希望。我们可以在脑海中制订计划和方案，然后像对待真实刺激一样对它们做出反应。我们的想象力在生理上不是中立的，幻想（如性幻想）会刺激生理系统并引发唤起（如性唤起）。当我们的注意力集中在充满思想、想象或情绪记忆的内心世界中时，我们不再对"生活在当下"开放。我们脱离了"当下"，因为我们大脑中的其他系统正在拉扯意识领域的注意。例如，不同的情绪记忆和条件反射意味着我们会迅速对事物做出反应——在我们意识到这一点之前，我们的身体可能已经开始做出反应，然后我们的情绪把我们的想法和行为集中起来，推动我们前进。

正念与情感调节的三大系统

正念可以解决这两个问题：让我们学会在情绪和想法被触发时注意到它们并认识到它们与情绪记忆和条件反射的联系。我们切换到一种"观察者"模式——能够注意到并描述在我们内部发生的事情，而不是被其俘虏。许多疗法可以帮助人们切换到这种注意力的观察－描述模式。正念还帮助我们更清楚地觉察到，我们的心智是如何带着遗憾、期待和忧虑从当下溜进白日梦，溜进过去和未来的。通过注意到意识如何被这些"心事所俘获"及情绪如何受到影响，我们就可以把注意力重新聚焦于当下，从而减少威胁唤醒与某些元认知和反刍思维的维持效应之间的反馈回路，并使之镇定下来。

佛教心理学一直认为人类心理是由人们应对那些无法逃避的威胁、损失和伤害所做出的努力支配的，这些威胁、损失和伤害会带来痛苦。每个人都无法逃避生活中的挫折、逆境，以及我们自己和我们所爱之人的衰老与死亡。佛教方法的核心是训练我们的心智，使我们既能够"面对"，也能够接纳生活的严酷现实。这种心理训练最重要的两项任务是正念和慈悲训练。

在过去的 20 年中，正念受到了广泛的关注，它既是一种促进身心健康的方法，也是一种针对特定疾病（如复发性抑郁症）的治疗方式。这些方法大都着重于培养人们的注意力，使人们学会不加评判地关注当前时刻。因此，正念是一种体验模式，也被认为是一种使痛苦得到减轻的基本心理状态。

在与环境的互动中，人类在很大程度上依赖语言文字和逻辑数学处理。然而，如上所述，这些处理机制在人类意识体验中的主导地位可能导致个体与当下体验脱节，以及内在情绪体验物化和具体化。人类具有元认知能力，我们会制订计划（如果我做 X 会发生什么、我怎样才能得到 Y），也会害怕（如果 X 发生了，接下来会怎么样）——所有这些完全基于我们的想法、归因、例外和预期。因此，人类会经常花时间对内部的想法、预测和侵入性记忆做出反应，就好像它们是真实的事件一样。这种心理表征的"字面化"被称为"认知融合"。

令人痛苦的字面化认知和情绪记忆带来的困扰显而易见。然而人们试图应对情绪敏感性、情绪侵扰、情绪反刍和情绪记忆（这些都牵扯我们的思维过程）的方式可能更为重要。例如，研究表明试图压抑或回避想法（两者都是常见的应对策略）往往只会使痛苦的想法、感受和预测的发生频率、牵扯性和侵入性增加。在这种情况下，我们的情绪记忆、联想学习模式和人类关系反应的本质形成一个自相矛盾的监狱，我们拒绝和忽略痛苦体验的尝试只会把我们的注意力重新吸引到驱动痛苦的内部概念上。正念是一种对想法和情绪的爆发（与个人敏感性相关的思想的牵引和流动）加以识别的方式。正念也训练心灵与想法和情绪共处，而不是被想法和情绪淹没。

上文中曾指出，思想与情绪之间的联系及面对威胁时个体的敏感性可以用各种神经生理系统的相互作用来解释。正念研究关注其神经生理学效应。事实上，从神经影像学研究到临床结果研究，多层次分析已证明正念练习在帮助人们改变与情绪的关系方面的有效性。最近的实验研究发现，15 分观呼吸诱导（与正念训练的某些方面相似）可以提高个体的情绪调节能力及面对厌恶性情绪刺激的意愿。同样，有研究表明，完成 8 周正念训练的个体报告负性自动思维出现的频率更低，而且他们认为遇到这些负面想法时，他们更能"放下"它们。这一发现得到了特质正念研究的支持，其结果表明特质正念较高的个体报告的负性自动思维较少，而且认为自己能够"放下"这些想法。

神经影像学研究表明，与对照组相比，有经验的冥想者在正念呼吸练习期间前扣带皮层（ACC）的激活程度更强。据推测，出现这种组间差异可能是因为有经验的冥想者对分心事件的处理更有效，也可能是因为他们对情绪记忆的处理更有效。有学者认为，ACC 参与冲突的解决、情绪的自我控制及对不断变化的条件的适应性反应。另有学者推测，ACC 可能会参与调节个体对痛苦进行反应的神经稳态机制。

不同的人表现出不同程度的先天正念或特质正念，这能反映他们运用正念觉察状态更好地处理困难的情绪体验以及适应情绪记忆的存在的能力。功能性磁共振成像（fMRI）数据表明，在给情绪贴标签时，特质正念与广泛的前额叶皮层活动增强和双侧杏仁核活动减少有关。正念训练经常包括给异常的情绪体验贴标签（例如，注意到悲伤的感觉时，冥想者可能会给这一体验贴上"悲伤"的标签）。这些发现提示正念的一个可能组成部分，即前额叶皮层对情绪调节的增强，是通过注意和标记情绪的行为产生的——这需要认知方面的工作。

最近的神经影像学数据还表明，正念的有效性可能涉及冥想过程中自我感觉的转变。其中一项研究对比了"叙述式"自我参照和"体验式"自我参照。"叙述式"自我参照大致与传统上人们对自我的看法一致，认为自我是一种无处不在的、持续的独立个体身份，在不同的时间和情境下持续存在。研究发现，"叙述式"自我参照与内侧前额叶皮层（mPFC）活动相关，后者参与维持跨时间自我感、将自己的特质与他人进行比较，以及维持自我知识。"体验式"自我参照与正念冥想中聚焦于当下时刻的觉察一致，代表"观察性自我"的存在模式。

法尔布等人的研究调查了在为期 8 周的正念培训中有经验的冥想者和新手冥想者运用这两种自我参照模式时的神经活动。在保持"体验式"自我参照时，新手冥想者的 mPFC 活动减少，这可能反映出"叙述式"自我参照减少。有经验的冥想者的 mPFC 活动减少得更多。此外，他们还表现出偏右侧皮层网络活动增强，包括外侧前额叶皮层、与内脏功能相关的大脑区域和顶下小叶。这一网络活动似乎与"观察性自我"现象学相关联，并且可能预示一种从正念角度处理情绪记忆的更有效方式。此外，来自新手冥想者的数据证明，"叙事式"自我参照涉及的 PFC 区域与可能将（与情绪状态相关的）内脏感觉转化为有意识感受的区域（即右侧脑岛）之间有更强的耦合。

更有经验的冥想者在这些区域之间表现出较弱的耦合，这可能反映出正念的一种功能——可以将跨时自我感与情绪记忆处理之间的习惯性联系解除，从而产生上述正念体验的有益方面。

前文概述了正念帮助人们训练大脑的各种途径，借此人们能更好地驾驭不断变化的情绪和想法，此外前文还介绍了帮助人们更好地设计情绪调节系统的方法。

慈悲与抚慰系统

有些正念练习者认为，慈悲是随着正念练习出现的心理品质。这一观点部分是因为正念帮助我们体验到来自贪婪、有限自我的错觉。而有些佛教流派（如大乘佛教）则认为，专门练习和培养"慈悲心"很重要。为此，他们发展了一系列有关慈悲本质和益处的概念，以及练习和增强慈悲心的思维和行为方式，包括一系列聚焦于慈悲的冥想和意象练习。

有研究者对西方和东方的慈悲观及如何在各行各业和个人生活中增强慈悲心进行了重要探索。在某些形式的正念训练中，爱心（慈悲心）冥想已被纳入标准程序中，这可能是引发改变的关键因素之一。慈悲聚焦疗法也在兴起，该疗法着重于培养对自己和他人的慈悲心，并将之作为一个治疗过程。尽管其中一些内容与佛教传统直接相关，但另一些内容则侧重于进化心理学（如依恋理论）、社会神经科学和情绪调节。

大多数理论家认为慈悲是一个涉及多方面的过程。例如，马修·麦凯（Matthew McKay）和帕特里克·范宁（Patrick Fanning）认为，慈悲涉及对理解、接纳和宽恕的培养。克里斯汀·内夫（Kristin Neff）从社会心理学和佛教传统出发，开发了一个自我慈悲量表，认为慈悲是由与善良相关的两极概念（普遍人性和正念）组成。善良涉及理解自己的困难，在面对失败或挫折时保持宽容和温暖，而不是进行苛刻的评判和自我批评。普遍人性涉及将一个人的体验视为人类状态的一部分，而非视为个人的、孤立的和可耻的；正念接纳涉及对痛苦想法和感受的正念觉察和接纳，而不是过度认同它们。内夫等人的研究表明，自我慈悲与自尊不同，它对幸福感的许多指标有促进作用。

吉尔伯特的进化模型表明，慈悲的潜力随着依恋系统中给予关怀的一面而进化，因此，接受慈悲与得到关怀有同样的效果，也就是说，它激发了慈悲接受者的抚慰系统（见图 6.1），这有助于人们感到安全和平静。在该模型中，人类的慈悲心源于特定的动机能力、情绪能力和认知能力，这些能力可以通过训练得到加强。慈悲的六个主要组成部分如下。

- 培养一种关注自己和他人幸福的动力。这种动力也延伸到自我认同，即变得更有慈悲心。有了这种动力，人们就可以寻求"知识"，培养慈悲技能。这些技能如下。
- 培养对自己及他人的痛苦或需求的敏感性，认识到自己的威胁情绪（如愤怒、焦虑）是如何阻断这种敏感性的。
- 培养自己的同情能力，这包括情感上的开放性及能被他人的感受、痛苦和需求打动的能力。
- 培养承受痛苦和负面情绪的能力，这种能力与那种与自己和他人的痛苦情绪或厌恶情绪"共处"、不回避或不试图征服它们的能力有关。因此，这也与接纳能力有关。
- 培养共情能力，这种能力涉及更多的认知能力和想象力，即能设身处地为他人着想，能洞察并理解他们为什么会有这样的感觉或做出这样的行为。这也与我们所说的心智化能力或心理理论有关。
- 培养不评判的态度是避免谴责和批评的一种方式。培养这种态度是为了与他人产生共情，加深对他人境况的理解。不评判并不意味没有偏好。

这些品质和能力都是在温暖和善良的氛围中培养出来的。因此，在这一系统中，温暖和正念是培养慈悲品质和慈悲能力的方法。这些被认为是相互关联、相互依赖的特质，如图 6.2 所示。

慈悲心训练是"为自己"培养上述品质。个体可以在感受到压力时使用它们，也可以运用它们提升幸福感和满足感，这是因为慈悲心训练能帮助我们激活这些情感系统，从而提升幸福感。

关怀心态中的慈悲成分

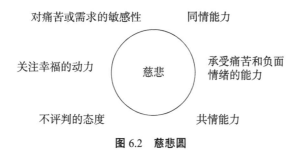

图 6.2　慈悲圆

因此，慈悲与正念不同，正念可以刺激任何特定的情感系统，而慈悲旨在刺激随着依恋而进化的抚慰系统。这是因为，如上所述，该系统是威胁系统和驱动系统的自然调节器，同时也是满足感、联结感和幸福感的基础。

许多练习和过程可以被用于激发他人和自我的慈悲心，这些练习和过程涉及治疗关系，以及帮助人们培养慈悲注意、慈悲思维、慈悲行为和慈悲感觉。观呼吸和观身体、体验派表演技术、意象、再构法以及写慈悲信都可以用来提高这些能力。慈悲聚焦疗法使用正念，但无论是在组成要素上还是过程上都与正念不同。慈悲心训练的重点在于，无论一个人正在做什么或尝试做什么以促进改变，他都需要在个体内部创造温暖和支持的感觉。尽管这方面的研究很有限，但是有一些证据表明，培养慈悲心是有益处的。然而，需要指出的是，许多治疗工作往往聚焦于当我们向自己展现慈悲时出现的恐惧、抵制或无力感。

结语

本章介绍了心理敏感性的神经生理学模型，探讨了正念及慈悲聚焦疗法对神经生理系统产生影响的可能的方式。正念通过注意力训练来运作，这种训练对不同的大脑状态有促进作用，使人们能够以新的方式洞察和管理痛苦的想法、感觉和记忆。慈悲聚焦疗法利用正念，但这是为了在个体内部创造慈悲的感觉和思想。当我们尝试在自己内部产生慈悲的感受时会刺激一种具有抚慰作用的特殊情感系统。有人指出这一系统随着依恋而进化，并会产生依恋型情感，如平静感、联结感以及对他人的同理心。

正念教导我们对出现在意识中的想法和感受进行非评判性观察，慈悲心训练对这一点加以运用，但也侧重于（重新）引导注意力，其重点是营造温暖、温柔和善良的感觉。当人们感受到威胁或遭受精神创伤，同时缺乏被他人帮助、被他人关爱或被他人需要的情绪记忆或图式时，他们可能无法启用其关怀和抚慰系统。通过学习慈悲注意、慈悲思维、慈悲意象、慈悲行为和慈悲感受，人们可以培养对自己和困难的慈悲心。这一转变将关注点从威胁系统转向抚慰系统，这在人们面对高唤醒情绪及应对痛苦情绪记忆时可能特别有帮助。

第 7 章

用隐喻建立接纳和正念

阿勒西娅·A. 瓦拉（Alethea A. Varra）

克劳迪娅·德罗塞尔（Claudia Drossel）

史蒂文·C. 海斯（Steven C. Hayes）

> 所有的指令都只是一个指向月亮的手指。凝视手指的人永远不会看到月亮。
>
> ——佛教寓言

比喻是一种有用的临床工具，它在临床心理学中扮演着两个不同的角色：帮助临床医生表述问题和将干预措施概念化，因此在治疗中人们使用了大量的隐喻、寓言、明喻、类比、谚语和格言。本章重点讨论比喻修辞的作用，它与基于接纳和正念的干预方法密切相关。我们尤其强调接纳承诺疗法（ACT，是一个单词，而不是首字母缩写），不仅因为我们对其比较了解，而且因为它似乎提出了与正念方法相关的更具一般性的关键议题。

ACT 着重于减少字面的、时序的、评价性的语言和认知的过度影响，从而创造心理灵活性。ACT 的理论基础将人类的语言能力视为一把双刃剑，它既能让我们解决日常问题，帮助我们创造一个舒适的世界，也能让我们把痛苦的过去带到现在，把过去的情绪回响视为要解决的问题，让我们把自己与不切实际的理想进行比较，并规划可怕的未来。

隐喻：科学实践者的概念框架

虽然理解治疗中使用的具体的隐喻十分重要，但认可特定从业者概念框架背后的根隐喻同样重要。在基于接纳和正念的实践中尤其如此，因为其基本假设往往不同于主流医学和精神病学实践的假设。

斯蒂芬 C. 佩珀（Stephen C. Pepper）指出了描述人类情绪、行为、认知及它们与其他事件之间关系的四个"根隐喻"。所有的科学问题、后续的研究计划和镜面干预都可以用这些隐喻进行表征。其中的两个隐喻尤其受临床心理学关注，机械隐喻把个体及其问题看作一个复杂的时钟，这一隐喻促使人们检查各个组成部分和各种力量如何协作，最终形成一个可感知的解释性事件链。该隐喻是医学模型的基础，并为干预提供指导，那就是找到损坏的部位并加以修复。

而语境隐喻把所有的人类事件都视为特定历史背景下的、有目的的行为，如去商店买东西。该隐喻强调人类行为的嵌套性、历史性和持续性，侧重语境及行为在此语境下的可行性。在语境隐喻中，不存在某个坏了的需要修复的东西，它聚焦于结合个体的历史背景和当前的情境考虑特定行为的作用。与其他隐喻不同，这种具有持续性、目的性和历史性的隐喻既没有最终的或全面的分析，也没有进行这种分析的"正确方式"。相反，正如根隐喻本身所阐述的那样，分析本身是另一项不间断的行动，存在于无数的背景和历史中。

> 分析本身就是一个事件……在对所有事件的扩展分析中，我们发现自己处在该事件（或一系列事件）的背景下，从一个事件到另一个事件，没有穷尽，直到我们累了……同一个事件可以有多个发人深省的分析方法。

语境心理学，尤其是 ACT，明确采用了语境隐喻。该隐喻将人类行为看作其历史背景下的、相互联系的嵌套性、历史性和持续性事件。本章主要从语境视角展开讨论。

正念的概念与语境视角很相近，因为正念对每时每刻的关注恰恰聚焦于人类体验相互联系的本质。这种对语境的理解与许多东方哲学流派的思想相似，即通过冥想和正念练习，人们对个体在世界上体验到的相互关联的特性形成一种直觉性认识或者一种非语言知识。语境心理学避免将来自东方传统的正念实践与机械的根隐喻相叠加。相反，正念是语境心理学原理的自然延伸，后者源于对人类情绪、认知和行为的基础研究和应用研究。

我们需要明确根隐喻对于科学和临床活动的重要性，否则这些假设将被误认为是某种方法成功的证据。根隐喻是分析的基础，不是分析的结果，它们不能在与其他观点进行斗争时被搬出来当作智力武器。因此，把比喻用于临床变化这一行为本身就根植在临床和科学工作的更深层隐喻中。当我们考虑正念在临床工作中的价值时，需要以我们所采用的一系列假设为背景，这些假设能够使价值本身为人所知，并成为智力活动的有用指南。这些假设本身也需要被掌握。对于像人类一样认知受限的生物而言，要做到这一点，似乎没有比接受我们根隐喻中的假设更好的方法了。

接纳承诺疗法中的比喻

ACT 试图改变情绪、认知和行为之间由文化和语言建立起来的正常关系，以消除阻止改变发生的障碍。尽管人类行为的机械隐喻假设有一个因果链存在，即从感觉到感知，再到情绪和认知，最后到行为。但语境主义者认为，行为改变无须以想法、感觉或记忆的形式或频率的改变为先决条件。这是因为个体体验的影响是嵌入在语境中的。当语境发生变化时，个体体验的影响也会发生变化，即使想法和感受的形式保持不变。

我们在日常生活中已经充分了解了这一点，但它带给我们的启示却常常被忽视。比如，一个坐过山车的人可能会感到恐惧，但这种恐惧本身是无害的；一个惊恐发作的人也可能会感到恐惧，但如果这种恐惧发展下去可能会威胁生命。两者的区别与其说在于恐惧本身，倒不如说在于恐惧发生的心理背景。

从 ACT 角度来看，想法、感受、记忆和感觉的许多重要功能语境是人类语言本身所固有的。对于一个被告知如何步行到达目的地的人来说，把描述及其唤起的意象当作步行到该目的地的实际体验，通常不会有什么坏处。在这种情况下，词语和它们的所指对象被掺和在一起或"融合"在一起，这不会对个体造成任何伤害。但是，如果一个脑子里想着"我很糟糕"的人这样做，那么终其一生他都得在羞愧和自责中挣扎，他甚至不会注意到导致这种挣扎的是语言引起的错觉。此人有"我很糟糕"的想法，而并不是体验到自己很糟糕。如果忽视体验，该想法的功能就会被彻底改变。从 ACT 角度来看，如果我们（治疗师、患者和普通人）从字面上理解认知和情绪，将之视为必须回避或遵从的静态物体，或者构成做某事或不做某事的"充分理由"的静态物体，或者证明对自己或世界的判断和评价的静态物体，那么认知和情绪将成为生活中的障碍。

回避、改变或终止不想要的想法、感觉或记忆往往是徒劳的，甚至会适得其反，但由于这些影响具有语境性，人们经常会自动体验它们。西方文化（尤其是通过媒体和商业主义）鼓励人们将回避作为一种应对策略。脱离特定体验确实会在短期内给我们带来一些缓解，然而从长远来看，使用语言的过程致使我们试图避免的那些体验反而出现得更频繁或影响更大。

例如，"我不应该再想起 X"这一规则包含一个倾向于引出 X 的言语事件，因此遵循这一规则可能暂时有效，但一旦遵循这一规则的人去检查它是否有效，它就会失效。其结果是缺乏灵活性和活力，人们感觉被"困住"了。

在 ACT 中，比喻被如此频繁地使用的原因是，通过参与语言过程改变正常语言过程的功能是很难的，而 ACT 依据的关系框架理论（Relational Frame Theory，RFT）为我们提供了一个出路。RFT 将语言功能分为两类：一类是根据词语与其他事物的关系确定词语的意义，另一类是赋予词语行为方面的影响。大多数认知疗法都侧重于关系语境，即关注在词语之间形成不同关系的方法。换句话说，这些方法试图改变思维模式。而 ACT 侧重于功能语境，即关注能使言语事件引发行为的程度发生改变的方法。换句话说，这些方法试图改变思维带来的影响。

其中某些方法（如解离技术）直接针对功能语境。例如，当我们反复大声说一个单词时，它的可信度和情绪唤起力会很快降低。另外也可以通过改变功能语境的方式使用关系语境，比喻就是一个例子。从 RFT 的角度来看，比喻将两组或更多组完整的语言关系结合在一起。这导致的派生关系数量惊人，在一个关系网络中占主导地位的功能可被用于另一个关系网络，但是受隐喻影响的人通常很难把它描述出来。比如，"焦虑就像流沙"这一比喻可以把与流沙相关的功能（如不要与它斗争，而应平躺或与之最大限度地接触）赋予焦虑。

基于"机械隐喻"的干预方法假设患者的问题是由机械中的非典型错误造成的，可以通过纠正错误得到解决。而 ACT 针对的过程维持了"嵌套性、历史性和持续性事件"这一根隐喻。因此，与其说 ACT 中的比喻旨在改变思维，不如说它旨在改变思维环境。比喻被用来对思维、评价、判断、记忆和感受这些持续进行的人类活动进行重构，以及切断这些体验与外显行为之间的、在文化上建立的联系。这样，即使不想要的个人体验持续存在，实现人生转变也是有可能的。

比喻的类型

ACT 采用了表 7.1 中的多种比喻。与其他可能将比喻用作说服或劝说的修辞工具的疗法不同，ACT 中的比喻避开了直接的指导或详细的规则。从本质上讲，过度遵循规则可能会限制人的能力，降低其战胜人生挑战的灵活性。相反，更具策略性或不太详细的口头规则可能会保护应对灵活性。那则关于手指和月亮的佛教寓言就是一个例子：一丝不苟地遵循指示（即将注意力集中在另一个人指着月亮的手指上）可能会阻碍个体与实际情境（看到该看的月亮）接触。

表 7.1　比喻的类型和举例

比喻	定义	举例	ACT 举例
明喻	"将一物比作另一物"	"狼像狗"（字面明喻）与 "一个人就像狼一样"（比喻性明喻）	与焦虑做斗争就像在流沙中挣扎一样
类比	指 "某个属性或情况与某个物体的关系与另一个物体与其相关属性或情况之间的关系一致"	"就像左脚和右脚因为需要均衡承担身体的重量，所以同样强壮一样，如果左手和右手得到同等的训练，它们也会同样强壮"	正如 "事物" 可以被描述、处理、操纵或者 "购买" 一样，想法和感受也是如此
隐喻	将某个名称或描述性词语或短语转移到另外一个不同的对象或动作上，在字面意思上适用	—	—
传统隐喻	隐喻的起源通常不被人注意	"闭嘴"	在方言中普遍存在；ACT 强调隐喻或词的起源（如讨论 "责任" 一词）
概念性隐喻	概念被应用于与同一主题有关的各种表达	"爱是一种身体的力量"	人类的情绪、行为和认知是嵌套性、历史性和持续性事件
创造性隐喻	相似性是创造出来的，而不是先前就存在的	"花园是一片鲜花盛开的贫民窟"	情绪、想法和冲动是在平行轨道上行驶的火车上的货物
寓言	"扩展的隐喻"	柏拉图的《洞穴寓言》	坑中人的故事
格言	指 "从科学或经验中得出的普遍真理"	—	当你不愿意有什么时，其实你已经拥有它了

　　ACT 将体验式练习与比喻相结合，旨在最大限度地减少指导的作用，并最大限度地提高个体对微妙而复杂的社交情境的参与度。它们淡化了治疗师的专家角色（和潜在的强制性作用），放大了个人体验的重要性，创造了一个让患者 "自由而不设防" 地体验事件的空间。ACT 旨在帮助人们以灵活的方法参与生活而非一味地回避。根据这种理解，治疗师在使用时必须评估使用比喻是否会对患者产生预期的影响。

比喻的理论

现代理论家将比喻描述为语言的"构成形式"及其"无所不在原则"。明喻和类比明确地将比较关系和比例延伸到其他主题，语言学家对此并没有多大的兴趣，而隐喻一直受到更多的学术关注，因为它似乎是由一个随机的、创造性的过程产生的，这一过程包含了一种有意的、"退化的、偶然的或不合规的"语言误用。乔治·莱考夫（George Lakoff）及其同事曾指出，在语言过程中概念隐喻无处不在，语言学者开始区分"传统隐喻"（深深地根植于方言中，具有非言语体验或概念基础）和"创造性隐喻"（演讲、诗歌和文学中的特殊的修辞结构）。

RFT 调和了这些看似有分歧的观点。RFT 说明了：（1）不同类型的非语言体验或语言体验之间的相关性如何影响描述；（2）对不存在的事件的新奇的引用是如何从纯粹的口头构建的关系中出现的。例如，一个孩子评论说苏打水的味道就像"我的脚睡着了"，这是第一类隐喻延伸的例子；莎士比亚的"哦，我的主人，请当心嫉妒，那可是一只绿眼妖魔，它惯于耍弄爪下的猎物"是第二类隐喻延伸的例子。RFT 将非语言事件与语言事件相结合，说明了从未经历过的事件（如绿眼妖魔）是如何发挥认知意义和产生情感效果的。比喻理论将比喻划分成相互独立的部分且各部分之间缺乏连贯性，与此不同，RFT 提供了对语言和认知统一而全面的解释，系统涵盖了所有类型的比喻，从明喻到创造性隐喻。

隐喻的应用

ACT 是一种基于理论和语境的疗法，面对不同的患者及问题，它有不同的、与之相适应的干预措施且各干预之间差异很大。因此，在讨论常见的 ACT 隐喻时，我们鼓励治疗师明确使用隐喻的目的，并根据患者的体验对故事或技术进行调整。这种做法得到了研究结果的支持。研究表明，当隐喻由治疗师和患者共同创建、重复出现且被恰当使用时，其临床有效性会显著提高。因此，尽管 ACT 治疗师通常使用以下隐喻，但我们鼓励治疗师与患者一起创建属于他们自己的类似的隐喻。

减少或避免找理由

ACT 对人类痛苦的理解基于以下假定：语言是大量情感痛苦和僵化行为的基础。行为改变的常见障碍之一是找理由。个体发现自己很难开始做新的事情，因为他们有一大堆理由说明自己为什么还在做旧的事情。一个经典的例子是讨论一个人为什么继续使用某个明显无效的应对策略。一种方法是把这一策略指出来，同时指出此人应做出改变的原因。从 ACT 角度来看，这只会进一步促使个体把找理由当作恰当的应对策略，从而使其在最初的痛苦中越陷越深。我们来看下面这则隐喻。

坑中人隐喻

你的境况可能跟这有点儿像：你被放在一个空旷的地方，戴着眼罩，有人给你一小袋工具，告诉你，你的任务就是蒙着眼睛绕着这个场地奔跑。这就是你的生活，别人让你做什么你就做什么。在这块场地中有一些又宽又深的大坑，你一开始并不知道——你还缺乏经验，于是便开始绕着场地跑，你迟早会掉进大坑里。你四处摸索，确信自己爬不出去，也找不到逃生的路线。在这样的困境中，你能做的或许就是拿出那个工具包，看看里面有什么，也许里面有东西可以帮你摆脱困境。现在假设工具包里有一个工具，是把铁铲。这似乎是你的全部，于是你乖乖地开始挖掘。但很快你就会发现自己并没有走出大坑。你试着加快挖掘速度，但还是出不去。你又试着多铲一些土或少铲一些土，把土扔得远一些或近一些，都不管用。奇怪的是，你费了这么大劲，那个坑却变得越来越大。于是你来到我这里，寻思着"也许他有一把特别大的铁铲，一把镀金蒸汽铲"。但是我没有，即使有我也不会用它，因为挖坑并不是走出坑的方式，挖坑只会让坑越来越大。所以，也许整个计划是毫无希望的——你无法通过挖坑找到出路，这样只会让你越陷越深。

这一隐喻的作用是削弱理由。该隐喻承认此人可能有理由，而且这些理由相当合乎逻辑。然而，这一隐喻把此人在做的事是否有效放在了最前面，这样就把理由削弱了，因为理由不如可行性重要。治疗师不需要与患者争论，也不需要让患者信服其他理由的优越性。

削弱或避免依从性

如上所述，虽然遵循规则可能会使应对人生挑战所需的灵活性降低，但足够模糊的规则可能有助于个体保持灵活应对。因此，在某种程度上，隐喻尤其有助于减少依从性，因为隐喻之后的回应或答案没有对错之分。在 ACT 中，治疗师有时会在讨论治疗关系时直接使用隐喻。下面是一个例子。

两座山的隐喻

你正在攀登一座险峻的大山，我的任务是给你指引方向——在看到你可能会摔下来或受伤时，我就大声地警告你。问题是我怎样做效果最好？如果我站在山顶，我就看不清你；如果我在你前面引路，那么我和你的视野是一样的，这不会有什么帮助。所以我应该站在山谷对面的另一座山上，从那里我可以很清楚地看到你前面的路，告诉你下一步该怎么走。我不必知道你爬那座山到底是什么感觉。你是你那座山的专家，你最清楚爬那座山是什么感觉。我的优势是我能从不同的角度看你爬那座山，这样我们可以一起找到你上山的路线。

有时，使用隐喻是为了提供特定信息，但治疗师不会说出预期的行为变化，比如下面这个隐喻。

橡皮锤隐喻

你要去看医生，你的头痛得厉害。医生看着你，你用橡皮锤敲打着自己的头。你可能不知道自己正在打自己，或者你觉得自己有很正当的理由这样做。医生很可能会首先告诉你"你现在在用锤子敲打自己的头，如果不停下来，你的头可能会一直疼下去"。

在这种语境下，患者需要确定锤子是什么，以及停止用锤子敲打头部意味着什么。由于治疗师没有明确定义规则，因此依从性减少了，由此产生的效果更像是权变塑造而不是直接的规则，因为隐喻可以提示多种行为。

削弱语言的字面功能

由于 ACT 强调语言，因此许多隐喻专门针对语言的字面功能。这些隐喻强调从字面上理解我们的思想及相关语言的陷阱，并试图构建一个不太可能出现这种情况的语境。请看下面的例子。

两台电脑的隐喻

想象一下，有两台电脑并排放置，每台电脑前都有一名操作员，这两台电脑完全一样，电脑里面有相同的程序和数据。两台电脑的运作方式是，如果给电脑输入特定内容，电脑就会输出特定内容。假如分别在这两台机器上按某一个键，两个屏幕上会显示同样的内容。假设屏幕上出现的是"我的内心深处出了一些问题"。现在我们来想象两种不同的情况，第一种情况：操作员完全沉浸于操作计算机，就像沉浸在电影中那样。他不是在观看电影，而是全然投入其中，以至于当有人从门后跳出来时他会吓一跳。操作员坐在显示器正前方，鼻子都挨到屏幕了，他完全沉浸于阅读输出的内容，以至于机器和操作机器的人融为一体。操作员竟然忘了两者有区分。于是在屏幕上显示"我的内心深处出了一些问题"时，在人机不分离的状态下，操作员的唯一选择就是为机器重新编程。谁知道"我的内心深处出了一些问题"是什么意思？简直是无稽之谈。第二种情况：同样的电脑，同样的程序，什么都一样。屏幕上出现了同样的内容"我的内心深处出了一些问题"，但这名操作员坐得稍微靠后一些，他十分清楚机器和人是有区别的，他是机器操作员，在机器上工作，但他不是机器。操作员能看清楚上面的内容，但由于他与机器是分离的，屏幕上的内容并不一定要改变。他可以把朋友叫到跟前，然后说："你看，我输入 x，屏幕上出现了这个，真有意思。"你的大脑被各种各样的人编入了程序，有时候妈妈会过来在你的键盘上操作一会儿，然后爸爸又过来。在不同的时间点，你的丈夫（或妻子）、老师、孩子、朋友、同事，他们都会在键盘上操作几下。而且在某些情况下——假如输入的内容正确——你会得到特定的输出，你甚至会认为那是真的。例如，屏幕上显示"小子，我真的需要海洛因！"它可能对，也可能不对，但问题不在于输出的内容是真是假，而在于人与心理机器之间是否有区别。你和你生活中的东西之间有区别吗？

这一隐喻旨在从多个层面削弱语言的字面功能。首先，它将思想和相关的语言等同于计算机输出，而不是事实的真相。其次，它引入了这样的观点，即这些思想和语言可能会在很大程度上受到他人的"输入"而不是患者自身体验的影响。第三，它强调个体与他们的语言产出之间的区别，即使在存在特定语言表述的情况下，选择感也得以增加。

提供悖论过程的常识模型

虽然许多 ACT 概念在心理学上很容易理解，但它们在逻辑上却不容易理解。这并不是因为 ACT 不符合逻辑，而是因为 ACT 概念的有效性更多地取决于体验而不是分析。隐喻提供了一个常识模型，可以在处理悖论概念时帮助指导患者并使其安心。我们来看下面这个例子。

噪声反馈隐喻

我们知道，公共扩音系统有时会发出可怕的噪声。当麦克风与扬声器靠得太近时会发生这种情况。台上的讲话人只要弄出一点儿噪声，噪声就会进入麦克风，声音经放大后从扩音器中传出，然后再传回麦克风，比第一次进入麦克风的噪声更响一些。噪声以声速和电速传播，几秒钟之内变得震耳欲聋。你与自己的思想和情绪纠缠，就像自己陷入刺耳的反馈声中一样。在这种情况下你会怎么做？你会像所有人一样，尽量安静地生活，总是低声耳语，总是踮着脚尖走路，但是你无法真正做到不发出任何噪声。请注意，在这则隐喻中，问题的关键不在于你弄出了多少噪声，而在于扩音器。我们的任务不是帮助你安静地生活，摆脱所有的情绪困扰和令人不安的想法，而是找到扩音器，把它从反馈回路中移除。

这则隐喻被用于描述经验性回避的复杂含义，同时被用于介绍接纳的概念。使用噪声反馈这一常识模型要比详细描述规则如何与直接经验相互作用，从而形成情绪和想法的自我放大回路更加简洁明了。

提供证据，不说明理由

这是指不需要说服患者，而是让患者体验某个概念。ACT 的一个例子讨论了我们在控制内部情绪方面的局限性。

测谎仪隐喻

假设我把你连接到了迄今为止最好的测谎仪上。这是一台有史以来最敏感的机器，它非常完美。当把你与它连接起来时，你的任何情绪唤起或焦虑机器都会知道。我告诉你，你的任务非常简单，你只需要保持放松，如果你有一丝焦虑，我立刻会知道。我知道你想努力完成任务，但我想给你一个额外的激励，我会用一把手枪指着你的头。如果你保持放松，我就不会把你的脑袋打烂，但是如果你变得紧张（因为你被连接到这台完美的机器，你一旦紧张我就会知道），我将不得不开枪打死你。你的脑浆将会溅满墙壁。所以，一定要保持放松……你认为会发生什么？肯定是"砰"的一声！一定会是这样。哪怕你产生一点点焦虑也十分可怕，你会一直想

"哦，天呐！我开始焦虑了！马上就要被毙掉了！"砰！你立刻就死掉了。这是必然的结果。

在这个例子中，尽管患者在尽力控制自己的焦虑，但他很容易产生焦虑不安的想象。这则隐喻的极端性使得临床医生能够很好地说明概念，而不必通过逻辑推理使患者相信这一结果，或者论证这样的结果符合患者的实际情况。

构建体验过程

从 ACT 的角度看，正念包括接纳、认知解离、对当下的专注，以及超然的自我意识。ACT 中经常使用体验性正念练习，隐喻可以用来指导患者在练习过程中侧重于以上四个 ACT 过程。下面这则隐喻旨在帮助患者以正念的方式观察自己的想法。

河上叶片的隐喻

想象一下，在水流潺潺的小河边，你正坐在一棵大橡树下享受美好的一天。那时是秋天，当你坐下时，你注意到许多树叶从树上落到河里，在水面上漂浮。当你想象这一场景时，我希望你注意自己每时每刻的想法，注意你的想法来来去去，就好像叶子漂来又漂走一样。想象你的想法都被写在叶子上，随着叶子漂浮着。一片叶子说："我这样做对吗？"另一片说："我今天感觉很累。"不管出现什么想法，你都想象把它们写在树叶上，然后看着树叶漂走，不往前推它，也不往后赶它。在某个时刻，你可能会感觉自己不是在做这个练习，不是在观看树叶漂走，而是陷入了自己的思绪。这时我希望你休息几秒，看看你是否能在树叶停止之前将注意力转回到你正在做的事情上；然后继续坐在那棵树下，把你的想法写在树叶上。在你进行这项练习时，我会保持沉默（接下来是几分钟的沉默）。

这个练习将正念包含的四个 ACT 过程都进行了具象化。"树下的人"代表超然的自我意识；就像看一片叶子一样看一个想法是为了促成认知解离；对树叶既不往前推也不往后赶是接纳隐喻；当想法出现时对之观察是关注当下。接下来的沉默是进行实际练习的时间，但是由于对练习隐喻进行了系统安排，从 ACT 的角度看，练习很可能会成功。

结语

通过讨论隐喻的哲学基础及 ACT 中比喻对 ACT 过程的促进作用，我们回顾了隐喻在 ACT 中的重要性。我们认为，在基于接纳和正念的实践中，隐喻通常是一个有用的临床工具，因为它非常适合解决语境疗法希望解决的问题。隐喻在 ACT 治疗中被大量使用，旨在解决语言对人类痛苦的影响，它是通过逐步削弱或至少避免找理由和依从、削弱语言的字面功能、提供悖论过程的常识模型、以体验的方式阐明概念及合理构建并引导体验过程实现的。

第 8 章

正念与空虚感

法布里奇奥·迪唐纳 (Fabrizio Didonna)

尤兰达·罗西洛·冈萨雷斯 (Yolanda Rosillo Gonzalez)

> 没有什么比彻底休息、没有激情、没有事做、没有干扰、没有价值更让人无法忍受了。在这种休息状态下，人会意识到自己的虚无、自己的堕落、自己的不足、自己的依赖、自己的无能及空虚。他的灵魂深处不由地涌现出厌倦、黑暗、悲伤、懊恼、怨恨和绝望。
>
> ——布莱兹·帕斯卡尔 (Blaise Pascal)

在临床实践中，空虚感是多种疾病的常见症状或现象学体验，然而患者对空虚感的描述各不相同："我内心感到空虚""一切似乎都是空的""我感觉自己陷入了巨大的空虚中""空虚让我感受不到任何意义"等。乍一看，这些表述很相似，但经过仔细观察可以发现它们之间存在一些独特的区别性特征。包括这些表现的诊断可能是多方面的，它们与一系列疾病有关：从常见的抑郁发作到人格障碍。

这一现象似乎是一种普遍的人类体验，空虚感可能并不总是与某一疾病直接相关。我们所有人（即使没有精神障碍）都会在生命中的某个时刻体验到一种"空虚感"。与许多其他非特异性症状一样，空虚感既不是做出明确诊断的必要条件也不是其充分条件，虽然在《精神障碍诊断与统计手册》(DSM-IV) 中空虚感已被作为纳入或排除边缘型人格障碍 (Borderline Personality Disorder, BPD) 的病理学标准之一。

空虚感体验已引起许多知名学者的兴趣，并成为他们的主要研究课题，但是专门针对空虚感进行的、深入且严密的研究非常少，这可能是因为这类研究涉及许多方法学问题。例如，空虚体验意味着什么？这种空虚的感觉总是以相同的方式出现吗？根据诊断出的障碍类型的不同它会有所不同吗？虽然本章会尽量回答这些问题（至少是在某种程度上），但是本章的主要目的是对正念如何缓解、减轻或消除空虚感带来的痛苦进行理论回顾。

心理学与空虚感

> 知道自己为什么而活的人，几乎可以忍受任何境遇。
>
> ——尼采

对空虚体验进行研究的不只是心理学家，包括哲学家和神学家在内的各类学者都对这种人类体验现象一直很感兴趣。但是如果将关注点聚集在心理学上，我们可以重点介绍一些认识论方法，这些方法比其他方法更能解释这一心理体验。认知行为理论、存在心理学和精神分析为人们理解空虚体验做出了重要贡献。下面我们将详细讨论这些理论的贡献。

认知行为理论与空虚感

一些认知行为理论的学者认为，在主观痛苦十分强烈的情况下，空虚体验可能是一种不正常的回避策略。林内翰的治疗模型基于这样的思想，即无法调节和控制痛苦情绪是解释边缘型人格障碍患者行为困难的一个重要因素。这些患者表现出对不良情绪的不耐受："许多 BPD 患者试图通过强迫自己不去感受正在经历的体验控制自己的情绪"。还有研究者，如多娜泰拉·菲奥里（Donatella Fiore）和安东尼奥·塞梅拉里（Antonio Salvatore），谈到一种情感麻木状态——患者通过使自己与一切人和事相脱离避免痛苦。

杰夫瑞·E. 杨（Jeffrey E. Young）等人已指出多种不同的应对模式，即此时此刻活跃的特定情绪、认知和行为。其中，超脱保护者模式旨在将个体与其需求和感受隔离开，形成一种具有保护目的的超脱，这种模式的主要症状包括人格解体、自我伤害、无聊和空虚感，这些理论与海斯等人的关于经验性回避的观点很接近。

经验性回避是一种公认的病理过程，被多种理论取向认可，具体是指：个体不愿意与某些个人体验（如身体感觉、情绪、想法、记忆和行为倾向）保持联系，也不愿意采取措施改变这些事件的形式或频率及引起这些事件的情境。我们偶尔会使用诸如情绪回避或认知回避之类的术语，而不是意思更为宽泛的经验性回避，前提是个体显然试图逃避、消除或改变个人体验的这些方面。我们认识到想法、记忆和情绪是混杂在一起的，没有必要在它们之间进行严格区分（虽然有些理论可能对其加以区分，但这不会威胁到经验性回避的基本原则）。

但问题是，如果像上述研究者所假设的那样，个体害怕的刺激是自己的情绪呢？个体如何避免自己对外部世界做出自然的、理论上自适应的反应？它并不是外部世界的某个事物。当然，如上所述，一种可能性是尝试不去感受。这种"空虚"体验会导致超脱，使个体采取旨在远离刺激情境（即消极情绪）的行动，代之以生理上的疼痛（自我伤害）、麻木（酒精或药物滥用）、亢奋（做出危险行为）或生理上的满足（性滥交、暴饮暴食）。从涉事个体角度来看，所有这些情形都是可控的。

林内翰在谈到边缘型人格障碍时指出，当暴露于失效环境中时，个体内在体验的表现会引起不恰当的或无法预见的回应，这会导致个体否认或抑制负面情绪。对负面情绪的这种持续抑制又会导致情绪回避。林内翰指出，这种范式类似于为了避免痛苦的刺激而学习逃跑行为。在这种情况下，情绪，即身体的复杂反应（中枢神经系统的激活伴随着自主神经系统层面、行为层面和认知层面的特定改变），似乎受到限制。这种条件作用可能是由反复出现的有害联想刺激（如林内翰先前描述的失效环境）过程造成的。如果把这些与具体情况联系起来——恐惧的增加不是由个体体验的事件引起，而是由与这些事件相关的判别性和条件性刺激的反复出现引起——我们会发现即便是先前与负面情绪有关的简单的身体感觉也会引发一种被称为"恐惧潜伏"的现象。在负面情绪（个体试图回避，有时无法识别）被激活之前，其中一个判别性刺激的出现就可能引发空虚感。

存在心理学

维克多·弗兰克尔（Viktor Frankl）提出了"存在空虚"（existential vacuum）这一术语，其含义与本章中所描述的"空虚"的意思很相近。弗兰克尔认为人类具有"意义意志"，它就像求权意志或求乐意志一样，是人类的基本需求。弗兰克尔估计，意义意志受挫会导致"心灵性神经官能症"——一种如临深渊的体验。如果意义是你所渴望的，那么无意义就是生活中的一个洞，是一种空虚。当你感到空虚时，就会有东西去填补它。弗兰克尔认为，在我们的社会中，"存在空虚"最明显的标志就是无聊。他指出，很多时候，当人们终于有时间做自己想做的事情时，他们反而什么都不想做。比如很多人退休以后感到无所适从，很多人每晚都沉浸于被动的娱乐。他称之为"星期天神经官能症"，并将之定义为"当忙碌的一周结束、内心的空虚变得明显时，意识到自己的生活缺乏内容的人们出现的一种抑郁情绪"，其结果是人们想用"东西"填补存在空虚，因为那个"东西"曾给我们带来一些满足感，所以我们希望它也能带来终极的满足感。例如，我们可能会试图用享乐填满生活——吃过量的食物、性滥交、过"奢华的生活"；我们可能会追求权力，尤其是金钱上的成功代表的权力；我们可能会用"忙碌"、对传统的遵从和因袭填补生活；我们可能会用愤怒和仇恨填满生活，整天思考着如何除掉我们认为会对我们造成伤害的事物。我们也可能会用一些神经过敏的"恶性循环"填补生活，比如对清洁的痴迷，或者对某种可怕事物的痴迷。这些恶性循环有一个共同的特点，那就是无论我们怎么做都不能使自己满意。

弗兰克尔开展了多项研究，就"存在空虚"问题对人们进行了访谈。在维也纳的一家医院，他发现有 55% 的患者体验过生活失去意义，一项统计调查显示 25% 的欧洲学生和 50% 的美国学生有过类似的体验。弗兰克尔认为，空虚体验由两种感觉组成：一种感觉是生活没有意义，另一种感觉是内心空虚。存在空虚体验中的这两种特质有时与无聊和抑郁等其他概念没有区别，"存在空虚主要表现为一种无聊的状态"。存在心理学的另一个重要代表人物罗洛·梅（Rollo May）就空虚体验也发表了一些重要观点。在他的早期著作中，他将焦虑体验与非存在威胁联系起来，即焦虑是否定非存在时出现的体验："因此空虚和孤独是焦虑体验的两个阶段"。他在另一本著作中写道，"……20 世纪中叶的主要问题是空虚。我的意思是，人们不仅不知道自己想要什么，而且常常不清楚自己的感受是什么……人们对自己的欲望或愿望没有明确的体验。"罗洛·梅把空虚体验与人们机械地转向吸毒或性行为联系起来，"……现在最常见的问题不是对性行为的社会禁忌或对性本身的罪恶感，而是对大多数人来说，性是一种空虚的、机械的、无聊的体验"。这种行为在某些类型的疾病（如 BPD）中很常见，这些患者经常将此种行为追溯到自己的空虚体验。罗洛·梅的其他有趣的观点涉及空虚感、无助感和无力感之间的关系。空虚体验一般来自人们的一种感觉，一种对自己的生活或所处的世界无能为力的感觉。个体认为自己无法作为一个独立存在的实体主导自己的生活，这种自我信念长期累积的结果就是内心空虚。由于愿望和感受起不到什么真正的作用，个体索性放弃了愿望和感受。冷漠和缺乏感受也是对抗焦虑的方式。

精神分析与空虚

谈到精神分析，我们先来看看奥托·科恩伯格（Otto Kernberg）关于空虚体验的研究。科恩伯格用心理动力学和客体关系理论解释体验的各种形式。在他看来，当伊迪斯·雅各布森（Edith Jacobson）所说的"自体感觉"缺失时，空虚体验就会出现。科恩伯格指出，虽然空虚体验有多种形式，但对空虚体验的反应有两大类：一种是"付诸行动"，被迫尝试重新获得内在活力感；另一种是顺从这种体验，以分裂的、机械的方式进行日常活动。

科恩伯格还强调了空虚和孤独这两个概念的区别，在临床上这两个概念有时会被混淆："孤独隐含着渴望的成分，它意味着需要他人和他人的爱，但是现在似乎无法得到"，如果这种渴望存在，那么个体就不会感到空虚。空虚是指个体缺少他人的关爱，但自己意识不到这种缺失，或者没有弥补这种缺失的渴望。总体而言，科恩伯格认为："空虚体验代表着暂时或永久丧失自我与客体关系（将自己与他人的重要体验固定下来并构成自我同一性基本要素的内在客体世界）之间的正常联系……因此，所有具有同一性扩散综合征而不是同一性危机的患者更可能出现空虚体验。"科恩伯格认为，空虚体验可能因体验者的人格的不同而不同。他描述了四种人格类型（抑郁型、分裂型、自恋型和边缘型）可能体验到的不同的空虚感，并认为每种空虚的形式、强度和病因都会有所不同。科恩伯格主要用客体关系解释空虚体验，而海因茨·科胡特（Heinz Kohut）用"自体心理学"理论解释这种体验："需要用自体心理学解释分裂的自我及枯竭的自我（空洞的抑郁，即没有抱负、没有理想的世界）的病理。"他认为，空虚体验是自恋型人格障碍的一个症状。随着镜映和理想化的恰到好处的失败，自体结构逐渐成熟。如果失败是次优的，自体结构将会变得脆弱、不稳定。空虚体验就是自体结构变得不稳定的端倪，特别是在面对批评和缺乏来自环境的温暖或赞誉时。科胡特认为，作为对早期创伤性环境失败的回应，个体会逐渐形成一些反应，这些反应通常是作为一种抚慰机制出现，以应对和缓解内心空虚感带来的痛苦。有时个体会形成"与活跃的核心自体相脱离的心理表象"，这个概念听起来与唐纳德·W. 温尼科特（Donald W. Winnicott）提出并由安德烈·莱恩（Adrian Laing）进一步发展的"虚假自体系统"概念非常接近。虚假自体就像是衣服或面具，是为了适应社会而穿戴上的，与隐藏着的真实自体是隔绝的，甚至在个体自己看来也是如此。这种心理状态会导致空虚体验经常出现，当一个人试图发现自己的"真实感受"时，由于他或她已经习惯与它们疏远，以至于最终会一无所获，进而感到空虚。

空虚体验会促发多种症状反应，科胡特列举了以下几种：对言语过度感兴趣、假活力、性强迫、成瘾和犯罪，这些都是对内在空虚体验的反应，并且在某种程度上被当作抵消空虚体验的手段。科胡特还指出，成年早期和中年阶段是考验自体的内聚性的关键时期，因此在这一时期个体有时特别容易产生空虚体验。

这些空虚体验的心理动力学解释的微妙变体，基本上是从"客体关系理论"发展出来的，在许多其他著作中对它们也有论述。约翰·鲍尔比（John Bowlby）遵循温尼科特的思想，将空虚感与丧失体验联系在一起。在鲍尔比的模型中，"麻木"和"空虚"是人类对丧失做出反应的第一阶段。在鲍尔比看来，这种丧失仅限于因死亡造成的丧失，但是他认为，一个小的丧失可能成为先前更严重的丧失的触发器。鲍尔比还为解释空虚或麻木感提供了线索，尽管他没有明确提出这样的解释。他举例说，最近经历丧失的个体的习惯性反应遭到破坏，这反过来又导致一种模糊的迷失感，这与鲍尔比早期关于依恋和分离的著作中提到的迷失相似。

空虚感与基本需求

阿玛斯（Almaas）和特罗贝－克里希那南达（Trobe-Krishnananda）也提出了一些有价值的假设。阿玛斯在"坑洞理论"一章中描述了当儿童时代的基本需求得不到满足时，内心的坑洞是如何形成的。坑洞是内在的空虚感，与生存的某些方面没有得到滋养和发展有关。特罗贝－克里希那南达认为，由于感觉到这些坑洞让人恐惧和不舒服，因此在日常生活中我们无意识地花费了大量的时间和精力试图填补这些坑洞。我们的许多行为都是为了让他人填补这些坑洞。形成坑洞的原因可能有很多，并且很多原因是难以解释的，但这些原因很可能与基本需求未得到满足有关。虽然实际上只有一个坑洞，但是为了帮助读者理解，两位作者还是进行了区分。当我们没有得到定位自我所需的支持时，可能会形成支持坑洞；当我们没有得到我们所需要的认可时，就会形成认可坑洞；当我们觉得自己不够出色，或者没有感到自己很特别或被尊重时，就会形成价值坑洞。在最后一种情况中，我们希望有人认可我们，以填满我们的坑洞。我们的坑洞可能与完美主义和自我批评有关，也可能与我们对生存的深刻恐惧有关；坑洞也有可能与我们感到不受欢迎、感到被抛弃有关，或者与我们希望得到温暖、爱抚和亲密感有关，在这种情况下，我们变得依赖某人，希望他们能满足我们的需求。

当我们敞开心扉、不加保护导致我们容易被他人虐待、控制或操纵时，我们可能还会形成一个与信任有关的坑洞。

这些坑洞的强度、影响及对个人发展和生活的影响程度可能取决于个体应对这种体验的特定方式。在某些情况下，这些坑洞会产生一种依赖共生关系，在这种关系中个体不断地将其他人推开，同时又渴望亲密。坑洞让我们产生极大的焦虑，把我们的生活变成一种不断的、无意识的强迫来填补坑洞。每一个坑洞都以某种方式使个体对外部产生依赖，或是希望另一个人或另一种情境填补坑洞，或是由于坑洞的存在而回避某个人或某种情境。我们的坑洞对于我们吸引什么样的人及什么样的情境有巨大的影响。我们有一种创造能引发坑洞的情境的冲动，因为这往往是我们觉察到坑洞存在的唯一方式。这是我们了解、发展内部缺失内容的方式。我们需要这一挑战帮助我们成长。

当我们没有察觉到我们的坑洞，或者不了解坑洞及它们影响我们的生活的方式时，我们自然会觉得为了我们能获得幸福，外部的某个东西必须改变。这就是特罗贝－克里希那南达所称的"情绪化小孩"的基本信念之一，是一种对自我的内在体验，它源于童年时期的创伤及充满恐惧、羞耻和不信任的负面经历，并且被强迫性行为所掩盖。例如，在人际关系中，人们发现自己在重复同样的痛苦模式，却不知道为什么；人们可能沉迷于成瘾行为，或者反复发生事故、反复生病，或者反复毁掉自己的生活。由于内心空虚，当个体认同情绪化小孩时，他们会感到自己缺失一些东西。其实这不是真实的，但它会导致个体相信生活或其他人必须填补这些坑洞。他人必须开始更好地对待我们，或者给予我们更多的认可、关爱、空间、关注等。另一个反应是，个体试图用一些能让他们感觉更好的东西（如药物、物品或娱乐）填补坑洞。除了从外部填补坑洞之外，人们很难找到其他方式终止坑洞引起的不适、痛苦、焦虑和恐惧。人们会意识到，从外部填补坑洞的努力是无效的，只会带来更深的挫折感。真正有效的做法是开始了解我们的坑洞——它们是什么，它们从哪里来，如何填补它们。要做到这一点，我们需要了解作者所说的"基本需求"。

小时候，每个人都有一些基本需求，当这些需求得不到满足时，我们会生活在持续的匮乏状态中，那种匮乏便是内心的坑洞，它渴望被填补。虽然匮乏的程度和类型各不相同，但我们都经历过某种形式的匮乏。由于匮乏，我们会无意识地将我们未得到满足的需求投射到我们的爱人、孩子、好朋友和同事身上——实际上是投射到任何与我们有联系的人身上。联系越紧密，投射越深。匮乏体验是一种普遍现象，这是人生重要的必经历程。一开始人们通常处于否认状态，甚至意识不到自己被剥夺了某些基本需求，也不知道是如何被剥夺的。特罗贝－克里希那南达强调了个体的一些基本需求：感到被需要、感到自己很特殊、感到被尊重的需求；情绪、想法和观念被认可的需求（见第 11 章）；被鼓励去发现和探索自己独特的才能、秉性、性行为、智慧、创造力、喜悦、沉默和孤独的需求；感到安全、受到保护、得到支持的需求；被所爱的人抚摸身体的需求；被激发和激励去学习的需求；明白犯错并从中学习是正确的这一需求；见证爱和亲密关系的需求；在分离方面受到鼓励和支持的需求；收到坚定的、出于关爱的界限的需求。以上需求是个体匮乏的根源，并将永远存在。有趣的是，当一个人开始与另一个人建立关系时，他或她经常会不自觉地体验到这些未得到满足的需求。如果觉察不到这些需求，个体会自动进入"情绪化小孩"的 5 种行为模式之一：反应与控制、期待与任性、妥协、成瘾、幻想。在作者看来，要克服这些坑洞和空虚感，首先要认识到人们是如何自动地试图从外部填补坑洞的。这种观察和理解过程释放出来的能量能打破自动行为，让个体在空虚感被引发时与之和平共处，这意味着感觉到它，允许它存在，而不试图修理或改变任何东西。正念正是培养这种不反应态度的核心策略，在本章的最后一部分我们会对此进行讨论。

正念与空虚：冥想的"悖论"

如果你说你是个显赫人物，

你依附于名望和外表，

那么我会打你三十下。

如果你说你是个无名小卒，

你依附于空虚，

那么我会打你三十下。

那你该怎么做？

Soen Sa Nim［转引自卡巴金《恢复理智》（*Coming to Our Senses*）］

正如我们在本章的引言部分所说，本章的目的是从理论上说明为何正念可以被应用于临床治疗空虚感。要讨论正念与空虚感之间的关系，我们需要知道孕育正念实践的心理学和哲学方法与传统是如何看待两者之间的关系的。

东方心理学与文化中的空虚概念与西方的完全不同，特别是考虑到西方普遍对空虚持负面评价。对道教或中国佛教经典文本进行分析足以让我们得出结论——基督教的空虚概念与东方思想中的空虚概念基本上是相反的。

大多数佛教流派都有一系列基本的共同原则，其中我们感兴趣的是 *Sunyata*（梵文），一般译为"空性"或"空白"。它在佛陀的教义中是至关重要的概念，因为佛教理论认为，对"空性"的直接的领悟是从生死轮回中获得解脱及实现觉满的必要条件。很多人将关于人与现象的空性的教义误解为是虚无主义学说，它是佛教特有的教义，是对有神论重要的形而上学的批判，对认识论和现象学具有深远的影响。

空性意味着人在生活中遇到的一切都没有绝对的同一性、永久性或"自我"，这是因为一切都是相互关联和相互依赖的，从来都不是完全自立或独立的。万物处于不断变化中——能量和信息在整个自然界中流动，随着时间的流逝，万物自身也经历重大的转变。这一教义从来不意味着虚无主义——实际上，佛陀明确教导虚无主义是不正确的信念或观点。卡巴金是这样解释这一概念的。

> 即使只是听到这样的事情，人们也会害怕，会认为这是虚无主义，但这根本不是虚无主义。空虚意味着没有固有的自存之物，换句话说，没有任何东西、任何人、任何事情、任何国家或任何原子是孤立的、绝对的、独立于其他一切而存在的持久实体。所有事物都是从自身不断变化的特定原因和特定条件的复杂作用中产生的。这是对现实本质的深刻洞察。

他进一步指出，"空虚与充实密切相关。空虚并不意味着无意义的虚空……空虚就是充实，是一种看不见的、无形的'空间'，离散的事件可以在其中出现和展开。没有空虚，就没有充实。"

菲利普·罗森（Philip Rawson）指出："关于虚空，藏族艺术中经常使用的一个有效隐喻是天空。就像天空的虚无让我们感知到云朵一样，虚空是一个'空间'，客体响应我们的依恋和渴望而在其中出现。"

空性是《心经》（大乘佛经之一）的一个重要主题，《心经》是世界各地的大乘佛教徒普遍念的经文。无法体验被视为现实真实本质的空性，是人类的一种原始的愚昧。体验到空虚时刻在佛教中被称为涅槃（觉醒）。这个概念是所有佛教心理学的核心部分，以至于佛教关于现实本质的教义不断发展，以帮助理解这种虚空。马克·梅德韦斯（Mark Medweth）是这样解释佛教中的空虚概念的："在西方，空虚一直是一个被用以描述许多心理状态的术语，包括精神疾病患者的麻木感、人格障碍患者的不完整感、同一性扩散和存在无意义感。然而，佛教徒将空虚视为最终的现实。空虚在'自我'概念中起着决定作用，空虚体验否定了个体本质上是连续的和独立的这一观念。与许多西方人的误解不同，佛教徒认为空虚本身并不是目的，也不是在具体意义上将虚空视为真实的，空虚仅仅是对固有存在的否定。普通人将事物感知为是永久的和独立的，而佛教徒会反驳说，我们感知到的现象是相互依存的，因此没有永久性，也没有基于自己假定性质的同一性。关于自我感，佛教中的空虚并不意味着（像西方人经常理解的那样）抛弃或湮灭自我，而只是认识到这个'自我'实际上根本不存在。佛教并不是一种逃离世界的方式，而只是拒绝扩展或夸大传统现实的重要性。这样一来，我们的内心就不再挣扎，我们能够从根本上看待事物。因此，在佛教心理学中，心灵的空虚品质被认为是一个人的真正本质。"因此，这种心理和体验状态就是我们所说的"虚无"（mindemptiness）。

作为精神病理学指标的空虚感

在多种精神障碍中，空虚感通常表现为一种暂时性的症状（如进食障碍、强迫症、创伤后应激障碍、精神分裂症）或一种相当稳定的状态（如人格障碍）。由于篇幅所限，我们不能对这些疾病一一进行描述，下面着重介绍部分疾病，空虚感通常是其核心体验或反复出现的体验。

人格障碍与空虚

治疗过人格障碍的临床医生都很熟悉这种障碍与空虚体验（通常由患者在治疗时自我报告）之间的关系。即便是轴 II（DSM-IV）中的不同病症，其描述、假定原因及后果也都有很大的差异。所以，当我们遇到某个特定人格障碍患者时，应尽量弄清楚"空虚"对其意味着什么。

边缘型人格障碍

根据 DSM-IV 的描述，边缘型人格障碍（Borderline Personality Disorder，BPD）的主要特征是人际关系、自尊和情绪的普遍不稳定性状态以及明显的冲动，多在成年早期发作，存在于多种背景下。在该疾病的诊断标准中，第 7 条为："这些个体可能长期受到空虚感的影响，很容易感到无聊，一直在寻找要做的事情。"自第一次正式的经验性描述以来，这种状态及愤怒一直是该疾病的一个特定特征。科恩伯格在其描述性分析中将之视为一个次要标准，而其他研究者认为这一诊断标准是该疾病的辨别性特征。

如前所述，认知行为疗法领域的几位研究者认为，**BPD** 的空虚体验可能是主观痛苦明显情况下的一种功能失调性回避策略，其主要风险是对自我和他人的虐待或伤害。菲奥里和塞梅拉里认为，在此类患者中，"无价值的自我"和"脆弱的自我"会让他们面临无法承受的压力。有时，患者能成功摆脱这种压力，从所有人和所有事物中脱离出来，进入一种麻木状态。在这种情况下，频繁尝试自杀和自我伤害经常发生，这种麻木状态是一种完全脱离世界的状态，或者一种引发这种脱离状态的方式。这些研究者还提到，有时空虚可以被感知为"缺乏目标的痛苦感"。在这些病例中，患者倾向于通过提高其唤醒水平（如寻求混乱的性关系、做出危险行为、酗酒、滥用药物、暴饮暴食）来对空虚感做出反应。

为了便于研究，阿道夫·帕扎利（Addfo Pazzagli）和马里奥·罗西·蒙蒂（Mario Rossi Monti）从心理动力学角度出发，提出可以将 DSM-IV 中列出的 BPD 的两个诊断标准"慢性空虚感"和"努力避免被抛弃"归入"孤独和空虚"的概念。他们认为，BPD 患者通过渗透作用运转：他是空虚的，但又不能忍受孤独，一直在孤独中寻找东西来填补内在空虚感。BPD 患者的孤独实际上是对真正孤独的不耐受，是无法忍受独处而导致的孤独。这是一种以空虚为主导的孤独：外部世界的虚空由不适当的物体及偶发的、粗暴的、容易破碎的、肤浅的关系组成，而内心世界的虚空总会有遭受破裂和失去限制的威胁。

罗杰斯（Rogers）、威迪格（Widiger）和克虏伯（Krupp）进行的一项研究旨在确定 BPD 患者与其他患者的抑郁之间存在的质性差异。研究发现最常见的与抑郁有关的方面是自责、空虚、对被抛弃的恐惧、自残和绝望。他们得出结论，与 BPD 相关的抑郁在某些方面可能是独一无二的。该研究的启示是，对 BPD 抑郁情绪的现象学方面（其中包括空虚体验）加以考虑很重要。在另一项研究中，福克·莱希森林（Falk Leichsenring）报告了以下内容："临床观察表明，BPD 患者的抑郁体验有一个特性——这些体验的特征是空虚和愤怒（'愤怒的抑郁'）。"在这项研究中，这一论断得到经验性检验。杜鲁·威斯腾（Drew Westen）等人发现了一种以人际关系为中心的"边缘型抑郁"，其现象学特征是空虚、孤独、绝望和不稳定的消极情绪。抑郁的特性也可能对药物治疗的效果产生影响。抑郁的质性体验（如空虚或愤怒）可能比诊断（抑郁）更强烈地影响患者对药物的反应。

自恋型人格障碍

自恋型人格障碍（Narcissistic Personality Disorder，NPD）的基本特征是对自我价

值感过度夸大、非常需要崇拜、缺乏与他人之间的共情，在成年早期发病，可能在多种背景下出现。总体来说，我们可以将这一领域的研究者分为两类，一类研究者描述NPD 的某些亚型，另一类研究者更倾向于霍洛维兹型解释，即认为病人会经历一系列不同的心理状态。这些研究者观察了自恋者是如何在夸大、空虚、羞耻、忧郁和伴随有外在行为表现的情绪失调状态之间摇摆的。这些研究者存在一个实质性的共识：自恋者很有可能经历了文献中描述的所有心理状态，而诊断出的亚型是以最重要、最明显的心理状态为特征。詹卡洛·迪马乔（Giancarlo Dimaggio）等人在其研究中确定了四种心理状态：夸大、过渡、可怕的抑郁和失去活力的空虚。在这种空虚状态下，情绪体验被完全关闭，不仅是软弱感和脆弱感，所有的感受都被"无视"了（被阴影覆盖，变得模糊）。个体感到孤独、被孤立、与他人甚至自己的内在体验相脱离，他们感知到的几乎是一个不真实的世界；他们的身体离自己很远，无法感受到快乐。这种体验也不是特别令人不愉快，因为长期以来自恋者一直生活在这种状态中，无人能触及他们，他们不会受到自尊心波动的影响，也不用面对他人复杂、烦人和难以理解的要求。

成功和全能的幻想能够填满他们的精神生活，即使他们缺乏能盖过其夸大状态的胜利的回声。他们的目的大多是无效的。这种状态在很大程度上与阿诺德·H. 莫代尔（Arnold H. Modell）的临床描述相吻合，他把患者描述为好像被封闭在一个"茧"里。从长远来看，这种状态会变成自我失调：个体感觉生活空虚无聊，情感上的冷漠触动了他，他对人际关系的需求显露出来但他却不承认。

很多研究者指出，空虚感是 NPD 重要而独特的体验。马克斯·福尔曼（Max Forman）总结了从科胡特的描述中得出的 NPD 的特征，其中最重要的特征是低自尊、疑病倾向、空虚感或缺乏活力。希欧多尔·米隆（Theodore Millon）在临床上从生物心理学角度对自恋原型进行了以下描述："自恋人格表现出普遍的冷漠、镇定和虚假的宁静……只有当他的自恋信心受到威胁时，才会出现短暂的愤怒、羞耻或空虚感。"米隆认为合理化是 NPD 的防御机制；如果合理化失败，这些人往往会感到被排斥和尴尬，体验到空虚的感觉。科恩伯格解释了自恋者的空虚体验为何以强烈的无聊和躁动感为特征："患有抑郁障碍的人，甚至是精神分裂症患者，都能深刻理解涉及他人的人类情感和体验，也因此可能会痛苦地感到被排斥在外，但仍然能够与涉及他人的爱和情感产生共鸣……而 NPD 患者没有那种深入理解人类体验的能力。他们的社会生活使他们有机会在现实或幻想中得到他们需要被钦佩的确认，并为他们提供直接的本能的满足感。这种社会生活可以为他们提供即时的意义感，但这只是暂时的。当这种满足感没有到来时，他们的空虚感、躁动感和无聊感就会占据上风。现在，他们的世界变成了一座监狱，只有新的兴奋感、被钦佩感及体验到潜在的控制胜利和其他满足感时，他们才能从中逃脱。对艺术深刻的情感反应、对价值体系的投入，或者对自恋目的以外的创造力的投入，常常是他们无法完成的，而且也确实使他们感到陌生。"

分裂样人格障碍

分裂样人格障碍的本质特征是普遍脱离社会关系，在人际关系中情绪体验和表达方式有限。这种疾病在成年早期发作，并且在多种背景下都存在。

如前所述，科恩伯格认为，不同类型人格障碍患者的空虚体验在形式、强度和病因上各不相同。即使同为分裂样人格障碍，患者的空虚体验会明显表现出不同的特征。在科恩伯格看来，这些个体天生能体验到空虚，这是他们区别于他人的特质："与其他人相反，他们感觉不到任何东西，他们能观察到并理解他人表现出的爱、恨、温柔、渴望或忧伤，他们可能会因为自己感觉不到这些情感而感到内疚，但他们感觉不能指望自己去体验这些。"对这些分裂样人格障碍患者来说，其空虚体验带来的痛苦比抑郁型人格障碍患者的痛苦要少，因为他们感觉空虚的时期与他们想要和他人建立情感关系时期之间的对比并不是那么强烈。内心的波动感、主观的不真实感及源自这种不真实的缓和感，使空虚体验更容易被分裂样患者接受，使他们能够用与自己的主观体验相反的、对外部现实的意识来填补时间。

抑郁症与空虚

许多接受治疗的人抱怨生活毫无意义，他们的话语表达出的令人痛苦的极度"空虚"让他们希望从死亡中得到解脱。这些患者常常患有抑郁症，上文的描述的只是该疾病在情感、认知和身体方面的众多症状之一。

莫雷塔·雷耶斯（Maureta Reyes）将这种存在空虚定义为：

> 一种生活缺乏意义、乏味、不知道为什么活着的感觉，它会导致孤立及家庭和社会关系匮乏……有这种问题的患者通常会莫名其妙地体验到强烈的紧张和焦虑……他们担心一切，但并不存在什么严重的事情；他们失去了对一切事物的动机和兴趣，这使得他们认为活着可能是发生在他们身上的最糟糕的事情。如果这种情况持续恶化，可能导致自杀。

类似这种体验经常出现在特定的人生阶段，如老年阶段、退休或身患绝症期间，或者成年子女离开家以后的空巢期。对空巢家庭来说，女性看到自己作为母亲的角色结束——子女几乎不再需要她们照顾，丈夫忙于工作，很少有时间陪她们，她们很容易感到抑郁和空虚。而在老年时期这种空虚感肯定会更加强烈。不难想象，年老带来的各种恐惧，如分离、独居、身体衰退、不再被需要、无用感、在社会或家庭中失去存在感，会使老年人感到空虚。

抑郁症的空虚感往往伴随着重大的丧失体验，尤其与首次抑郁发作相关（见第12章）。在某些情况下，空虚感不仅与已经不存在的东西有关，而且与未来可能不再存在的东西有关。

在下面的案例中，一名41岁的抑郁症患者描述了她15岁的儿子因车祸死亡后她感觉到的空虚感。

> 我永远不会想到，在短短一天之内，我的生活发生了如此翻天覆地的变化。N死了，我发现自己不得不重塑一切来对抗这一残酷的现实以及它给我带来的情感伤害。我无法想象他已离我而去，在这一刻只给我留下巨大的空虚：命运太不公平了，一个含苞待放的生命就此终止了。
>
> 这种痛苦常人难以承受，每每想起N喜欢的东西、喜欢做的事、他的目标和梦想，我就会出现一些身体症状。这就像是突然打开门，却不指望有人要进来：一股凉意从脚底升起并传遍全身，让我一时不敢相信，这一切都发生在我身上。一种巨大的虚弱感和失落感让我的手臂和手都失去了知觉。我感到胃里一阵刺痛，就好像它被打了个结一样。这些非常艰难的时刻让我意识到他再也不会回到我身边了。我感到巨大的空虚感，部分是由于那些鲜活的记忆，更多的是因为以后再也不能与他共度时光。一想到以后我再也不能听他给我讲悄悄话，他再也不会向我寻求任何建议，我再也不能看到他长大成人，我只感觉到空虚，只感觉到我失去了我一直在等待而且才刚刚开始的一段关系，一段建立在积极参与、密切联系和齐心协力基础上的关系。我再也不能为他的初恋、他的失望、他的失败或成功而激动。为什么要把这一切从我身边夺走？一想到被打乱的一切，一切都变得毫无意义。这就像是我生命中的一个异常情况，我不知道它会持续多久。这就好像我正在看一个电视节目，突然电视发生了故障，我就在那里徒劳地等着一切恢复正常，回到之前的节目。

与其他患有严重抑郁症的人一样，这名患者具有强烈的、压倒性的空虚感，这一方面来自她生活中的有些东西不复存在的事实，另一方面来自将来该有的东西也已失去的事实，也就是说一个计划不可避免地被打乱了，它是一个发生在未来的损失。

运用正念克服空虚感的机制

> 没有什么比别的更伟大。
>
> ——普鲁塔克（Plutarco），《反科洛特斯》（*Adversus Colotem*）

正念作为一种反回避策略

如果我们假设空虚感是对某个恐怖刺激情境（消极情绪）的一种情绪回避，那么治疗应该包括在没有恐惧后果的情况下让患者暴露于引发恐惧的刺激。在暴露过程中，要求患者有意识地注意他通常回避的刺激，并向其展示相同的刺激（想象中或在体内），从而阻断回避行为，使患者体验到刺激的无害性。

人们认为，暴露会使患者适应刺激，或者使回避的反应消失，有利于情绪应对，即让个体准备好面对恐惧情境所导致的情绪。贝尔认为，在解释正念临床有效性的机制中，最重要的一个是通过练习尝试找到一种暴露形式，帮助患者暴露于其通常回避或抑制的各种类型的信息（包括外感信息和内感信息）。卡巴金对慢性疼痛患者使用了正念疗法。卡巴金指出，引导患者就自己的疼痛感形成非评判性态度，帮助他们带着好奇心进行观察，而不是做出不耐烦或不耐受的反应，这会使痛苦显著减轻，痛苦的减轻与感官对痛苦的感知无关，而与个体对感知到的感觉做出的情绪反应（厌恶）有关。这可以看作以接纳的态度长时间暴露于身体疼痛，其结果是对痛苦的耐受力增加，情绪反应减少。

林内翰的观点是基于以下理论假设，即 BPD 的情绪困扰主要来源于对初级情绪的次级情绪反应（如深度的羞耻、焦虑、愤怒或内疚），而初级情绪通常具有适应性，是与环境相适应的。要减轻次级压力就需要患者在非评判情况下暴露于初级情绪。在类似的情境下，患者对自己情绪反应的觉察和非评判性注意可以被视为一种技术性暴露。其基本观点是，暴露于强烈的或痛苦的情绪而不联想到负面后果，将消除它们刺激负面次级情绪的能力。如果患者将负面情绪评判为"坏的"或"错误的"，那么患者每次体验它们时，都会有内疚、愤怒或焦虑的感觉，这是显而易见的。一个原本就消极的情境再加上这些感觉，只会增加患者的痛苦，只会使其更加难以忍受痛苦。正念是一种能力或一套技能，它利用能保障其有效性的所有假设确保患者实施这种形式的觉知。

在正念练习中，我们可以控制暴露的频率和持续的时间。我们可以对练习进行指导，以便明确地对练习加以规范并使练习持续足够长的时间。我们也可以引导患者将非评判性注意和觉察转移到自身以外的因素上，使他们远离引发焦虑的刺激，从而控制练习的强度。随着练习的深入，他们能够让自己越来越接近自己的身体感觉、想法，并最终接近自己的消极情绪。在正念训练过程中，认可性环境会接纳来自正念练习的任何体验，让患者知道接纳现实并不一定意味着赞成它。

暴露可能不是正念临床有效性过程中涉及空虚体验的唯一活跃因素。我们认为，实现这些效果的机制与上述体验的元认知过程的发展和启动密切相关。

超然和去中心化

在正念状态中，一个更重要的过程是超然（超然正念，见第 5 章和第 11 章）。根据艾德里安·韦尔斯（Adrian Wells）的观点，这种态度的特征是：元觉察（一种对想法的客观意识）、认知去中心化（后天习得的意识，即想法只是想法而不是事实）、注意灵活性（注意的自我调节，包括持续性注意、注意转换技能及元注意，见下一段和第 11 章）、较低水平的概念化处理（较低水平的内部对话），以及较低水平的旨在回避或减少威胁的应对行为。这保证了患者能通过观察觉察到自己的感觉，远离它们并更好地了解自己的认知功能。

注意的自我调节

毕夏普等人认为，注意的自我调节是形成正念的主要认知过程的核心（见第 5 章和第 11 章）。B. 艾伦·华莱士（B. Alan Wallance）和肖娜·L. 夏皮罗也表示，注意能力有两种类型：一种是持续支持对熟悉物体的有意注意而不遗忘或分心的能力；另一种是"元注意"，是指监控注意质量、快速识别自己是否已变得迟钝或兴奋的能力。注意的自我调节的概念包括三个子功能：将注意从一个内容转移到另一个内容的能力，将注意集中在单个对象上的能力，识别注意何时转移到其他心理对象的元注意能力。在这一动态过程中，注意的自我调节不断与其他两个因素相互作用：一个因素是行为对体验无条件开放（接纳、平静），另一个因素是持续考虑瞬时任务的功能目标（意图）。注意的自我调节有助于个体专注于空虚体验的组成部分，克服其在解读自己的情绪状态和认知状态时经常遇到的困难。

接纳

接纳是正念状态的另一个基本组成部分，在让患者与空虚体验保持联系方面起着至关重要的作用，它能使患者暴露于任何痛苦的刺激。接纳让患者以一种开放的、心甘情愿的心态，并且带着好奇心接近那些一直以来导致其逃避、拒绝或回避行为模式的各种令人厌恶的刺激源。在海斯看来，接纳是一种态度，它使以前感觉麻烦或痛苦的事件变成个人成长和发展的机会。唐纳森和威尔斯将之视为一种元认知过程，其运行层次高于即时体验，"元"意味着对想法、感受或意图的直接感知。

接纳就是接受、欢迎当下的体验，与自己的想法、情绪和身体感受保持充分的联系，但不对之做出反应，而是发展去中心化观察的能力。接纳使我们有可能如其所是地看到我们的体验。然而，接纳并不意味着赞同我们接纳的东西。空虚体验可以在一定时期内被承认和接纳，这可以使患者有机会观察这种接触的后果，而不是通过判断给它贴上负面的标签。

在接纳状态下，个体认识到体验的某些方面是无法改变的，同时也成功地认识到某些方面是可以改变的。因此，患者会把精力更多地投向后者，试图在可能的情况下经过深思熟虑后做出回应，而不是（通过自动的、冲动的行动）对痛苦体验做出反应，以减少和抵消该体验中令人厌恶的心理成分。伴随空虚体验的所有信号通常会由主体进行元评估（元认知过程），也就是说，这些信号会受到负面意义的影响，从而被认为是令人讨厌的或难以忍受的。这导致个体尝试各种压抑或回避措施。无条件接纳是与个人体验联系的另一种方式，可以减少认知回避，从而消除导致痛苦的因素。

放下

当患者与某些令人讨厌的想法或感受接触时，可能无法立即体验到接纳，放下是与这种情境直接相关的一种能力。卡巴金指出，在冥想练习中，我们刻意将依附于我们体验的某些方面的那部分心智抛开，同时拒绝其他部分。这种不依附，即放下，是对事物的本来面目进行接纳的一种形式。这一能力使患者能够对所有刺激给予同等的关注，包括那些他希望抓住或远离的空虚体验的某些方面，这些方面让其痛苦或让其"陷入"某种心理状态。

不强求

不强求是指患者在正念练习期间不追求任何确切目标的态度。没有什么事情是其应该做或不应该做的。没有什么是一定要达到的。只需活在当下，把注意力集中到自己身上。我们需要告诉患者不要希望做出任何改变，也不要期望改变自己的空虚体验，他们唯一需要做的就是留在那里观察。如果真的有什么变化发生，这些变化正是不刻意追求变化的结果。

识别空虚感的早期信号

正念改变空虚体验的另一个重要机制可能是，正念有助于提高个体及早识别导致空虚感的感受、想法或情境的能力。正念能够使患者从一开始就收集这些信号，这些信号是什么取决于患者的个人体验。这有助于患者在合适的时机采用适当的应对策略，而不是"陷入"空虚中，导致不得不求助于功能失调的解决方案。贝尔指出，正念训练可以促进患者对问题的早期信号的识别，此时运用之前学过的技能最有可能有效预防问题的产生。

正念在空虚体验中的临床运用

实际问题

对于那些有病态空虚感的患者，正念治疗应当由正念实践方面的专家治疗师实施。此外，对于干预所针对的所有心理问题，治疗师应具有良好的临床胜任力。治疗师应能有效应对治疗过程中出现的强烈反应，包括解离性危机和严重的焦虑或逃避状态。

很多感觉空虚的患者长期处于否定的环境中，其情绪、感受和需求不断被否定，唯一剩下的内在标准就是将自己当下的内在体验标记为不可靠的或危险的。因此治疗师一定要帮助患者相信并信任自己在认知体验、情感体验和感官体验中的感受，帮助他们学会倾听自己。此外，在治疗环境之外，患者必须定期进行正念练习。每天抽出一些时间（哪怕10~15分钟也可以）专门用于冥想练习至关重要。可以将这种干预措施融入一个结构化的正念课程中（如MBSR、MBCT），也可以把它作为一个独立的干预措施，在个体或团体环境中实施。

这种训练的最终目标是引导患者探索和面对自己的情绪，主要是焦虑。焦虑似乎与某些类型疾病的空虚体验显著相关。正如特罗贝-克里希那南达所说，训练的目标是深入了解恐惧，但同时要有觉察、慈悲和理解，要赋予这些感受以价值并创造一个能够让患者去感受、观察和接纳的内部空间。

对于那些受到病态空虚感影响的患者而言，冒险进入这一脆弱层并非易事。如前所述，这些人习惯于激活一系列回避策略和机制以避免感受痛苦。这种"外壳"把心理恐惧和痛苦挡在外面，但这样做的代价是患上述情障碍或将心理痛苦转化为生理痛苦，甚至危及患者的生命。

我们认为，应当以一种循序渐进的方式，极其谨慎地接近患者的情感领域。在植物性神经层面的情绪激活往往是不加区分的，不同的情绪可能具有相同的激活模式。鉴于相关情绪具有很强的唤起力，因此这种激活模式的任何一个元素都可以使患者回到空虚状态。在这种结构化干预措施中，每一次治疗的难度都应当有所增加，使患者一点点接近与空虚有关的刺激、情境和感受。一切都必须在一个完全可以接受的、非评判性的框架下进行。为做到这一点，我们建议在干预开始时，教患者将注意力集中到通常不会引起焦虑的外部刺激上，做一些诸如正念视听或正念行走这样的练习（见附录）。只有在课程后期，他们被谨慎地引导接近自己的内心感受。身体扫描、坐姿冥想等练习适合这一阶段。

一旦这些能力（如"放下"）得到巩固，患者不再对自己的体验做出评判，或者开始"信任"自己的感知（见第 11 章），此时患者应该处于一种与自己的想法、感受和消极心态相接触的位置，而不需要做出回避行为。此外，在治疗过程中，患者也有机会观察自己的空虚状态，觉察到空虚的组成部分，尤其是感知到在这些情况下次级情绪和情绪反应是如何减少的，以及它们的减少是如何降低体验的痛苦程度的。患者不应该再因为自己的感受评判或责怪自己。

保持与空虚感的联系

在治疗的某个阶段，患者应该直面空虚体验。治疗师可以开发一些有针对性的练习帮助患者自愿进入这样的状态。对痛苦的恐惧会使患者远离自己的感受，因此需要构建一个接纳的氛围，温柔地邀请他们接触自己惧怕的东西，在此过程中一定不要施压、不要评判。为了构建这种状态，可以让患者回想自己最近一次有空虚感是什么时候，或者空虚感强烈到为了使自己感觉不到它而做了一些特别的事的时刻。在那种时刻"与自己共处"并不是一种愉快的感觉。

治疗师可以指导患者对这些体验进行探索。治疗师需要帮助患者将注意力集中在某些方面，为的是避免他们对自己做出评判。最重要的是学会识别正在发生的事情，并将它们与之前回避的东西密切联系起来。例如，可以引导患者把注意力集中到这些方面——让他们留在自己的体验内、避免激活回避行为、观察威胁感是如何被感知的，或者只是观察在治疗过程中什么时候出现了什么类型的冲动。在有些情况下，这可能有助于识别与空虚感相关的恐惧的本质（即认为抛弃、失败、暴力、评判及恐惧永远不会结束）。

这些患者害怕被空虚感淹没，这是很正常的。与这种感觉保持接触令人恐惧。因此，使用的方法必须稳固可靠，这样就有了一个"安全基地"，它由之前获得的经验和能力组成，这对于应对可能更加有害的刺激非常有帮助。在使用这种方法时必须循序渐进，不能急于求成，还要有极高的敏感性，但是也要知道，如果希望通过正念冥想获得自由，个体需要经历空虚感。

为了让患者以正念方式更好地理解空虚感并与之接触，可参照下列指令。

1. 审视一下你童年的基本需求，问自己："我有没有与这一需求有关的坑洞？"

2. 然后专注于这个特定的坑洞，问自己："这个坑洞是如何影响我与自己的关系的？""这个坑洞是如何影响我与他人及我与生活的关系的？"

3. 保持与这个坑洞接触，问自己："我是怎么感觉到这个坑洞的？""我现在有什么样的感觉？它在身体里的哪个位置？"让自己注意这一刻的感受，意识到它们与你有什么不同。它们不是你……与它们一起呼吸。尝试去观察它们，不要评判它们，对这一体验怀有温柔的好奇心。你可以接近或远离这些感觉，最后试着放下它们。

4. 探索你的需求："当你考虑自己的需求时，会产生什么样的想法和感受？"例如，"如果我想要这个，我就是一个弱者"，或者"我觉得我没有权力想要或者需要这个"。让我们给它们一定的时间让它们浮现在我们的脑海里；"我们接纳这些想法并对它们抱有慈悲心。我们知道，尽管它们现在已经失去了功能，但在最初形成时，它们有各自的作用……我们来想想这些想法和感受对我们的依赖，没有我们它们就没有力量和意义……让我们不加评判地去观察和理解它们"；"让我们允许自己沉浸在我们的内在体验中，尽管它会让我们受伤、让我们痛苦。让我们与内在体验一起呼吸，与之相交，让它包围我们，在某个时刻它会重新出现……让我们试着观察发生了什么，什么发生了变化……相信我们的体验"。

- 可能的话，也可以让患者写下自己对拥有或表达这些需求持有哪些信念。
- 最后可以问："小时候关于拥有和表达自己的需求，你受到过什么教育？"例如，"有需求和欲望就是自私""男人不应该有需求和欲望"。"要对自己和善，不要评判自己及自己的想法。此时此刻没有什么是你需要做或不需要做的。时时刻刻与自己和自己的呼吸在一起……"

指导者怎么做

- 将病态空虚感看作患者的多种心理障碍的表现。蒂斯代尔认为，我们要清楚患者情绪障碍的特殊性，以及一些可能有助于患者改变自身心智模式的加工过程（而不是内容）的特定干预措施。指导者必须在清楚了解患者的各种情绪问题的框架内，把正念作为整体治疗策略的一部分加以使用。

- 与患者分享其问题的新描述，帮助患者运用认知行为模型理解其问题的功能，从而形成对空虚感的另一种看法。一些基于正念的训练，如 MBSR、MBCT 或 ACT，把家庭作业（ABC、自我监控表、日记等）作为工具来解释构成疾病基础的各种认知过程及其功能模式。

- 从一开始就欣然接纳患者报告的使用该方法的困难。我们需要从一开始就利用困难，以此为契机向患者传授面对问题的新态度。带着好奇心和兴趣去面对困难，尝试接纳它们，而不是否定它们，这是以正念方式对待（尤其是空虚体验带来的那些）想法和负面情绪的基础。

- 在冥想练习中分享自己的体验，邀请患者也这样做。西格尔、马克·威廉姆斯（Mark Williams）和蒂斯代尔谈到在 MBSR 正念课程中观察到的指导者的方法和态度时指出："指导者的态度本身就是'邀请'。此外，这一假设总是存在，即指导者和参与者的体验之间有'连续性'……"这个假设很简单：不同头脑的工作方式是相似的，求助者的头脑和提供帮助者的头脑之间没有区别。孔蒂（Conti）和塞梅拉里（Semerari）将治疗环境中的分享描述为一系列明确的干预措施，这种干预强调患者体验的某些方面与治疗师是一样的，它们来自治疗师的分享，也可以分享给治疗师。分享性干预包括认可和自我表露。实际上，这种技术使治疗师可以通过接纳和认可共有的方面间接认可患者的体验，从而揭示自己的心理状态。然而，这绝不意味着患者被迫报告自己的体验。必须明确的是，这是一种不影响练习的自由选择。保证出席并聆听就足以参与此项干预。

- 在练习或分享的过程中排除所有类型的评判，邀请患者也这样做。很多时候，尤其是在一开始，患者倾向于对练习的"成功"、正面或负面的变化、当时自己的感受或心理内容进行评判。按照治疗师的示范和指示，他们开始学习不对他人的体验进行判断；随着练习的逐渐深入，他们将获得不对自己和自己的体验进行评判的能力，这一能力更难掌握。

- 向患者清楚地说明，冥想意味着无条件地接受每时每刻发生的所有事。我们可以首先向患者建议，在正念练习的早期体验中（不加评判地）观察并记录自己倾向于对令人不安的体验做出（或实际做出）反应的时刻，同时注意哪种类型的评价导致了不接纳和功能失调性反应。

- 不要提供解决方法或答案。在个人或小组干预的任何时候，都要让患者觉察到自己的困难，并与困难接触。其目的是促进接纳，"存在"而不是"行动"，这意味着与被动的反应方式相脱离，最终得出一切问题的结果和答案。

- 认可患者的空虚体验及与之相关的所有要素。林内翰指出，认可是一种治疗策略，该策略注重患者的主观体验。当患者发现自己处于自我失效状态时，他们尤其需要认可。当出现自我失效状态时，患者会对自己体验的所有方面做出负面评价，或者试图抑制该体验，认为它是可耻的、错误的、可怕的或不被他人接受的。在这种情况下，患者所做的完全是评判和否定，而不是尝试理解自己的心理状态，因此无法以建设性的方式对此进行反思。成功分享自己对空虚感的感知，能够使患者感到自己的感受被接纳，在分享这些时没有受到任何形式的评判，也没有感到必须改变什么或必须找到解决办法，这本身就是对这一体验的认可。

正念干预可能的用处和效果

临床观察表明，基于正念的干预可以帮助患者以多种方式应对空虚体验。这一方法的作用可能体现在以下方面：

- 在空虚感和高风险情况出现之前，识别其前兆或早期迹象；

- 成功地确定自己的"空虚"的组成部分：想法、身体感觉、情绪状态和冲动，从而获得对这些的觉察；

- 消除对体验的自我否定倾向，培养与自己的内在状态相交的能力；

- 能够保持上述状态，不会因次级情绪（内疚、羞愧、愤怒）的激活或焦虑的升级而使它受到刺激；

- 与空虚体验相接触，接纳这种接触，不会因逃避它而实施功能失调性行为，这也要归功于对其短暂性的觉察；

- 减轻空虚体验的痛苦程度，降低其发作的频率；

- 成功地与他人分享自己的感受并接受他们的支持。

结语

空虚感可能是最难以被解释和描述的心理现象，但是在正常的人类体验和病理性人类体验中，这一症状并不罕见。我们试图就空虚感这一临床问题对文献中报道的最新技术进行介绍，同时阐述东西方心理学如何以截然不同的方式运用空虚感这一概念。

我们就临床空虚体验提出了一些假设，用于解释正念可能的作用机制。正念对空虚感的潜在临床效果应主要归因于它使患者暴露在构成厌恶体验的不同刺激中，人们通常以不正常的方式回避或压抑这些刺激。当然，关于正念对空虚感的潜在临床效果可能还存在其他变化机制。在使用正念（如超脱或注意的自我调节）的过程中，不同的元认知过程得到了发展和增强。觉察空虚体验中的真实感受，识别与之相关的情绪、想法和感觉，设法通过去中心化来观察一切，对自己的认知功能和功能失调性行为的后果进行反思，这些实际上都意味着改善元认知功能，也意味着对自己心理状态的控制和调节。

目前人们已提出一些治疗病态空虚感的指导原则，但需要强调的是，这些干预措施永远不能替代对空虚感的根源病理的整体心理治疗。此外，我们认为这种干预必须由那些擅长治疗以空虚为症状的疾病且长期进行规律性正念练习的治疗师来实施。目前调查空虚感的现象学体验的研究很少，证明其治疗有效性的研究更少。

未来研究需要更加深入地研究这一临床现象，因为多种截然不同的疾病都表现出这一症状。在这一领域进行方法合理的研究极为重要，因为这将帮助人们更好地理解该现象的激活机制和维持机制，以及针对有这一症状表现的疾病的干预措施（如正念训练）是如何改变和改善这一具有挑战性和致残性的体验的。

> 我厌倦了整天躺在床上总觉得一定会出事。我不明白我怎么了，我从来没有害怕过黑暗，也许我害怕的并不是黑暗。我已经昼夜颠倒，在晚上我会打开百叶窗，开着灯……在白天我把门窗都关上，不让"每个人都在工作或在做某事"这一想法侵扰我。最近我开始和衣而睡，把枕头放在毯子上面以垫高头部。
>
> 也许这只是一个习惯，我不能在自己做的每一件事中寻找意义。这样做让我错过了很多能让我感觉我还活着的东西……从某种程度上说，所有这些想法都是为了防御那些空虚的感觉。换句话说，制造这些躁狂、恐惧，或者选择生活在抑郁中，是在用一种更容易让人接受的方式说：你不知道该拿自己和自己的生活怎么办。
>
> 安吉拉，一名 21 岁的抑郁症患者

第 9 章

正念评估

露丝·A. 贝尔

艾琳·沃尔什（Erin Walsh）

艾米丽·L.B. 莱金斯（Emily L. B. Lykins）

> 正念可以通过特定的方式来培养，即关注当下，尽可能不做出反应，不评判，保持开放心态。
>
> ——卡巴金

目前已经开发出针对多种问题、多种疾病和不同人群的正念干预疗法，正念干预越来越适用于多种环境。基于或包含正念训练且有实证支持的干预措施包括：接纳承诺疗法、辩证行为疗法、正念认知疗法和正念减压疗法。这些方法有不同的变体（包括从不同角度将正念训练纳入个体心理治疗）。随着这些干预措施的实证证据不断增加，人们逐渐认识到，有必要对这些干预措施产生有益结果的过程和机制进行研究。

开发评估正念的工具需要对正念进行明确的定义。根据李·安娜·克拉克（Lee Anna Clark）和大卫·沃森（David Watson）的观点，合理的测量必须基于"目标结构的精确的、详细的概念"。虽然当前文献中有许多关于正念的描述，但是有些作者指出，正念是一个微妙的、难以捉摸的概念，很难给它一个具体的定义。使这项工作更加困难的是，我们需要理解与正念密切相关的概念，如接纳和去中心化。有些人认为这些概念是正念的组成部分或要素，而有些人则认为最好把它们看作是正念练习的结果，或者有助于培养正念的技能。本章首先概述当前有关正念的描述和定义、现有的用于测量正念的工具及基于这些工具的研究发现，然后讨论接纳和去中心化，最后讨论关于正念评估的未来的研究方向。

正念的定义和描述

卡巴金提出的正念定义也许是最常被引用的，他将正念描述为"以特定的方式集中注意：有目的地、不加评判地关注当下"。有几个定义与此类似。例如，G. 艾伦·马拉特（G. Alan Marlatt）和琴·L. 克里斯特勒（Jean L. Kristeller）将正念描述为"时刻全神贯注于当下体验"；布朗和莱安将正念定义为"关注并觉察当下发生之事的一种状态"。有一些描述更为详细。毕夏普等人认为，正念是"一种调节注意的过程，目的是为了对当前体验形成非精细化觉知，并以一种好奇、开放和接纳的态度与自己的体验联结"。西格尔等人指出："在正念实践中，个体注意的焦点被打开以接受任何进入体验的东西，同时，友善、好奇的态度允许个体对出现在体验中的任何东西进行侦察，而不是自动做出评判或反应。"这些作者还指出，正念的反面是个体以一种被称为"自动导航"的方式机械行事，在这种方式下个体对自己的行为没有觉察。卡巴金指出："正念包括一种富有爱和同情心的特质，一种开放而友善的态度和兴趣。"同样，马拉特和克里斯特勒认为，正念是指个体以"一种接纳和友善的态度"观察自己的体验。

教授正念时常用的指导语与正念的这些定义和描述一致。人们经常鼓励参加正念训练的人把注意力集中在当下可观察到的特定类型的刺激上，比如在当前环境中可以听到的声音，或者呼吸的动作和感觉。每当想法、情绪、冲动或其他体验出现时，鼓励参与者对它们进行密切观察。此外参与者还经常被鼓励用简短的词语对观察到的体验进行简单的、隐蔽的标记。例如，在观察内部或外部现象时，参与者可以在心里默默地说"悲伤""思考""痛苦""冲动"或"声音"。人们通常还要求参与者对所有观察到的体验采取接纳、自愿、允许、开放、好奇、仁慈和友善的态度，避免对这些体验进行评判或试图改变它们、终止它们，即便这些体验令人不愉快。在辩证行为疗法中，正念已经被具体化为一系列相互关联的技能，其中三个技能关乎正念练习时做什么，另外三个技能关乎正念练习时如何做。"做什么"技能包括观察（注意或关注）当下体验、描述（用语言记录或标记观察到的经验）和参与（把全部注意力集中到当下的活动上）。"如何做"技能包括不评判（接纳、允许或不进行评价）、一心一意（全神贯注）和有效（使用技巧）。

这些有关正念的定义、描述和教学指导表明，正念可以被有效地概念化为一个包含多个方面的构念，包括关注（观察或注意）当下体验、用语言对体验进行标记、有意识地行事或避免"自动导航"。注意的特质似乎也十分重要。用于描述这些特质的术语包括接纳、开放、允许、不评判、自愿、仁慈和好奇。

测量正念的工具

近些年有几种测量正念的工具被开发出来。大多数工具基于上面总结的对正念的一种或多种描述，使用自我报告的方法来评估日常生活中的一般正念倾向。这些工具的心理测量学特征令人鼓舞，有助于我们更深入地理解正念的本质、正念与其他心理学构念的关系及个体进行正念冥想练习后发生的变化。下面我们对最近开发的正念问卷进行介绍。

弗莱堡正念量表

弗莱堡正念量表（Freiburg Mindfulness Inventory，FMI）是一个包含 30 个项目的测量工具，旨在对有经验的冥想者对当下的非评判性观察及对负面体验的开放心态进行评估。量表中的项目包括："我只是观察我的感觉，而不沉溺其中""我对我当下的体验保持开放的态度"。FMI 是为那些进行密集冥想静修的参与者开发的，该量表在这个样本中具有很高的内部一致性。从治疗前到治疗后，参与者的平均分数增加了大约一个标准差。虽然因子分析显示 FMI 捕捉到正念的几个组成部分，但因子结构不稳定，因此建议采用一维解释。

在此后的一项研究中，哈拉尔德·瓦拉赫（Harald Walach）、尼娜·布赫霍尔德（Nina Buchheld）、瓦伦丁·布滕米尔勒（Valentin Buttenmuller）、诺尔曼·克林克内希特（Norman Kleinknecht）和斯蒂芬·施密特（Stefan Schmidt）开发了另一个版本的 FMI，它包括 14 个项目，适用于非冥想样本，该版本 FMI 在几个样本中的内部一致性从充分到良好不等，并且冥想者、非冥想者和临床组之间的差异与预期一致。在冥想者和一般成年人样本中，较高的 FMI 得分（两个版本）与个体自我意识和自我认识增加、分离症状和心理困扰减少有关。作者建议对熟悉正念或佛教概念的样本使用长版本，而对没有这种经验的人群使用短版本。

在一个大学生样本中，贾妮斯·利（Janis Leigh）、莎拉·博文（Sarah Bowen）和马拉特发现，FMI 的内部一致性较好。令人惊讶的是，他们还发现 FMI 得分升高与酒精和烟草使用量增加有关，这可能是因为抽烟或喝酒的人更有可能注意到自己身体的感觉。

正念注意觉知量表

正念注意觉知量表（Mindful Attention Awareness Scale，MAAS）是一个包含 15 个项目的量表，用于评估个体对日常生活中的当下体验进行注意和觉察的总体倾向。对描述"自动导航状态"、走神儿、注意力不集中的项目进行反向评分，量表分数越高代表正念水平越高。因子分析显示该量表为单因子结构。量表中的项目包括："我发现很难把注意力集中到当下发生的事情上""由于粗心大意、不专心或者走神儿，我会摔碎东西或把液体弄洒"。在大学生和普通成人样本中，MAAS 表现出良好的内部一致性。聚合效度和区分效度的证据包括量表得分与个体对体验的开放性、情商和幸福感呈正相关，与反刍思维和社交焦虑呈负相关，与自我监控的相关不显著。另外，禅宗佛教徒的 MAAS 得分显著高于对应的社区对照组。

在最近的几次调查中，其单因子结构在癌症门诊患者及大学生大样本中得到了进一步的验证。然而，詹姆斯·麦基洛普（James MacKillop）和艾米莉·J. 安德森（Emily J. Anderson）报告称，MAAS 不能区分新手冥想者和无冥想经验者。MAAS 得分与心理感受性呈正相关，与癌症门诊患者的情绪障碍和压力症状呈负相关，与注意力集中程度呈负相关。

肯塔基州觉知量表

肯塔基州觉知量表（Kentucky Inventory of Mindfulness Skills，KIMS）主要基于辩证行为疗法对正念技能的概念化，包含 39 个项目，测量正念的四个方面：观察、描述、有觉察地行事和非评判性接纳。KIMS 评估日常生活中的正念倾向，不需要个体拥有冥想经验。量表中的项目包括："我能注意到我的情绪何时开始变化"（观察）、"我很擅长找到合适的词语描述我的感受"（描述）、"做事的时候，我经常走神儿，很容易分心"（有觉察地行事）、"我告诉自己，我不应该有这种感觉"（接纳）。作者报告称，四个分量表的内部一致性在 0.76~0.91 之间。这一四因子结构得到了探索性和验证性因子分析的支持。聚合效度和区分效度的证据是，该量表与相关构念的关系与预期一致，如对体验的开放性、情商、述情障碍和经验性回避。

认知情感正念量表

修订版认知情感正念量表（Cognitive and Affective Mindfulness Scale-Revised，CAMS-R）是一个包含 12 个项目的量表，旨在测量个体的注意、当前的关注点、对日常生活中的思想和感受的觉察和接纳。这几个组成部分不是单独测量的，它们被结合起来从而得出一个正念总分。量表中的项目包括："我试着注意自己的想法，但不对其进行评判""对我来说，专注于我正在做的事情很容易""我能够接纳自己的想法和感受"。该量表的内部一致性在 0.74~0.77 之间，验证性因子分析支持该模型。CAMS-R 得分与 FMI 得分、MAAS 得分、幸福感、适应性情绪调节、认知灵活性、问题分析能力和计划能力呈正相关，与痛苦、忧虑、反刍思维、思维抑制、经验性回避、固着等症状呈负相关。

南安普敦心智觉知问卷

南安普敦心智觉知问卷（Southampton Mindfulness Questionnaire，SMQ）是一个包括 16 个项目的量表，评估个体对痛苦的想法和画面进行正念式反应的程度。虽然 SMQ 旨在调查正念的四个方面（正念观察、不厌恶、不评判、放下），但作者建议将这四个方面合并起来形成一个总分。每个项目的开头都是"通常当我脑海里出现令人不安的想法或画面时"，后面是一个陈述，如"我能够只注意它们而不做出反应""它们会占据我的脑海很久"。SMQ 表现出良好的内部一致性（ $\alpha = 0.89$ ），它与 MAAS 显著相关（ $r = 0.57$ ），对冥想者和非冥想者具有较好的区分度。量表得分与愉快心情评分呈正相关，而且在参加 MBSR 课程后 SMQ 得分显著提高。

费城正念量表

费城正念量表（Philadelphia Mindfulness Scale，PHLMS）是一个含有 20 个项目的量表，包括两个单独进行测量的因子：觉察和接纳。觉察是指对内部和外部体验的持续监测（如"当我的情绪发生变化时，我能觉察到自己的想法"）。接纳是指对体验不做评判，保持开放的态度，不试图回避它（如"当我感受到不愉快的情绪时，我试图转移自己的注意力"）。在一些临床样本和非临床样本中，其内部一致性良好，与其他构念的相关显著，总体而言，临床样本的得分低于非临床样本的得分。

正念五因素问卷

贝尔、格雷戈里·史密斯（Gregory T. Smith）、贾克琳·霍普金斯（Jaclyn Hopkins）、詹尼弗·克里特米尔（Jennifer Krietemeyer）和莱斯利·托尼（Leslie Toney）使用大量学生样本研究了上面介绍的五个正念问卷（费城正念量表除外，当时该问卷尚未被开发出来），发现它们内部一致，彼此之间显著相关，并且在预期的方向上与其他几个与正念有关的变量相关，包括对体验的开放性、情商、思维抑制、述情障碍和经验性回避。然而，这几个问卷在内容方面及与其他构念之间的关系方面存在差异，这表明这些问卷可能测量的是正念的不同元素或不同方面。MAAS 似乎强调与分离症状和心不在焉的状态呈负相关的一个方面，而 SMQ 与经验性回避和情绪调节困难的关联性最大（负相关）。为了系统地研究正念的各个方面，贝尔等人将五个问卷的所有回答合并为一个数据集，并进行探索性因子分析以确定基本维度。通过这种分析，可以把来自不同问卷的项目合并形成因子，从而对这些独立的正念操作化尝试进行了实证性整合。研究提出了五因素解决方案：观察包括注意内部和外部的刺激，如感觉、情绪、认知、气味、声音和影像；描述是指用语言标记观察到的经验；有觉察地行事包括注意当下的活动，与自动地、机械地行事相反；对内在体验不评判是指对认知和情绪采取不评价的态度；对内在体验不做出反应是指任由思想和感觉自由来去，不被它们带走，也不深陷其中。正念五因素问卷（Five-Facets Mindfulness Questionnaire, FFMQ）包含 39 个项目，这是通过选择相关因子负荷最高而其他因子负荷较低的 7 个或 8 个项目构成的。正念五因素问卷具有较高的内部一致性（α 在 0.75 至 0.91 之间），并且在大多数情况下，分量表与其他变量之间的关系与预测一致。

使用 FFMQ 的近期研究的结果支持了对正念各个方面进行单独测量的实用性，并且这些研究有助于阐明正念冥想练习所培养的技能。贝尔等人在一个有经验冥想者样本和几个非冥想者对照样本中进行了 FFMQ 问卷调查。四个方面的分数（有觉察地行事除外）都与冥想经验的丰富程度显著相关，冥想者的得分高于非冥想者。在有经验的冥想者中，FFMQ 各方面得分都与心理症状显著负相关，与心理健康水平显著正相关。在预测幸福感方面，有几个方面表现出比其他方面更高的效度，并且它们对冥想体验与幸福感的关系具有显著中介作用。这些结果支持这一普遍假设，即冥想能培养正念技能，从而促进心理健康。这些结果还表明，考虑正念的多个方面有助于理解正念与心理调适之间的关系。

在有经验冥想者样本和人口统计学上相匹配的非冥想者样本中，莱金斯（Lykins）

和贝尔探究了冥想经验与正念训练产生有益效果的几种机制之间的关系。这些机制包括减少反刍思维、通过暴露于消极情绪而脱敏，以及提高遇到不愉快情绪或感受时做出建设性行为的能力。莱金斯和贝尔的研究表明，正念的三个方面（有觉察地行事、不评判、不做出反应）完全中介了冥想经验与反刍思维、对情绪的恐惧以及不安时进行目标导向行为的能力之间的关系，其中两个变量也被证明部分中介了正念和心理健康之间的关系。总体而言，研究结果支持这一观点，即正念通过减少反刍思维和对情绪的恐惧来改善心理功能。

在另一项近期研究中，詹姆斯·卡莫迪（James Carmody）和贝尔对174名有压力、焦虑及疾病相关问题的个体进行正念五因素问卷调查。这些人集体参加了正念减压训练，这是一个为期8周的课程，基于多种形式的正念冥想强化练习（详见本书其他章节）。相比于治疗前，在治疗后他们在正念的五个方面的得分显著提高。其中四个方面（除描述外）的得分与参与者在课程学习期间完成的家庭练习量相关。问卷结果还显示，正念在家庭练习量与心理症状和压力水平之间的关系中起到了中介作用。参与者在描述方面的得分较低，这一结果可能并不令人意外，因为 MBSR 不太注重对个人体验的语言描述。与之相反，辩证行为疗法和接纳承诺疗法包含对情绪、认知和感觉的描述，因此对这些干预措施引发的正念的描述方面的变化进行研究很有必要。

总体而言，来自 FFMQ 研究的初步证据支持两个一般性结论。第一，FFMQ 的五个分量表似乎能测量出正念练习所培养的技能，无论是在长期冥想者中还是在新手冥想者中；第二，正念水平的提高似乎与促进幸福感的心理功能的其他方面的变化有关。

状态正念评估

前面所讨论的工具测量的是日常生活中的一种类特质的一般的正念倾向。相反，毕夏普等人认为，正念是人们以充满好奇、开放和接纳的态度将注意有意识地集中于感觉、想法和情绪时产生的一种类状态特征。多伦多正念量表（Toronto Mindfulness Scale，TMS）评估了冥想练习刚刚结束时的正念状态的达成情况。参与者首先进行大约 15 分钟的冥想练习，然后评估自己在练习过程中对体验的觉察和接纳程度。该量表有两个因子，好奇因子反映对内在体验的兴趣和好奇心，这部分项目包括"我很好奇，想知道我每时每刻都有什么想法"等；去中心化因子强调对体验进行觉察，而不与它们认同，也不被它们带走，该因子包括"我体验到的自我与我不断变化的想法和感受是分离的"等项目。调查结果显示，各个因素的内部一致性良好，与其他自我觉察指标显著相关。个体参与 MBSR 后，其量表得分随之提高，去中心化得分能预测心理症状的减少和压力水平的降低。这一量表具有良好的心理测量学特征，可能有助于开展正念冥想研究。然而，正如作者指出的那样，量表得分反映的是某次冥想过程中的正念体验，可能与日常生活中的正念倾向不相关。作者还建议进行多次评估。由于特定的场合可能带来疲劳或压力等，参与者在一次冥想过程中达到的正念状态的水平反映的可能不是其冥想时的一般正念倾向。

布朗和莱安采用体验抽样的方法对类状态正念进行了评估和研究。参与者被要求连续几周携带传呼机，每天以准随机间隔被传呼。收到传呼时参与者需要立即对 MAAS 某个分量表中的题目作答，这些题目是关于他们对当下正在进行的活动的专注程度或行动的机械程度。结果显示，瞬时状态正念与 MAAS 评估的特质正念基线水平显著相关。状态正念也能预测在当前活动中较高水平的积极情绪和自主性，以及较低水平的消极情绪。

对重要相关概念的评估

接纳

ACT 方面的文献对接纳进行了最为全面的描述。接纳通常是指愿意体验各种内在体验（如身体感觉、认知和情绪状态）而不试图回避、逃避或终止它们，即使这些内在体验让人不愉快或令人厌恶。当回避或逃避这些体验的尝试对个体有害或适得其反时，通常会存在接纳问题，尤其是在那些涉及竞争性突发事件或存在趋近－回避冲突的情况下。例如，主动与陌生人交谈可能会产生强化和惩罚两种结果（如果交谈顺利，则结果是开展社交互动，发展社会关系；如果被拒绝，则结果是感到羞耻或屈辱），因此与陌生人交谈这件事可能引起焦虑。回避会使孤独感延续，因此想通过回避谈话来避免焦虑其实会适得其反。酒精或药物可能会导致社交不当行为或无效行为，或者对身体健康造成不良影响，因此尝试用酒精或药物消除焦虑可能是有害的。所以，对焦虑感觉的接纳（在继续实施与目标一致的行为的同时允许焦虑感觉存在）可能更具适应性。

接纳与行动问卷（The Acceptance and Action Questionnaire，AAQ）是一个包含 9 个项目的自我报告工具，这些项目描述了经验性回避的各个要素，包括试图控制或回避内在不愉快刺激、对这些刺激做出负面评价，以及在体验到这些刺激时无法采取建设性行动。对项目反向评分后，得分可作为对接纳程度的测量指标。问卷的内部一致性较高（α = 0.70），并与多种心理疾病相关。弗兰克·W. 邦德（Frank W. Bond）和大卫·邦斯（David Bunce）编制的修订版包括 16 个项目，有两个分量表：意愿和行动。意愿分量表测量的是体验消极想法和感受的意愿，包括"我努力避免感到沮丧或焦虑"等项目。行动分量表测量的是即便在有不愉快的想法和感觉时，也能与目标和价值观保持一致的能力，包括"当我感到沮丧或焦虑时，我无法履行我的职责"等。

目前也有一些问卷是以 AAQ 为基础，但开发者针对特定人群做了一些修改。例如，慢性疼痛接受问卷（Chronic Pain Acceptance Questionnaire，CPAQ）测量的是对疼痛可能无法改变的认识、停止避免或控制疼痛的无效努力的能力，以及在疼痛时仍能从事有价值的生命活动的能力。问卷项目包括"无论我的痛苦强度如何，我都会继续生活下去"等，问卷的内部一致性良好（α = 0.85）。即使在控制疼痛强度的情况下，问卷得分也与日常活动水平和工作状态的改善程度呈正相关，与抑郁、焦虑和障碍程度等呈负相关。另外，基于 AAQ 开发的糖尿病接纳与行动问卷（Acceptance and Action Diabetes Questionnaire，AADQ）评估的是患者对那些与糖尿病相关的想法和感受的接纳程度及有这些体验时从事有价值活动的能力（如"我有糖尿病，但我不管它，因为它会提醒我我是一个病人"），其内部一致性很高（α = 0.94）。一项调查显示，与对照组相比，参加 ACT 讲习班的糖尿病患者的分数显著提高。目前正在研发的其他测量工具包括针对减肥和体重保持的 AAQ 体重问卷（AAQ-Weight），以及针对儿童和青少年的青少年回避与融合问卷（Avoidance and Fusion Questionnaire for Youth，AFQ-Y）。

去中心化

去中心化被定义为将自己的想法和感受视为瞬时事件而不是对真实自我的反映。去中心化包括对想法和感受持一种聚焦于当下的、不评判的态度，并且如其所是地接纳它们。长期以来，去中心化一直被认为是针对抑郁症的认知治疗中的一个非常重要的过程，但它通常被视为改变思想内容的一个步骤，而其本身就是目的。接受认知疗法的患者学着对自己的想法采取去中心化视角，将其想法视为待检验的思想而非事实。随后，他们会对扭曲的想法提出质疑，从而产生更多理智的想法。有些研究者认为，去中心化可能是认知疗法能有效预防抑郁症复发的主要因素。去中心化也是正念认知疗法（MBCT）的要素之一，MBCT 通过正念冥想强化练习教授去中心化，从而减少反刍思维，降低复发的可能性。

去中心化可以用两个工具来测量。自传体记忆中意识与应对测量工具（Measure of Awareness and Coping in Autobiographical Memory，MACAM）是一种基于情景模拟的半结构化临床访谈，它要求参与者想象自己处于几个有些压抑的情景中，从而引发参与者的相关感受。之后，他们需要回忆这些情景让他们联想到自己生活中的一些具体场景，并进行详细描述，包括他们的感受及对这些感受的反应。他们的回答会被录音，然后由训练有素的评分员对其进行编码，以确定是否出现了去中心化或与自我分离的对思想和感受的觉察。蒂斯代尔等人发现，从未抑郁过的成人组的去中心化得分高于有过抑郁经历的成人组。先前接受 MBCT 的抑郁症患者的去中心化得分增幅高于接受常规治疗的对照组。最后，较低的去中心化水平还预示着，无论是在认知治疗还是药物治疗之后，患者复发的时间都更早。总的来说，这些研究结果支持这一观点，即对自己的想法和感受采取去中心化态度的能力与抑郁症患者的恢复和预防抑郁症复发密切相关。

虽然 MACAM 看起来具有良好的心理测量学特征，但它既耗时又难以使用。为此大卫·M. 弗雷斯科（David M. Fresco）和迈克尔·T. 摩尔（Michael T. Moore）等人对体验问卷（Experiences Questionnaire，EQ）进行了心理测量学评估，该问卷是由蒂斯代尔通过合理推导设计形成的一个自我报告工具，评估去中心化和反刍思维。弗雷斯科等人的分析得出一个含有 11 个项目的去中心化因子，其中包括"我能观察到不愉快的感受，但不陷入其中""我能将自我与自己的思想和感受分开"等。体验问卷的内部一致性较高，去中心化与抑郁反刍、经验性回避、情绪调节和抑郁情绪的相关性都与预期一致。与健康的对照组相比，抑郁症患者表现出较低的去中心化水平。在第二项研究中，弗雷斯科、西格尔等人发现，与接受药物治疗的患者相比，那些接受认知行为疗法治疗的抑郁症患者在去中心化方面表现出更大的进步。此外，治疗后患者较高的去中心化水平与 18 个月随访期间较低的复发率有关。

弗雷斯科和摩尔等人指出，体验问卷不是为了测量正念而设计的。然而去中心化的定义与前面对正念的描述非常相似。目前关于体验问卷和正念的测量指标之间关系的实证研究尚未进行。

基于行为表现的任务

自我报告方法可能会受到需求特征或反应偏差的影响，而且对个体而言正念的某些方面可能难以报告，特别是在他们没有冥想经验的情况下。因此，开发不依赖自我报告方法的正念评估工具很有必要。然而令人遗憾的是，很少有研究用非自我报告的方法来评估正念。毕夏普等人提出了几个基于计算机的任务，参与者在这些任务中的表现可能反映了其正念倾向或正念能力。例如，由于正念练习应当既培养持续注意能力，又培养注意灵活性，因此正念能力较强者应当在公认的警觉性测试和注意转换任务中得分更高。另外，正念鼓励对刺激进行观察，而不对刺激进行二次精细加工。因此，正念能力较高的个体应该在那些需要抑制语义加工的任务（如情绪 Stroop 任务）中表现得更好。内隐联想测验可以提供一种方法评估个体将负面情绪与回避而不是与趋近相联系的倾向。由于正念练习鼓励对消极情绪采取接纳的态度，因此正念能力越高，这一倾向越低。

有些研究者认为，在实验室环境中对造成压力的或引发不愉快的经历的反应可能体现了正念或接纳的水平。一些研究表明，在体验到短期的实验诱导的疼痛、负面情绪或惊恐样症状时，与接受抑制、分神或反刍指令的参与者相比，那些被要求采取正念态度的参与者的恢复速度更快，也更愿意重复体验。罗伯特·D.泽特尔（Robert D. Zettle）及其同事发现，经验性回避得分较高的参与者（由 AAQ 测量）对疼痛的耐受性较低，在体验到不愉快感受时也更加痛苦。然而，这样的任务是否足以反映个体的正念或接纳水平还需要进行更多的研究。

结语

没有任何一种心理测量方法能够完美体现其旨在测量的特征。自我报告问卷、结构化访谈、基于行为表现的测量工具和其他方法都各有优缺点，每一种方法都可能提供其他方法无法提供的有用数据。如前所述，正念似乎很难被定义和概念化，这也许是因为正念与意识的"神秘领域"有关，也可能是因为在我们的文化中，正念式接纳不是一种应对逆境的典型方式。基于正念的干预措施通过大量使用经验性方法以及降低对智力学习的重视程度解决了这些问题。科学测量方法的形成需要将正念和接纳转化为具体的操作性定义，而且操作性定义对于了解正念治疗如何运作也十分重要，但这一转化存在困难，因此我们必须在评估这些构念时将批判性思维和开放的心态有效地结合起来。

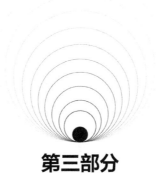

第三部分

针对特定疾病的正念干预

第 10 章

正念与焦虑障碍：
与内在恐惧体验建立一种明智的关系

杰夫瑞·格里森（Jeffrey Greeson）
杰夫瑞·布兰特利（Jeffrey Brantley）

> 不幸的是，"精神障碍"一词意味着"精神"障碍与"身体"障碍有区别，而这是一种身心二元论错误。大量文献表明，精神障碍中有许多"身体"问题，而身体障碍中也有很多"精神"问题。
>
> ——美国精神医学学会，《精神障碍的诊断与统计手册》

　　也许没有任何一种情况比内在的恐惧体验能更好地说明大脑和行为（心灵和身体）之间的密切关系了。本章提供了一种针对焦虑和临床焦虑障碍的综合科学观，强调觉察和接纳是身心健康的基础。虽然与焦虑相关的精神障碍的特征是回避内在的恐惧体验，但我们假定正念练习能够促进个体与自己的内在认知、情绪和身体体验建立明智的、接纳的关系，即便在极度恐惧或焦虑的时候也是如此。此外，我们认为通过以稳定的注意、聚焦于当下的觉察、接纳及自我慈悲面对恐惧、焦虑和惊恐而发展起来的这种"明智关系"，能够让个体摆脱持久的焦虑，让其行为更具灵活性。

　　正念是指非概念性、非评判性、以当下为中心的觉察这一人类基本能力。这种觉察需要有意地注意自己的内在和外在发生了什么，同时在它们发生时以友好和接纳的态度对待正在发生的一切。几千年来，人类在各种精神环境中使用冥想的"内在技术"培养正念。在过去的 25~30 年里，现代医学越来越关注冥想和正念与身心的关系。许多现代临床研究者加入冥想教师行列，提出了他们对正念的定义（见表 10.1）。

表 10.1 正念的定义

定义	出处
"当内部和外部刺激产生时，个体对它们进行的非评判性观察。"	贝尔（2003）
"对注意进行自我调节，并对自己当下的体验采取特定的态度，该态度的特点是充满好奇心、开放性和接纳性。"	毕夏普等（2004）
"友好的、非评判的、对当下觉察。"	布兰特利（2003）
"以接纳的态度对当下体验。"	杰默（2005）
"通过在当下对每时每刻不断涌现的体验进行有意识的、非评判性的注意而产生的觉察。"	卡巴金 (2003)
"完全专注于当下、没有习惯性反应的一种状态。"	莎伦·扎尔茨贝格等（Sharon Salzberg et al., 2001）

本章的中心论点是，通过以有意识的、非评判性的觉察为基础的自我调节，正念练习能够提供一种更健康、更有效的与内在恐惧和焦虑体验进行联系的方法。

本章其余部分将介绍当前在理论上、科学上和临床上支持我们的假设的证据，即正念能够帮助个体与自己的内心世界（特别是内在焦虑和恐惧体验）形成一种"明智关系"。通过正念练习，个体觉察到思维、感受和身体感觉的内在过程，对身心无意识模式的认同及延续可以被转化为"明智"的互动，这种互动是基于对个体每时每刻的所有的体验领域的准确感知。正念练习对焦虑和恐惧的治疗效果来自这种更有意识的、更明智的关系。

焦虑障碍

人的焦虑水平各不相同，它是一个连续体，一端是正常的恐惧反应，它帮助人们避开当下明确的危险，另一端是为避免受到伤害而产生的无法控制的恐慌及对人、事物和地点的非适应性回避。强烈的恐惧和轻度到中度的焦虑体验在人类中普遍存在。当恐惧和焦虑发生在适当的环境中时，它们会增加我们对威胁性环境的关注，或者提高我们在面对挑战时的绩效。因此，一定程度的焦虑是有好处的。

然而，如果出现莫名的焦虑、焦虑过度、焦虑状态持续存在或焦虑干扰了日常功能，那么它就可以被视为一种精神障碍。《精神障碍诊断与统计手册》（DSM-IV-TR）

包括六种主要焦虑障碍（见表 10.2）。每一种焦虑障碍都有以下特征症状：出现侵入性和干扰性的想法、心理生理唤醒加剧、对自己的内在情绪体验做出极为负面的评价。总体来看，焦虑障碍是最常见的心理疾病。

表 10.2 焦虑障碍的主要类型、临床表现和终生患病率

类型	临床表现	终生患病率
广泛性焦虑障碍	难以控制的持续性、普遍性担忧	5%
强迫障碍	对安全的潜在威胁的过度思考及旨在减轻恐惧的强迫性仪式行为	2.5%
惊恐障碍	突然感到极度恐惧，担心某事出问题	1.0%~3.5%
创伤后应激障碍	侵入性想法，过度觉醒，重新体验过去的创伤	8%
社交焦虑障碍	害怕消极的社会评价	高达 13%
特定恐惧症	对特定对象或情境的恐惧	7%~11%

来源《精神障碍诊断与统计手册》（DSM-IV-TR）

焦虑障碍通常被概念化为对恐惧的恐惧，会导致严重的主观痛苦、躯体症状和日常生活紊乱。担忧被看作个体对焦虑的认知表征（包括关于某一可能的危险或威胁的令人不安的想法、故事或表象）的持续激活因素。尽管它能帮助个体应对威胁、为可能发生的事情做好准备并使其感到安全，但是持续的担忧及其带来的情感困扰和生理唤醒会使个体产生不符合当前情境的防御性、自我保护性和回避性行为，这是精神障碍的典型特征。

恐惧和焦虑的心理生理性质

恐惧的心理体验伴随着一种与压力有关的生理激活模式，这一模式旨在让个体通过战斗、逃跑或木僵行为躲避危险，从而促进生存。感官检测到潜在威胁刺激（突然的巨响、若隐若现的影子或意外的碰触）从而引发惊吓反应，惊吓反应会立即向负责感知威胁并引发警戒反应的皮层下结构（即边缘系统）发出信号。这种警戒反应始于边缘系统，之后传到脑干、脊髓和周围神经系统，最终在全身激起广泛的生理反应。由感知到的威胁引发的综合心理生理激活使个体能够通过激烈的防御行动（如战斗或逃跑）来应对威胁。这些适应性反应涉及多种身体系统的激活，包括中枢神经系统和周围神经系统、心血管系统、内分泌系统、代谢系统、神经肌肉系统和免疫系统。相反，在恐惧或压力条件下，某些在面临紧急威胁时对生存不重要的生物系统（包括消化系统和生殖系统）将会被停用。

当逃跑实际可行时，心理生理的激活和伴随的能量激活无疑有助于个体实施逃跑行为。然而，当威胁超出人们的应对能力时，木僵行为和认知高度警觉可能会出现，以被动地避免伤害。在被动回避而不是主动应对或逃跑的情况下，生理上的努力和产生的能量会被闲置。虽然与压力有关的心理生理激活的紧急启动与恢复为人们面对真实威胁（例如，当需要战斗、逃跑或木僵以促进生存时）提供了一种适应性优势，但是慢性或毫无根据的恐惧相关的心理生理激活对健康有害。事实上，越来越多的动物和人类研究表明，压力反应的反复、过度或长时间激活，以及对压力的生物学反应的恢复延迟，都可能导致器官系统过早崩溃，从而增加对疾病的易感性。

身心关系和临床焦虑症状的潜在过程

焦虑障碍的特征是一系列失调的认知、情感、生理和行为过程，表现为对内在恐惧体验的非适应性反应方式。焦虑障碍的失调的认知过程一般有如下特点：

- 把注意力仅仅集中在内在体验的令人不安的方面，如恼人的想法或身体感觉；
- 在没有真正危险的情况下错误地估计威胁；
- 通过夸大、灾难化或预言歪曲真实的威胁或挑战的程度。

此外，从认知的角度看，焦虑障碍的特征可以被描述为把注意力集中于指向未来的可能的不幸。将注意力仅仅集中在令人不安的想法或身体感觉上，再加上总是担心未来潜在伤害的威胁的倾向，可能会使个体对当下实际发生的事情缺乏觉察。

当个体觉察不到当下实际在正在发生什么时，其注意更容易聚焦于一系列对自己的体验的认知解释，而这些解释可能是不准确的，也可能引发痛苦。例如，就抑郁而言，自动的负偏向信息加工或"消极思维"的"恶性循环"，可以将短暂的情绪困扰转化为长期的情绪紊乱，而这反过来又会增加抑郁复发的可能性。同样，就焦虑而言，其认知特点是关注点狭窄、面向未来事件而不是当下体验、倾向于灾难化评价或曲解心理或身体现象。这会导致焦虑和其他情绪障碍（如愤怒、悲伤和孤独）的唤醒。

虽然对恐惧和焦虑的感知发生在大脑中，但是身体反应表现得最为明显。恐惧和其他形式的负面情绪会引发广泛的交感神经激活，这起源于大脑皮层和皮层下边缘结构（如杏仁核、海马、下丘脑），并通过脑干、脊髓和外周交感神经下行到全身的器官系统。因此，可怕的认知解释及相关的情绪和生理唤醒会表现为一系列躯体症状，包括肌肉紧张、心跳加速、血压升高、心律失常、呼吸困难和胃肠道紊乱。而且，由于个体的易焦虑认知方式，躯体症状可能会被解释为伤害的证据，这可能导致个体更加倾向于把注意力局限于症状、灾难性思维、高度惊恐、情绪困扰，甚至末日即将来临感。由于这些内部体验令人不快且令人厌恶，所以当其出现时个体通常积极地尝试分散对它的注意，并试图通过回避相关的人、地点或事物以防止焦虑重复出现。综上所述，人们"对自己的内在体验（想法、感受、身体感觉）的反应（包括认知的和情绪的）可能是焦虑障碍发展或维持的基础"，这些反应明确表现为心理上和行为上的僵化。

焦虑障碍治疗现状概述

考虑到恐惧和焦虑体验的身心综合性，有效的焦虑障碍治疗策略需要既能解决心理功能问题，又能解决生理功能问题。临床焦虑症状的标准治疗方法包括心理治疗和药物治疗，两者都旨在调节对感知威胁的认知、情感、生理或行为反应。几种不同的心理治疗和药物治疗都可以短期改善与焦虑相关的症状。有效的心理治疗包括行为疗法（即把个体系统地暴露在一种令其恐惧的环境中，但不允许其进行自动化的回避行为反应）及认知行为疗法（即通过自我监控、认知重构和放松训练识别和纠正扭曲的信念、错误的评价、不恰当的情绪反应及僵化的行为模式）。研究发现，认知行为疗法在缓解长期的焦虑症状方面优于药物治疗。治疗焦虑障碍的心理疗法中有许多"活性成分"，目前尚不清楚特定的认知、情绪、行为或心理教育成分在多大程度上引起了治疗性变化。与此相对的是非特定因素，如治疗师的关心、共情和积极关注或患者感知到的社会支持。在慢性或难治性病例中，心理治疗可与药物治疗有效结合。

近年来，治疗师通过将基于正念和接纳的方法与传统的基于改变的方法（如认知行为疗法）相结合，试图提高对心理疾病（包括焦虑障碍和抑郁障碍）的治疗的有效性。经历过临床焦虑症状的个体通常强烈地希望回避痛苦的内在体验（尽管经验性回避倾向会延长甚至加剧痛苦的感觉），而正念练习提供了一个完全不同的方向，它允许焦虑存在、让个体有意识地注意焦虑并以开放、好奇和接纳的态度回应焦虑。因此，修习正念可以增加对痛苦的耐受性，打断习惯性回避，并最终促进适应性自我调节和身心健康。

正念如何瞄准焦虑及相关痛苦的共同根源

现代人对心理压力、恐惧和不确定性的典型反应通常是反刍思维、担忧、预期性焦虑和思维停滞。这些思维习惯继续刺激身体的恐惧反应，这反过来又会加重忧思，造成不愉快体验的恶性循环。因此，人们可能会说，今天的人类更有可能与自己内心对威胁体验的不愉快感做斗争，而不是与威胁本身做斗争。回避内在焦虑体验策略（如分散注意体验、抑制想法，或者使用包括香烟、酒精、非法药物或食物在内的情绪调节物质）可能会暂时减轻痛苦。这种方法明显具有强化作用，因此会使行为反应变得非常习惯化、自动化和僵化。然而，试图回避恐惧、焦虑和惊恐体验不仅不能解决导致情绪低落的根本问题，反而会强化适应不良（即回避性）的应对行为，使不愉快的情绪体验在不恰当的环境中无限期地重复，从而加剧内心的痛苦体验。

知道但不识别或做出反应

从正念的角度看，与恐惧、焦虑或惊恐体验相关的想法、情绪、身体感觉和冲动仅仅是个体当下觉察到的广阔领域中的几个事件而已。人们认为，正念练习可以提高个体对焦虑相关的认知、情绪、感觉和行为进行自我调节的能力，尽管确切的机制尚不清楚。

正念促进自我调节能力的核心在于使个体与内在生活和外部世界的关系发生根本转变。事实上，正念使人们对内在生活和身体感觉产生有意识的觉察。正念带来的这种觉察转变被冠以不同的名称，如"再感知""去中心化""超脱""元认知觉察""全然专注"和"明见"。例如，L.夏皮罗等人把"再感知"描述为"不再沉浸在我们的个人叙事或生命故事的戏剧中，而是置身事外，只做一个旁观者"。

传统上，正念能力，及由此产生的对内在生活的看法的转变是通过定期冥想练习来培养的。我们可以将冥想理解为一种包含接纳态度的有意识的注意训练，它有助于培养觉察和理解力。正如戈尔曼所说："冥想中的第一个认识是，思考的现象与思考这些现象的头脑是不同的。"

罗杰·沃尔什（Roger Walsh）和L.夏皮罗强调，冥想训练通常不同于其他的自我调节策略（如自我催眠、视觉化和心理治疗），这是因为冥想的主要目的是训练注意和觉察，而其他方法主要旨在改变心理内容（即想法、表象、信念和情绪）及纠正行为。虽然正念被描述为"佛教冥想的核心"，但正念被认为是人类的一种与生俱来的能力，它是普遍的、世俗的，几乎与世界上所有主要宗教兼容。事实上，正念和再感知能力被概念化为人类发展过程的一部分。

从冥想老师的角度看，练习正念有下列益处。当个体有意识地注意实际的直接的焦虑体验，而不是与自己对焦虑的看法相认同时，就会对焦虑体验及自己与自我世界的关系有更好的理解和洞察。这种理解力和洞察力是个体在面对恐惧、焦虑和惊恐时做出更巧妙的反应（包括镇静而不是做出反应、自我调节而不是回避）的基础。正念为当下带来了心理和行为上的灵活性，这使个体能更有意识地选择能有效满足自己对安全、安全感和平静的需求的行动。

"如何治疗焦虑？"建立明智的关系

简单来说，当我们远离当下时，痛苦似乎会增加。马克·吐温曾说过："我的生活中发生了很多悲剧，至少有一半是真的发生了。"当我们生活在未来时，心理痛苦的后果显而易见。此外，本能地、僵化地尝试回避恐惧、焦虑和惊恐体验不仅不能解决问题，实际上反而会加重问题、延长痛苦。但是，当个体有意识地与自己的内心体验建立一种更有意识的、更宽容的关系时会怎样？这种有意识的注意和接纳是否能提高个体对身心关系的觉察？

当个体与自己内部体验的关系不再充斥着自动化评判、僵化思维和分离而是转变为接纳、开放和有意识的关系时，身心反馈回路会立即发生变化。由于正念代表的视角完全不同于当下盛行的西方文化规范——范围狭隘的注意、对不愉快体验的回避及取决于环境的行为反应，因此正念被描述为意识中的"正交旋转"。

许多正念教师强调，正念练习是帮助人们与自己的生活建立不同的联系。用更实际的话来说，正念可以被描述为一种每时每刻完全参与到自己的直接生活体验中的意愿。正念生活的核心目标是对每时每刻的完整性和丰富性保持开放的态度，不增加、不减少也不修改自己心理体验或身体体验的任何部分。正念的核心是帮助人们过上有深刻意义、有价值、有方向、有目标的生活，即使在情绪上或身体上的痛苦存在的时候。通过对当下的所有可能性保持觉醒，个体在面对令人沮丧的内在体验或外部事件时，往往有能力选择明智的反应，而不是让令人沮丧的体验或事件决定自己的反应方式。

支持将正念作为自我调节机制的模型的科学证据

通过培养基于接纳态度的对当下的觉察和基于明智反应而非自动反应的行为取向，正念使个体能够与内在感觉体验和外部事件建立一种完全不同的关系。如图 10.1 所示，正念提供了恐惧和焦虑引发的身心反应的一种替代反应。通过有目的地使用更高阶的心理功能，包括注意、觉察及友善、好奇和慈悲的态度，正念可以通过皮层对边缘系统的抑制来有效控制情绪反应。因此，正念练习不仅提供了一种新的观察方式、一种新的存在方式、一种新的与内部生活和外部世界的关系，而且还有可能提供了一种对身心关系开展有效的自我调节的方式。

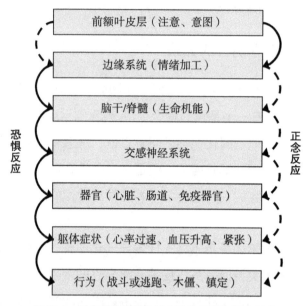

图 10.1　对内在恐惧体验的自动化反应和正念反应

注：在恐惧反应条件下，前额叶皮层的高阶思维中心"离线了"（左侧虚线），此时人的身心体验由皮层下边缘系统的激活决定。由于不受有意识的思想所支配，边缘系统中恐惧回路的激活刺激了源自脑干的交感神经，信号通过脊髓向下传导，并刺激内部器官使身体为积极的防御行为做好准备（如"战斗或逃跑"；左侧实线）。在焦虑障碍条件下，个体对威胁的感知可能被放大，甚至完全出于想象。在这种情况下，正念（包括有意识地关注当下的内在体验）可能会激活前额叶皮层区域使这部分功能"上线"（右侧实线），进而抑制反应性情绪回路、与恐惧相关的生理唤醒和自动化行为（右侧虚线）。

　　大量数据支持这样一个理论基础：以有意识的、接纳的态度专注于不断展开的身心体验是一种熟练的自我调节过程。下面我们简要回顾正念注意、正念觉察和正念态度影响大脑和身体机能的几种可能的心理学和生物学途径。

　　首先，正念练习可能会提高个体保持稳定的注意焦点的能力（且注意焦点的选择是受到意识控制的），使个体不会自动被情绪反应驱动或操纵。因此，个体更有可能避免适应不良的无意识思维模式，它会导致焦虑及持续的不安、不愉快或不适。认知固着的许多形式（包括担忧、预期性焦虑和反刍思维）都与交感神经的唤醒增强及心血管、内分泌、代谢、神经肌肉和免疫过程的失调（被持续激活）有关。值得注意的是，特质正念与更低水平的担忧、反刍思维、思维抑制、经验性回避和思维停滞有关。此外，正念冥想的正式训练显著减少了反刍思维倾向及使用僵化的认知方式解决问题的倾向。基于注意、觉察和认知过程的这些变化，我们也可以预测正念与生理唤醒水平的降低和躯体症状的减少有关。

有关正念练习的自我调节作用的第二类科学探究涉及对自主神经系统调节的研究。最近一项研究提供了一些初步证据，该研究表明，正念身体扫描冥想产生的副交感神经激活强于渐进式肌肉放松法。在另一项研究中，接受过正念减压训练的医学生在完成标准化社会心理压力任务之前先进行正念身体扫描冥想练习。结果表明，此项练习与下丘脑－垂体－肾上腺轴（hypothalamic-pituitary-adrenal，HPA）的压力相关的激活水平相关。除了可能减轻与压力有关的生理激活，正念和冥想还可能诱发放松反应，其特点是警觉性下降、被动地忽略内部刺激或外部事件及生理唤醒度降低。

有关正念练习的自我调节作用的第三类科学探究就是发展迅速的冥想神经科学领域。这一新兴研究领域开始揭示为什么有意识的注意、接纳和不评判的内在态度、有意义的意图（如对自己或他人友善）实际上可以改变大脑活动，包括感知、高阶认知和情绪调节。最近的一项分析基于对当前神经科学和冥想科学文献的全面回顾得出结论：神经可塑性确实可以使人类（包括成年人）通过反复暴露于视角、情绪加工和行为反应的经验性转变，逐步将正念状态转化为特质。戴维森和卡巴金等人的一项具有里程碑意义的临床干预研究首次表明，在真实世界中进行系统的正念训练能够使大脑产生明显的变化，即左前额叶皮层的激活水平更高（之前被认为与积极情绪有关）。尤其值得关注的是，戴维森和卡巴金等人进一步揭示了大脑变化和身体变化之间的联系，因为与干预相关的左侧前额叶皮层更高水平的激活与个体对流感疫苗产生的更强烈的免疫应答相对应。中枢神经系统活动的变化与外周免疫功能之间的联系得以确立。最近有两个例子说明了正念改变大脑的力量：进行 8 周团体正念冥想训练后的参与者的注意子系统发生改变；通过标记负面情绪（一种核心正念技巧）可以增强前额叶皮层对情绪的调节。

最后，行为科学的证据表明，正念练习可以影响个体对认知、情绪和生理的自我调节，对健康相关行为产生积极的影响。具体来说，正念练习似乎能提高个体在之前适应不良的情境（如对正常日常活动的恐惧型回避）中的行为的灵活性。行为心理疗法的"第三次浪潮"已出现，即将基于正念和接纳的方法与传统的治疗焦虑和其他情绪失调疾病（包括抑郁症、慢性疼痛、进食障碍、边缘型人格障碍）的认知行为疗法相结合。这些新的综合心理疗法包括：治疗抑郁和焦虑及预防抑郁复发的正念认知疗法、治疗焦虑障碍和慢性疼痛的接纳承诺疗法、治疗边缘型人格障碍的辩证行为疗法、治疗暴食障碍的正念饮食觉察训练。将正念冥想与传统认知行为疗法结合的主要目的是通过探索接纳当下体验与行为改变（包括对自我毁灭式的思维、情感和行为方式的修正）之间的关系来提高疗效。

最近有越来越多的文献支持将基于正念和接纳的策略与传统的基于改变的策略结合起来，尤其在治疗焦虑障碍方面。一些期刊、专业手册和医疗指南对这一领域的临床研究进行了评论。此外，多篇文献综述得出结论，无论是在实验研究中还是在真实环境中，正念减压疗法显著减少了焦虑、情绪紊乱及与压力有关的躯体症状。

尽管研究表明，多种不同的基于正念的临床干预可以有效改善适应不良的认知、负面情绪和躯体症状，但也应当指出，正念练习的核心是关注个人成长、个人蜕变，帮助人们探索更多的可能性，追求有意义的、真正有价值的东西，不管自己患有什么疾病、有什么局限。正念练习逐步让个体对自己的感官体验、核心价值观、预期的生活方向，甚至精神目标保持觉醒。通过与其他积极的行为改变干预措施（如催眠）有效结合，正念可以进一步增强与那些给予人肯定、慰藉和满足感的事物的联系。

案例

背景：约翰是一名研究生，25 岁，单身，有 18 个月难治性高血压、非心源性胸痛和心律不齐病史。他接受了医生的建议，对自己的焦虑和反复惊恐发作进行心理治疗。心理治疗前的广泛生物医学检查显示，其身体和心理症状无任何已知医学原因，这与惊恐障碍的诊断一致。主诉称，其高血压对 β－受体阻滞剂和利尿剂的联合治疗不敏感；治疗性触摸、心率变异性生物反馈，以及瑜伽指导对减轻躯体症状和焦虑"有些益处"，但对降低血压没有帮助。几个月的个体咨询对治疗焦虑和惊恐"没有帮助"。目前的自我保健活动包括每周 5 次瑜伽、每周跑步 1 次、避免食用含糖和加钠的食物、多吃水果和蔬菜、每晚用声音疗法深呼吸。患者否认使用违禁药物，并报告极少饮酒（每月 1 杯）。患者有精神疾病家族史，父母有焦虑症状。

干预：9 次个体治疗，包括正式的正念训练、针对焦虑的认知行为技能训练及支持性心理治疗，旨在帮助患者澄清他对最理想的健康状况、完整性和人生方向的看法。治疗目标包括：（1）能够忍受令人痛苦的躯体症状而不惊慌；（2）减轻肌肉紧张，包括胸痛；（3）降低血压。每次治疗都强调正式的正念冥想练习（如呼吸觉察，身体扫描，想法、感受、身体感觉和声音的正念）、减轻焦虑及相关生理症状的认知行为策略（如认知重构、暴露反应预防疗法），以及帮助加强学习并提供结构化正念练习的自助读物。治疗过程中的冥想练习会被录下来，以方便患者在家中使用。在治疗过程中，约翰说他感觉自己与想法的关系有了转变，指出"（他的）感受是短暂的"。此外，约翰说，他"不再专注于可能发生的事情，而是专注于正在发生的事情"。他进一步描述了自己与"奇怪的疼痛"和其他不舒服的身体感觉之间关系的转变，指出"通过接纳，胸闷感消失了"。值得注意的是，在 9 周的治疗过程中，约翰的惊恐症状没有发作过，他把这归因于他的观念的转变。在治疗中期，他说在自己通常会感觉害怕并回避的情境（如坐飞机、置身偏远的郊外）中，他感觉"有点紧张，但还可以"。在治疗结束时，根据约翰的自我报告，其焦虑和肌肉紧张程度显著降低，在常规瑜伽、呼吸练习和正念练习之后，他的血压也显著降低了。他很有见地地报告称发现了如何"通过'放下'心态去掌控"。此外，约翰不再回避以前害怕的社交场合。他报告称，他积极地与同事、邻居交流。在最后一次治疗时，他高兴地宣布与交往多年的女友订婚了，因为"（他）不再害怕了"。综上所述，以正念为核心的自我调节技能的多模式干预方法显著改善了患者的生活质量，包括心理功能、身体功能和社会功能。

正念练习示例：呼吸觉察

有意识地专注于呼吸的感觉是一种重新与内在体验保持联系的有效方法。

1. 注意并跟随呼吸的每个阶段，包括吸气、呼气，以及一呼一吸之间的间隔。

2. 带着好奇心和善意注意呼吸时的身体感觉。尽力观察，让这些感觉随着每一次呼吸即时显现。

3. 留心你的注意力是否集中在当下的呼吸上。如果不是，那么你的心念去哪了？也许它已开始思考，在讲述一些你的经历，或者在分析。只是注意这些想法或评判，把它们仅仅作为你宽广的觉察领域中的几个事件。

4. 跟随着吸气和呼气的一起一伏，注意这些心理事件的短暂性，有意识地选择在下一次呼气时承认并放下这些想法、情绪、身体感觉或冲动。

5. 慢慢地将注意力转移到当下，把呼吸的感觉当作正念锚点。只要你愿意，你随时可以回到对当下的直接体验中。

6. 准备好以后，把注意力重新定向到房间。注意你身体的什么部位在与家具接触，可以轻轻地伸个懒腰，然后慢慢地睁开眼睛。

未来的研究方向

越来越多的科学研究表明，基于正念和接纳的治疗方法能有效治疗焦虑问题，这在一定程度上是通过从根本上改变人们对内心世界的看法。然而，对恐惧和焦虑的正念干预仍需概念、定义和研究方面的大量工作。此外，有理论和实证支持这一观点，即带着开放、好奇和接纳的感觉有意识地专注于内在的恐惧和焦虑体验，实际上可以改变个体的体验，这是通过改变大脑中的习惯性回路和身心反馈回路实现的。我们需要进行更多研究更深入地探讨意识的各个方面，包括觉察、注意和意图，这些方面可能参与了与焦虑和焦虑障碍有关的心 – 脑 – 身 – 行为系统的自我调节。有待进一步研究的问题包括：就临床焦虑障碍而言，什么样的人从正念训练中受益最多（或最少）？如何才能最有效地将正念训练与现有的循证治疗方法（包括认知行为疗法和药物治疗）结合起来？最后，机构和社区在促进个人和集体正念能力方面可以发挥什么作用？

结语

人类有能力在当下准确觉察自己的内心生活，这种接纳的态度和准确的觉察就是正念。正念源于有意图的注意。练习正念似乎能够对公认的治疗焦虑和潜在身心机能失调的心理疗法起到补充和增强的作用。总之，正念练习似乎为个体与内在恐惧和焦虑体验建立联系提供了一种健康有效的方法。正念练习鼓励个体在即时体验展开时保持平静，"再感知"这种短暂的内在不适状态。正念练习带来的这种"明智关系"可能有助于减轻过度恐惧、焦虑或惊恐引发的痛苦。通过使用"元认知觉察"这一高级技能，个体更容易如其所是地感知不愉快的内部刺激或外部事件，而不是为了回避痛苦，就当下体验编造一个故事，通常这个故事会引发持续性思考、烦躁的情绪、令人不安的生理唤醒和反应行为。通过练习，个体能够有意识地接纳自动化反应，进而有意识地选择行为反应，并且开始意识到智慧、心理的自由和行为的灵活性的增长。正念练习引发的这些特征正是健康的、具有适应性的心理功能的标志，其中包括承认恐惧和焦虑，但不让恐惧控制或扭曲我们的生活。

第 11 章

正念与强迫症：
培养一种信任和认可内在体验的方式

法布里奇奥·迪唐纳

> 我们摆脱精神污染，
>
> 不是通过行动和语言，
>
> 而是通过一次又一次地看到和承认它们。
>
> ——《增支部》（*Anguttara Nikaya*）

    强迫症（Obsessive-Compulsive Disorder，OCD）是一种慢性（通常是严重的）精神疾病，其特点是反复出现侵入性的，令人痛苦的想法、表象或冲动（强迫思维），或者用反复出现的想法或明显的行为（强迫或抵消行为）减少或消除强迫思维引发的痛苦和焦虑，以避免任何可感知的有害后果出现。这类障碍在全世界的终生患病率为 2%~3%，通常发病于青春期或成年早期，逐渐起病。在全球范围内，OCD 是继恐惧症、物质使用障碍和抑郁症之后第四种常见的精神障碍，是世界第十大致残原因。OCD 的医疗费用高昂，患者的生活质量下降。

    OCD 有时也被认为是一种思维障碍，这就是为什么侵入性认知和强迫思维通常（虽然不总是）既是 OCD 的核心特征，也是这一综合征的触发因素。但是，ODC 不仅仅是一种思维障碍。如果仔细观察 OCD 的临床特征和心理现象，就会发现很多 OCD

患者与他们的个人体验之间的关系（感知觉、情绪状态、感受和想法）是失调的。此外我们知道一些有强迫问题的人（特别是慢性患者）在做出强迫行为时可能没有任何认知觉察，以至于随着时间的推移，他们的习惯已经成为不需要有意识思维的自动化行为。

认知行为疗法（CBT）一直被认为是治疗儿童和成年人 OCD 的有效疗法，其中暴露与反应预防（Exposure and Response Prevention，ERP）是得到最广泛支持的 OCD 心理治疗方法。事实上，约 75% 的患者在接受这种治疗后其症状有了显著改善，这种改善在随访中保持良好。药物治疗对这一疾病也有效，特别是 5- 羟色胺类抗抑郁药，有效率达 40%~60%。

尽管存在这些有效的干预措施，但是仍有大量 OCD 患者在接受 CBT 标准方案和5- 羟色胺类抗抑郁药治疗后反应不佳。从长远来看，药物治疗在停药后有很高的复发率（80%~90%）。此外，ERP 可能与较高的脱落率（25%）有关，因为 ERP 治疗对焦虑具有高度诱导性，而且它对有强迫思维而无明显强迫行为（纯强迫思维）的患者不是非常有效，对具有夸张观念的患者也效果不佳。除了对目前的治疗方法不敏感之外，OCD 患者还经常共病 DSM 轴 I 和轴 II 中的一系列影响生活质量的精神障碍。这导致这些治疗方法应用起来很困难，或者使治疗方法的有效性降低。OCD 有如此多样的、特殊的临床表现，所以不能将其视为一个单一的同质诊断。事实上，不同 OCD 亚型的症状可能存在不同的心理过程和恐惧结构。

根据定义，在某种程度上正念可以被概念化为一种与许多强迫机制和强迫现象相反的状态。从这个意义上说，OCD 可以被定义为一种缺乏正念的状态。

这使得临床医生致力于探索如何及是否可以将当前的 OCD 治疗方法与认知行为疗法的"第三次浪潮"（基于正念和接纳的干预）结合起来应对这些挑战，以提高已有治疗方案的有效性并改善其应用情况。

本章的目的是从正念视角分析 OCD 患者与他们的内在状态（想法、情绪和感知觉）的关系特点，了解这种关系在激活和维持强迫问题上是如何发挥重要作用的。此外，我们假设正念干预可能改变和改善患者与他们的个人体验之间的关系，从而帮助他们处理必将导致强迫症状的特定正念缺乏（注意力不集中、想法与行动混淆、不接纳的态度、感知的自我失效、对个人体验的解释偏差等）。初步研究的数据和临床观察表明，正念训练或正念技术对 OCD 可能是有效的（特别是与其他有实证支持的疗法相结合时）。正念干预与传统疗法结合能够为 OCD 患者提供更全面的治疗方法——它不仅处理疾病的主要症状，而且针对"整个人"开展治疗。这可能能为 OCD 患者带来更多的益处，因为 OCD 会对患者的生活和个人体验的多个方面和多种功能产生影响，强迫症状很可能只是更广泛的功能障碍中最明显的表现。

为什么正念对强迫症有效

> 在疑虑中苦恼总比在错误中安心好。
>
> ——亚历山德罗·曼佐尼（Alessandro Manzoni）
>
> 意大利小说家、诗人、剧作家

治疗焦虑障碍和 OCD 的正念疗法的基础是改变个体与个人体验的关联方式。在认知行为疗法框架内，很多研究者提出的假设在某些方面与这一观点相一致。保罗·M. 萨尔科夫斯基斯（Paul M. Salkovskis）指出，认知行为疗法的目的不是说服人们相信他们目前理解情境的方式不正确、不合理或者过于消极，而是让人们认识到他们在哪些地方受困于自己的思维方式，并让他们发现看待自己境况的其他方式。

磁带循环技术（tape-loop technique，一种认知行为技术）是为纯强迫思维（没有明显的仪式性行为）患者开发的，旨在帮助他们激发强迫思维、反复倾听强迫思维和与其保持联系（录音设备录下来）。其目的是观察它们而不做出公开或隐蔽的仪式化动作，只把它们当作想法，避免任何评价、解释或中和。这项技术可以被视为一项有效的正念练习，它让患者学会只把想法当作想法。

其他研究者也强调了这一事实，即大多数精神病理的特征是对内在体验的不接纳，以及随之而来的回避模式，其目的在于把自己从体验中脱离出来。最有效的心理治疗形式往往能减少对体验的回避，通过行为层面的方法，通过鼓励患者与治疗过程中出现的痛苦或可怕的想法和情绪保持联系，使患者愿意暴露于他们所害怕的内在状态的各个方面。就像本书其他章节中描述的那样，回避体验被概念化为"当个体不愿与特定个人体验（如身体感觉、情绪、想法、记忆、表象）接触，并采取行动改变这些体验的形式、频率或触发情境时所发生的现象"。与其他焦虑障碍一样，经验性回避是 OCD 的一个核心问题，表现为一系列策略（如寻求安全的行为和仪式及寻求安慰等）。正念鼓励患者暂停与他们的想法和情绪"斗争"，放弃无效的经验性回避策略。此外，正念在各种病理类型及 OCD 的治疗中的临床作用可能源于在疾病的激活和维持过程中正念在"基本"层面和层级结构的上位进行干预。参考认知理论的问题界定模型，我们会发现，正念可以在激活因素和个体元认知过程之间的过渡点进行干预（见图11.2）。因此，正念状态可以被视为一种前元认知态度或模式，防止患者陷入那些维持或过度激活精神问题的具体的评估、判断和偏见。更具体地说，正念练习使患者获得和发展一种有意识地识别和接纳不受欢迎的想法和情绪的能力，而不再激活那些习惯性的、自动化的、预设程序的模式，这些模式往往使困难持续存在。此外，正念教会患者如何在不进入元评价模式的情况下"观察"自己的体验。

事实上，OCD患者令人不安的认知通常伴随着对疾病的自知力（即能够认识到自己的症状是过度的、不合适的），正念疗法特别适合这种精神障碍。事实上，症状本身很容易变成患者的观察对象，我们引导患者对症状进行更清晰的觉察（正念），并在内在状态中开启去中心化和去认同的过程。

强迫症的现象学特征与正念

> 有两种方法可以轻松度过一生：相信一切或怀疑一切。这两种方式都能让我们避免思考。
>
> ——阿尔弗雷德·科尔兹布斯基（Alfred Korzybski）

OCD的核心特征和痛苦来源是反复出现的认知入侵（强迫观念），它使患者产生一种警觉或威胁意识（如"我开车不小心撞到人了吗？""我锁好门了吗？"）。OCD患者通常会做出一些安全寻求行为（回避或逃避反应）来应对威胁。强迫思维通常有两种表现形式，一种是感知到对自己或他人造成身体伤害的威胁；另一种是在某些情况下感知到对自己或他人的道德或精神上的威胁。

考虑到OCD患者的巨大异质性和现象学差异，临床观察及对信息加工和强迫信念进行的多项研究表明，OCD患者普遍存在一个问题，即他们对自己的个人经验不信任或缺乏信心，这使他们不断采取一些措施以防止产生令人恐惧的结果。从正念视角来看，这种与内部状态特殊的关联方式也可以被概念化为正念缺乏。

最近，一项探索性研究以21例OCD患者［其耶鲁布朗强迫量表（Yale-Brown Obsessive-Compulsive Sale，Y-BOCS）的平均得分为22分，为中度症状］为研究对象，使用多个临床量表和正念五因素问卷（FFMQ）研究了强迫症状与正念成分和正念技能的关系。FFMQ 通过五个因素评估日常生活中一般性的类特质正念倾向：观察、描述、觉知地行动、不评判、不反应。初步数据显示，OCD 患者在其中三个因素及总分上显著低于非临床样本对照组（健康人群）。这三个因素分别是觉知地行动、不反应、不评判。觉知地行动包括注意到此刻进行的活动。这不同于自动导航模式下的无觉察的机械行动（参见 OCD 患者的仪式和中和行为）。不反应是指允许想法和感觉自由来去而不被其带走或卷入（参见 OCD 的反刍思维和中和行为）这一倾向。不评判是指对个人体验采取不评价的态度（相对于 OCD 的认知偏差和强迫信念）。此外，就最后一个因素而言，Y-BOCS 得分与不评判分量表得分之间存在负相关：强迫症状越多，患者越倾向于评判内在体验。后续需要进一步的研究证实这些关系，但是这些数据表明 OCD 可能与某些正念技能的缺乏有关，这些技能明显与 OCD 的一些临床特征有联系。

下文分析正念训练和正念练习与一些典型的 OCD 现象学特征的关系，以及正念对它们的影响。

反刍思维与正念

> 要完全相信，我们首先得怀疑。
>
> ——斯坦尼斯劳·莱斯茨金斯基（Stanislaw Leszczynski）

多位学者谈到，在文献中，*obsessional rumination* 一词被不加区分地用于描述强迫观念和心理中和活动。然而，有趣的是，*rumination* 一词在《牛津英语词典》(*Oxford English Dictionary*）中的意思却是冥想。"反刍思维"被定义为"在脑海中一遍又一遍地旋转"，强迫观念不是反刍思维。根据德席尔瓦（de Silva）的定义，"强迫性反刍思维（更有可能）是一个对强迫观念进行回应的强迫性认知活动。侵入性想法的内容决定了个体反刍的问题或主题"。反刍思维的例子有："我会下地狱吗？""我疯了吗？"

正念训练可能会影响多种障碍的共同过程。反刍思维是多种精神疾病典型的心理行为表现，包括广泛性焦虑障碍、社交焦虑障碍、抑郁症、强迫症。虽然反刍思维的内容、行为和情绪后果可能因为病症的不同而不同，但起点（或触发点）和临床机制是相似的。很多人一致认为，反刍思维至少在某种程度上（在创造力、问题解决、压力应对等方面）是正常的自适应过程，但是如果这一认知过程无法自然结束，它就会导致适应不良。反刍思维被健康人群和临床样本当作解决问题的策略，以减少实际状态和理想状态之间的差异（即"行动模式"）。对于 OCD 患者，反刍思维是试图从不适感和焦虑感过渡到平静状态的尝试，或者从过度的责任感过渡到自由感（的尝试）。由于这种策略与自我状态有关，所以它给 OCD 患者和其他疾病患者都带来灾难性的后果，因为它维持着不良状态（见图 11.2）。

反刍思维与许多因素有关，包括心境（心境低落影响认知固着、完美主义和过度责任感）。总的来说，以上研究表明反刍思维是一个被动的元认知过程。正念干预措施是一种心理训练，旨在降低认知对被动心智模式（如反刍思维）的易感性，被动心智模式会增加个体的压力水平和情绪不适感或使病症持续（维持因素）。正念训练（如正念认知疗法、正念减压疗法）是一种对抗反刍思维的干预方法，因为它训练患者从"行动模式"（期待减少实际状态与期望状态的差距）转为"存在模式"（表现为直接体验当下、非目标导向、接纳事物原本的样子）。在正念状态下，患者学会活在当下的想法、情绪和身体感受里，直接体验内在状态，而不是思考各种体验。卡巴金在阐述其正念减压疗法（MBSR）的效果时，对正念对抗反刍思维的效果进行了很好的描述，这也是一个去中心化的认知过程。

> 认识到你的想法只是想法，它们不是"你"也不是"现实"，这会让人感到解脱。例如，如果你认为你今天必须做完几件事情，你不把它当作想法而是当作"事实"，那么此时你创建了一个现实，你真的相信这些事情必须今天完成。另一方面，当这样一个想法出现时，如果你能退一步仔细地看清楚，那么你就能把这几件事情理出优先顺序，对于什么是确实需要做的做出明智决定。你会知道一天中什么时候应该停止工作。所以认识到你的想法只是想法这一简单行为可以帮助你从它们创造的扭曲现实中解脱出来，从而使你对生活拥有更清晰的视野和更强的掌控感。

正念练习有助于预防反刍思维，因为它通过有意控制注意建立一种不同的信息加工模式或认知模式，该模式与病症的维持因素不兼容（见图 11.2）。在正念练习时患者被要求有意保持对特定关注对象的觉察，如呼吸时每时每刻的身体感觉。每当心智飘移（这很正常）到想法、情绪、声音或其他身体感觉时，就把觉察到的内容记下来，然后温和但坚定地把觉察带回到最初的关注焦点。这个焦点（通常是一个随时可用的内在体验，如呼吸）就像一个清晰而稳定的"锚"，帮助患者把他们的觉察带回到当下，从而减少他们迷失于想法创造的世界中的可能性，他们经常深陷其中（反刍思维）。正念练习需要每天多次进行，并且需要不断重复，做法是选择一个非认知事件（通常是身体方面的）为主要关注焦点。它使人将思维体验只当作觉察中的另一个事件，而 OCD 患者常常把它作为心智或自我的主要"东西"。通过反复练习，患者把想法看作瞬时事件的能力会不断增强。当想法出现时，患者注意到想法的内容，然后抛开它们回到最初的关注焦点。在此过程中他们学会了用去中心化和超脱视角对待各种认知。几项针对非临床和临床样本（社交焦虑障碍、抑郁症）的研究表明，基于正念和接纳的干预可以减少反刍思维，而减少反刍思维又可以减少抑郁和焦虑症状（更多信息见本书第 5 章）。

总而言之，正念训练可能是预防或消除 OCD 个体反刍思维倾向的有效干预方法，使他们学会与自己的侵入性（正常）想法保持联系，而不是用功能失调的、适得其反的方式做出反应。

过度责任感与正念

> 行动，但不要让恐惧驱使你行动。
>
> ——鲁米（Rumi）

在过去的几十年里，许多学者强调了 OCD 患者的过度责任感问题。萨尔科夫斯基斯认为过度的责任感是 OCD 的基本特征。这一点在强迫检查的患者中非常常见，并且它往往会使患者产生强烈的罪恶感。美国强迫认知工作组（Obsessive Compulsive Cognitions Working Group，OCCWG）将过度责任感定义为"一种信念，即个体具有强大的制造和预防对其具有重大影响的消极结果的能力。这些消极结果被认为必须预防。它们可能是实际问题，也可能是个体感知到的道德困境。这种信念可能会使个体感到自己有责任采取行动防止或消除伤害，或者应当为有意或无意犯下的错误负责。"这种信念的一个例子是："当我预见危险时，如果我不采取行动，我要为所有不良后果负责。"

OCD 患者往往误解责任的意义，因为对他们来说，这一概念只意味着"义务"或"规则"。于是，他们盲目地把这些规则强加给自己。这很可能是因为他们被告知，这是"正确"和"恰当"的生活方式，或者因为某些特殊经历（在某些情况下甚至是创伤经历）给了他们过度责任感。然而，真正的责任意味着觉察到我们的行动带来的影响，并愿意去感受我们的行为如何真正影响我们自己和他人。责任意味着"一种能力"——在每时每刻妥善应对我们面对的每个事件的能力。事实上，这就是正念的定义。当人们以这种方式负责时，会更加尊重和信任自己（正念式自我确认）。这是因为在正念状态（关注当下，不加判断）下，患者更能清楚地了解自己在困境中的真实情况。因此，可以采用基于正念的疗法进行干预，帮助患者更多地从功能和现实意义方面理解责任感。对 OCD 患者而言，责任感的意义被严重歪曲了。

注意偏向与正念

有充分的证据表明，OCD 患者对威胁表现出特殊的注意偏向。引起这一问题的原因在于他们无法抑制对无关信息的加工及来自威胁相关线索的干扰。这些个体可能特别关注与他们当前的关注点相关的危险信息。此外，由于其注意偏向，OCD 患者无法关注到那些能消除其恐惧的信息。OCD 患者还表现出注意定向缺陷和冲突注意（抑制自动化反应以参与到自动化程度较低的反应中这一过程）缺陷。这些信息加工偏向也可以被概念化为正念匮乏。事实上，按照定义，正念是一种以特定方式（关注当下、有觉察、非评判）集中注意的心理状态。这一定义使我们很容易了解正念干预如何改变 OCD 患者对其内部体验和外部体验的注意方式——通过正念练习，个体训练自己以一种有益健康、富有成效、更加高效的方式引导注意。

一些正念领域的专家强调，正念的第一要素是注意的自我调节，通过将注意聚焦于即时体验增强对当下心理事件的认识。通过调节注意焦点，正念首先将觉察转移到当前体验——观察并持续关注时时刻刻不断涌现的想法、情绪和身体感觉。这使得人们对当下发生的事情非常警觉。人们认为，注意的自我调节涉及两个特定的技能和要素：持续注意能力和注意力转换能力。持续注意能力指的是长时间保持警觉状态的能力，这是持续觉察到当下体验所要求的。注意转换技能使得患者一旦确认了内在体验，能够把注意力转回到正念焦点上（如呼吸）。转换涉及注意的灵活性，它使个体能够把专注点从一个对象转移到另一个对象。OCD 患者缺乏这两种能力。事实上他们偏好注意威胁性刺激，但他们不能真正觉察到当下的体验，也无法把注意转移到另一个焦点上。

注意的自我调节使个体能够在个人体验发生时对其进行非精细性觉察。正念不是陷入对个人体验及其起源、含义和关联的反复精细性思考，而是直接体验身体事件和心理事件。这可能与 OCD 患者通常的做法恰好相反。

临床观察表明，强迫检查行为是一种无意识行为，个体将注意集中于检查行为本身，而不是从该仪式中获得的真实感知和结果，或者个体从该行为中学到的东西。因此，OCD 患者不能先把注意力集中于其内心体验，然后再集中于旨在改变或避免这种体验的仪式。培养正念能提高持续注意能力和注意转换能力，这些变化可以采用标准警觉度测试和需要参与者转移注意的任务进行客观测量。

最近有两项研究调查了正念冥想练习对注意缺陷 / 多动障碍（Attention-Deficit/ Hyperactivity Disorder，ADHD）患者和非临床样本的影响，结果显示这种训练可以带来显著的认知改变，特别是一些涉及注意过程（包括注意警觉、注意定向、冲突注意和注意定势转移，见第 17 章）的变化。这些早期研究结果表明，正念训练可以有效改善 OCD 患者的注意缺陷问题，而这些问题可能是激活和维持强迫症状的因素。

想法行动混淆、自知力和正念

想法行动混淆是一种认知偏差，即将想法和行动混为一谈，常见于 OCD 患者，可能有两种表现形式：（1）概率偏差，个体认为一个关于伤害的不好想法会增加实际伤害发生的风险；（2）道德偏差，个体认为产生不好的侵入性想法在道德上等同于实施令人反感的行为。在这一心理过程中，个体倾向于与自己个人体验的某个方面形成一种认同。在某种程度上，他们相当于在说"这个想法就是我""我就是这个想法"或"这个想法就是事实"，从而将认知体验具体化。

在正念练习中，思维被认为与记录（但不会导致）视觉、听觉和其他传入刺激的五种感觉官能类似。消极想法同样会被记录下来，并被当作出现在头脑中的短暂的"想法刺激"而被注意到。因此，消极想法没有被过度人格化，也不能主宰后续的感受和活动（如仪式、中和）。认知被视为心智的自然和正常行为，而不是对自我的内在界定。

正念练习中自我监控想法和其他心理活动能训练个体减少对个人体验的认同，无论它们多么令人沮丧或令人愉快。通过冥想练习，个体可以学会培养一种平静感或平衡感，而不是沉浸于自己的心理过程。这一过程被称为"心理去认同"。戈尔曼指出，"冥想中的第一个领悟是，所思考的现象与思考这些现象的头脑是截然不同的。"当个体进入这种心理状态的去认同过程时，他们开始看到这些想法和感觉不是他们自己。这些想法是偶然出现的，它们不是患者的有机组成部分，患者也没有义务遵循他们。

可以确定的是，正念训练带来了重大的视角转变（见第 5 章），并且在过去几年中人们创造了几个新概念定义这些元认知过程，在这些过程中，患者学习变成一个不依附、不反应的观察者，一个自己内在心理状态的见证者：去中心化、去自动化、再感知和超脱。杰里米·D. 赛峰（Jereny D. Safran）和西格尔将去中心化定义为"从即时体验中跳出来，从而改变该体验的本质"的能力。去中心化也被定义为一种将想法和感觉视为临时心理事件（而不是对自我必然真实的反映）进行观察的能力。去中心化意味着觉察到体验，但不与它们认同、不被它们带走；对想法和感受采取着眼当下、不评判的态度，接纳它们原本的样子。正如西格尔等人指出的那样，基于正念的干预（如正念认知疗法）带来的临床变化，更多的是通过去中心化，即让个体学会从"想法代表现实"视角转向"想法只是心理事件"视角，而不是通过改变想法的内容。亚瑟·J. 德克曼（Arthur J. Deikman）将去自动化描述为"解除控制感知和认知的自动过程"。再感知被定义为一种元机制，即个体能够与意识的内容（想法、情绪和身体感觉）去认同，并与它们共存，而不是被它们定义（即被其控制、制约或决定）。通过再感知，患者认识到"这种痛苦不是我""这种抑郁不是我""这些想法不是我"，进而能够从元视角观察它们。另一个相关的认知过程是认知解离，其重点是改变个体与想法的关系，而不是试图改变想法的内容本身。这些研究者指出，关注个人体验并成为超然观察者的能力往往与自我感的转变有关。通过认知解离（它被看作一种视角的转变），认同的对象开始从觉察的内容转向觉察本身。海斯等人将这一过程定义为从"自我作为内容"（自我是意识中的一个可以被观察的客体）转向"自我作为背景"（自我是观察意识本身的主体）。个体可能会形成这样一种"自我"感：它是一个由构念、概念、感觉、表象和信念组成的不断变化的系统。最终它被看作一种无常的、短暂的状态，而不是一个稳定的实体。最后一个相关概念是超脱过程，该过程"包含保持距离、采取现象学态度、扩大注意空间等几个相互关联的过程"。

正如杰夫瑞·M. 施瓦茨（Jeffrey M. Schwartz）和贝弗莉·贝耶特（Beverly Beyette）所说，"即使意识的内容被疾病剥夺了，头脑的观察能力仍然能保持其独立性。我们在训练头脑不去认同那些体验，而是把自己视为与这些体验相分离。"

通过正念练习培养的上述所有元认知过程对 OCD 的治疗有重大的临床意义。OCD 的问题在于，个体往往倾向于将自己与认知的关系具体化，认为想法是真实的东西，是现实或自我的真实且永久的表征（特别是在疾病自知力较差的患者中）。这些"真实的"想法受到了过度重视。当 OCD 患者意识到所有心理状态的无常，他们更能以一种超脱的心态与个人体验相联系，发展出对不愉快的内在状态的更大的容忍力，从而使自己从那些维持强迫症状的自动化行为模式（中和、强迫行为、寻求肯定）中脱离出来。因此我们可以认为，对于 OCD 患者而言，这些机制可能引发自知力的提高和自我张力（指强迫思维的内容与反映在个体的核心价值、理想和道德属性中的自我感的不一致程度）的改善。这反过来可以降低对认知、情绪和感官体验进行评判和反应的倾向，降低激活想法行动混淆偏差的倾向。此外，在基于正念和接纳的干预中，治疗师常常使用隐喻或引导式可视化练习（见第 7 章），目的是让患者内化并间接吸收外部现实的各种元素（在某种程度上与正念原则相联系，如湖泊冥想，见附录），后者可能随后被转化为强有力的资源。隐喻也被推荐用作培养和改善去中心化、超脱和解离过程的治疗工具。

接纳与强迫症

　　OCD 患者的一个核心问题是接纳。这些患者很难（很多时候不可能）接纳与他们问题有关的多种体验：侵入性或强迫性想法、想象（和害怕不能预防）伤害或做错事带来的后果、负面情绪（焦虑、内疚、羞耻、厌恶）、身体感觉。因此，OCD 患者不能接纳潜在的正常的、无威胁的体验（见图 11.2）。

　　正如本书其他章节中所阐明的那样，接纳是正念疗法的要素之一，它被定义为一个时时刻刻在进行的过程，在此过程中人们不再把想法和感受视为需要改变的现实或事物，而是仅将其视为不需要改变的心理事件，无须尝试改变其频率或形式（特别是当这样做会造成心理伤害时）。对 OCD 患者采用接纳疗法，意味着个体有意识地放弃回避体验的行为，愿意在个人情绪和认知出现时进行体验，并且不进行任何二次精细加工（判断、解释、评价、元评价）。

　　正念是一种训练过程，通过训练患者可以学会平静、清晰地观察自己的内在体验，而不对其做出反应。观察过程本身有助于人们逐渐认识到，人们可以以适应性的方式改变对这些想法的反应。为了帮助 OCD 患者观察和分析他们对个人体验（特别是想法）的接纳程度，同时培养这种态度，让患者独自完成一项任务是有用的——当负面的内部体验出现时，让他们填写表格（见表 11.1），注意他们在危急情况下的个人体验（情绪、身体感觉、想法），留意他们是否愿意接纳这种状态，以及是否能够接纳这种状态。还要留意如果他们不能接纳，那么不能接纳的原因是什么，接纳和不接纳的后果是什么。这项练习可以提高患者对个人体验的态度的元认知觉察，让他们认识到这种态度对其认知、情绪体验及疾病的影响。

表 11.1　接纳作业表

想法、情绪、身体感觉	我是否正在努力培养对这些内在体验的接纳	我过去是否能接纳这种状态（情绪、身体感觉、想法）并与之保持联系，但不做出反应？如果不能，为什么	如果我当时能够接纳，我现在会是什么感觉？如果我当时不能接纳，我现在会是什么感觉？后果是什么

对体验的强迫性怀疑和自我否定

研究发现，OCD 患者（特别是强迫检查患者）对其记忆缺乏信心，对其记忆的生动性不满意。实证观察和一些研究表明，这种信心不足仅与 OCD 相关的刺激和威胁情境有关，在正常或安全条件下（如心理治疗期间）它会显著降低或消失。

德克·赫曼斯（Dirk Hermans）等人的研究表明，OCD 患者的这种低认知信心至少表现在三个不同层面上：对行动记忆的信心低、对区分行动与想象的能力的信心低、对保持注意力不分散的能力的信心低。

根据已经讨论过的注意偏向假说，赫曼斯等人在解释这种信心缺乏时指出，OCD 患者会怀疑之前的回避行为（如检查、洗涤）的准确性或完整性，因为这种行为的重要元素可能由于分心或注意力减少被忽略。

还有人提出，OCD 患者（特别是强迫检查患者）对自身认知体验的自信心可能源于加工或使用相关感官信息的过程中产生的认知偏差，这些感官信息涉及易产生强迫性认知的情境。这种偏差可以被概念化为对感知经验的自我否定。据推测，这一问题可能在病理性怀疑的激活、患者的有意识感知体验与强迫症状之间的关系中起到决定性作用。

临床观察表明，在心理治疗期间，OCD 患者通常能够回忆起他们在那些激活强迫思维的焦虑唤醒事件中的感知体验。尽管如此，我们也发现，在经历强迫性危机时，他们很难自发地恢复并信任与该事件相关的感官信息。于是，他们对自己的体验变得不确定。如果这些信息能够被使用而不是被低估，这可能会消除强迫性怀疑。患者陷入一个恶性循环（见图 11.1）：初始的验证缺陷导致对怀疑的过高评价，这往往又导致患者否定、"无视"（指掩盖或排除知觉和体验领域的某些元素）、掩盖自己感知经验的客观性。正如佩玛·丘卓（Pema Chodron）所说："发生在我们身上的经历是障碍和敌人，还是教师和朋友，完全取决于我们对现实的看法，取决于我们与自己的关系。"

一名 23 岁的男子存在强迫性检查症状，为检查公寓的百叶窗是否关闭，他返回家多达 20 次，他担心在他出门时窃贼会闯入公寓偷走其所有的财物。在治疗过程中，患者能够回忆起相关的视觉记忆——完全关闭的百叶窗和黑暗的房间。他也能想起自己拉动窗户旁边的拉绳放下百叶窗的画面，以及这一动作产生的噪声。视觉记忆和听觉记忆都与事件极为相关，而且相当详细。问题是，在 OCD 发作期间，患者根本没有使用这些记忆。

要了解强迫现象发生的根本原因，我们需要问一个看似简单的问题：为什么大多数人不会出现强迫性症状？我们提出的假设是，那些没有强迫症状的人，对动作或事件的强迫性怀疑没有被激活，因为在遇到各种情况时他们都会自动地使用同时自我确认自己的经验，使这些经验变得突出并被给予其应有的重视。即使是 OCD 患者（特别是那些具有良好自知力的患者），其情景记忆库中也有对感官体验非常清晰的记忆。觉察或使用这种记忆可以中和怀疑激活，但这些患者无法认可这些信息并加以确认。

对自己的感知经验进行确认意味着人们认为它是真实和客观的：对感知经验的觉察在激活个人情绪和行为方面处于层级的上位。例如，如果人们离开家后不知道是否关灯，他们可能会立即恢复对黑暗房间的视觉体验的记忆，或者回忆起手指按下开关时的画面。尽管画面可能不是非常清楚，但这种回忆本身通常足以防止怀疑被激活。对 OCD 患者（尤其是那些具有良好自知力的患者）而言，我们可以推测他们的情景记忆库中存在感官体验（视觉的、听觉的、触觉的等）的清晰记忆，对这些记忆的觉察和使用会使人们认识到反复怀疑是毫无根据的。但是，这些患者无法确认可用信息，因此，相对于强迫性怀疑而言，他们的经验实际上最终会被置于次要地位。例如，患者可能会说："我知道我关掉了水龙头。我记得我这样做过，但我不是非常确定，我需要确定我关了！"只有在患者必须面对与可怕事件有某种程度的关联的情境时这种现象才会发生。此外，它的发生是由对事件的严重性（而不是发生的可能性）的错误评估导致的。因此，事件被主体评估为如此"严重"（即使极不可能），以至于事件发生的风险再小个体也无法接受。人们推测，这种对感知经验的信心的缺乏与 OCD 患者（假如真的做错了事）害怕被社会群体排斥、被边缘化及被羞辱相关。因此，基于正念的干预对 OCD 患者时时刻刻确认其对感知体验的回忆和觉察能力具有重要作用。这样，正念练习就可以被作为强迫思维的一种解毒剂，从而消除病理性疑虑。

OCD 患者的一个问题是，在焦虑唤起情境中及强迫发作时，他们很可能会进入一种不同的心理状态。对 OCD 的不合理性或无意义本质的了解受情境制约。事实上，在临床实践中经常观察到，与"正常"的、非威胁性的状况相比，在危急情况下 OCD 患者的自知力水平最低。因此，定期进行正念练习可能会使这些患者受益，它可以使个体的心理状态和元认知过程变得稳定和正常（见第 4 章）。

基于正念的技术：感知经验确认技术

> 信任与我们的感知和现实之间的一致性密切相关。
>
> ——马蒂厄·里卡德（Matthieu Ricard）

上一节讨论的假设构成了感知经验确认（Perceptive Experience Validation，PEV）这一治疗技术的理论基础。该技术的目的是训练 OCD 患者（特别是有强迫检查症状的患者）全神贯注于自己的感知经验，并尽可能地确认对它的记忆和意识，将其作为对抗 OCD 的"解毒剂"。如上所述，OCD 患者的信息加工技能可能会受到影响。他们经常很难相信自己对感知体验的记忆。通常情况下，那些没有完全失能并且具有良好自知力的 OCD 患者对其决策过程也有很好的觉察，能在与强迫症状无关的情境中成功地做出决策。要做到这一点，他们必须充分觉察到做这些决定所需的感知信息。问题出现在引起焦虑的情境中。在这种情境中，OCD 患者无法确认（或不习惯认可）他们的感知，因此无法抵制怀疑，最终让怀疑占了上风。

基于这一假设，迪唐纳制定了一个方案，其目标是帮助患者在危急情况下确认其感知经验，以使患者相信这种记忆是客观和真实的，从而尽量减少怀疑的重要性。基于来自几十例临床病例的经验的支持，这一方案的基本思路是，帮助和训练患者全神贯注于自己正在经历的体验并不断对其进行确认，从而起到怀疑解毒剂的作用。这一过程最初发生在治疗期间。患者学会培养一种在体内持续地、稳定地做同一件事的习惯。先是在正常情境下（不会引发焦虑）练习保持这种习惯，然后是在危急情境下练习保持这种习惯。这一活动可能有助于改善或消除工作记忆缺陷和自我否定认知偏差。人们推测，有规律地练习对日常生活中的普通刺激保持持续注意，积极地对那些感知进行明确的有意识的确认，也可以改善注意的自我调节能力。

　　该技术包含几个不同的步骤（见图 11.1）。第一步是让患者准确地描述他们想要处理的侵入性想法（怀疑、强迫思维、表象），并且说明他们在多大程度上相信他们所害怕的事件会发生，他们在多大程度相信事件已经发生，问题有多么严重，或者他们在多大程度上相信自己应为此负责，以及当想到这一事件时他们经历的不安或焦虑的程度（0~100）。然后要求患者把页面分成两栏，在左边写下他们记得的有关他们在特定情境中的感知经验的所有信息，这些信息是与强迫性怀疑不相容或冲突的（例如，我看到窗户关上了）。在页面右侧，患者要写下一切使强迫性怀疑保持活跃的东西（推论、猜测、假设、选择性推理等），以及所有与个人体验毫无关联的东西（例如，我可能在没有意识到的情况下做了这件事）。患者一定要明白，不能在左边写任何来自外部的肯定或任何仪式行为，这些仪式行为只要放在那里就能得到强化。下一步有两个方面：一方面，必须实施干预以对患者的感知经验加以确认（左侧），治疗师通过言语和非言语行为证实，他或她相信患者声称自己感知到的东西是真实的、客观的、无可争辩的；另一方面，治疗师必须努力帮助患者学会以正念的方式观察该体验，并且对该体验进行自我确认（不仅仅是在治疗期间，更重要的是在治疗之外），这会自动（而且通常能立即）引导患者不再容忍那些"诱发"怀疑的因素，在这个过程中可以经常使用这句话帮助 OCD 患者："你的感官不会撒谎"。

侵入性想法："开车离开停车位时，我恐怕撞到了后面的一辆卡车。"
坚信程度：75%
焦虑 / 痛苦程度（0~100）：80

来自我的感知体验的信息 （在这种情境下，我看到、听到、闻到、触摸到、尝到了什么？）	不是来自我的感知体验的信息 （我在担心什么？我认为发生了什么？）
• 我在车上**没有听到**任何噪声 • 我从后视镜中**看到**卡车离我足够远，不会给我造成任何问题 • 离开时，我**听到**一个声音，但那不是撞车时的典型噪声 • 我**看到**保险杠没有损坏 • 我**看到**卡车开走了，它没有任何问题	• 我**想**我倒车了 • 司机**可能没有**意识到我撞了他 • 我**认为**我所处的那个角度正好撞到他

练习结束时的坚信程度：10%
焦虑 / 痛苦程度（0~100）：20

图 11.1　使用 PEV 示例

　　事实上，经过一系列的练习，（页面右侧的）这些元素往往会越来越少。患者一定要明白，不能在页面左侧放置太多的感知元素，因为这会导致无用的反刍思维，结果会适得其反。对大多数人来说，与感知体验相关的单一因素足以消除怀疑并结束强迫性的仪式。他们需要意识到，在与强迫问题无关的情境下，他们正是这么做的。例如，以下回忆之一可以被认为是充分且必要的："我没有听到撞车声""离开房间时我看到房间很黑""我没有听到任何新生儿的声音从那个垃圾堆传出来"等。在练习结束时，要求患者再次明确，他们在多大程度上相信那些与可怕事件相关的想法是真实的，并将最初的不适感水平与当前的不适感水平进行比较。

　　在一项单一个案研究中（见图 11.1），一位 28 岁的患者执着于这一想法：她认为当她开车时，自己可能撞上了另一辆车，但她自己没有意识到，这会导致另一个司机死亡。在治疗过程中，患者对真实的体验进行了回忆，而对这些回忆进行分析后发现，她对自己的感官体验有着清晰的记忆，该体验本可以消除和避免任何强迫性怀疑（例如，"我没有听到撞击的声音""我没觉得自己失去了对车辆的控制"）。但患者在强迫发作时无法确认和利用这些感官体验。治疗师帮助患者对这些回忆进行确认，从而增加其体验的可信度（见图 11.1 左侧）。这使得患者自动地不再那么重视之前助长其强迫性怀疑的主观因素（见图 11.1 右侧）。练习结束时，她对于强迫性想法的坚信程度和她的不适程度都下降了。患者表示："今天，我明白了，不断地寻找所有让我产生怀疑和强迫思维的内容（见图 11.1 右侧）只会引发新的疑虑和困扰；从现在开始，我要更加重视我的实际体验。"

　　在其他治疗阶段重复进行这一过程。最后，患者只需要在左侧列一个"客观"元素就能中和右侧所有的强迫性怀疑。即使在家里，患者也被要求在每次强迫思维出现时进行同样的治疗；患者要全天对自己的体验保持警觉和认可的态度，即使是在不会引发焦虑的情境下。在 3 个月的随访中治疗效果得以保持。

　　与其说 PEV 是一种治疗方式，不如说它是一种正念思维方式或正念态度。这是 OCD 患者与他们自己及其体验相联系的另一种方式，能帮助他们看到寻求确定性是没有必要的，因为他们掌握的信息已经足够了。

强迫症的问题界定与正念

　　正如蒂斯代尔等人指出的那样，当为患有特定疾病的个体提供基于正念的干预（无论是个体治疗还是团体治疗）时，一定要与患者分享明确的问题表述，向患者解释正念状态的潜在作用，以阻断病症的维持机制。当正念训练与人们对患者的问题的不同观点相结合时（把这些观点与患者分享，并通过正念练习加以强化），正念训练才有效。

焦虑障碍由正常心理事件的功能失调性元认知激活和维持。根据精神障碍的标准认知模型，对于多种疾病（包括 OCD）来说，正念的临床意义可能在于它在层级结构的上位进行介入，特别是在内、外部的激活性刺激与导致心理困扰的元认知过程及维持机制之间的那个点（见图 11.2）。正念是一种存在模式（见第 1 章），可被用来预防或抑制那些使患者陷入强迫思维的恶性循环的元认知过程。

如果把 OCD 与惊恐障碍等相关疾病进行比较，我们可以发现，这两种疾病的问题都源于对一些正常体验的感知方式（见图 11.2）。从这些问题的标准认知模型来看，OCD 的触发因素通常是一种侵入性认知，而惊恐障碍的触发因素是一种或多种正常的身体感觉。随后，患者开始将这些正常体验解读为危险体验（元认知），OCD 患者可能总想着应当对伤害或损失负责，而惊恐障碍患者则总是想着灾难即将发生。然后，这两个元评价激活这两种障碍的维持机制：一方面激活"行动模式"（中和、仪式行为、寻求肯

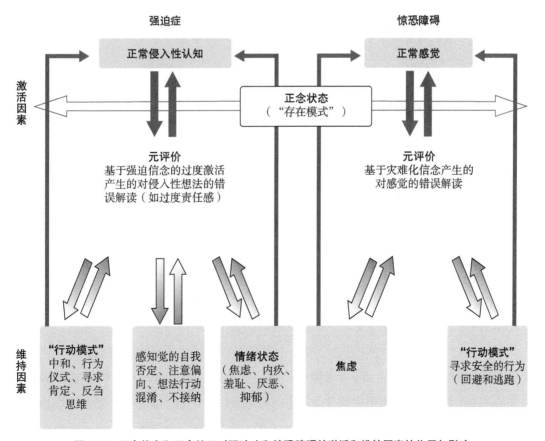

图 11.2 正念状态和正念练习对强迫症和惊恐障碍的激活和维持因素的作用与影响

定、反刍思维）和认知偏差（感知觉的自我否定、注意偏向、想法行动混淆、不接纳），另一方面激活寻求安全的行为（回避、逃跑等），除此之外还会激活相关的情绪状态，如 OCD 患者的焦虑、内疚、羞耻、厌恶和抑郁及惊恐障碍患者的焦虑，这些将强化维持病症的初始元认知。强迫行为、中和和寻求安全行为都是为了减少元认知引起的对威胁、焦虑和痛苦的感知，但是这种缓解只是暂时的：事实上，这些行为非但没有减轻焦虑，反而使它更加严重。这些反应使问题得不到解决，使患者无法适应焦虑。

激活正念状态（"存在模式"）是在这些症状的早期阶段进行的干预，它使患者觉察到"正常"内部体验（想法、感觉），并且从那一刻起开始对其采取不同的态度，一种涉及接纳、自我确认、不评判的态度。通过正念练习培养的这种态度能够防止激活那些会导致焦虑障碍的元评价过程（见图 11.2）。

正念训练能够帮助强迫症患者抑制对意识流中的想法、情绪和身体感觉的二次精细加工，可能会使认知抑制得到改善，特别是在刺激选择层面。这一效果可以采用涉及语义加工抑制的特定测试进行客观评估。

认知行为疗法与正念的整合

> 做你害怕做的事！
>
> ——拉尔夫·沃尔多·爱默生（Ralph Waldo Emerson）

与标准认知行为疗法（CBT）不同，正念干预的主要目标不是改变患者认知系统的内容，而是改变患者与之关联的方式。在正念训练过程中，训练者帮助患者从关注过去和未来（由记忆和反刍思维决定）转移到关注当下，从而形成个人体验的去中心化和去认同过程。正念治疗聚焦于改变想法、情绪和身体感觉对患者的影响及患者对之做出的反应。因此，正念治疗对 OCD 这样的疾病特别有效，就 OCD 而言，对负面内在体验的不容忍及继而产生的行为回避起着核心作用。

然而，对 OCD 患者进行正念干预并不容易，特别是对于重症患者或慢性患者。这类患者通常对自己的内在体验有着僵化的图式和态度。解决这一问题的方法是将 CBT 与正念干预结合。该方法也得到了其他研究者的推荐，且已被位于维琴察的心境和焦虑障碍研究所（Mood and Anxiety Disorders Unit）采用。这项整合工作可以分为以下三个阶段进行。

1. 问题界定。这可以在治疗初期完成，治疗师和患者就 OCD 的激活和维持因素及正念在这一过程中可能产生的作用和影响达成共识（见图 11.2）。这样患者就能明白其问题是如何产生的，以及正念练习如何能对抗问题界定所强调的失调机制。正念可以减轻强迫症状，改变障碍的模式和维持因素，帮助患者改变自己与所有体验（内在和外在体验）关联的方式，形成一种新的存在方式。

2. 训练患者的正念技能。为患者提供一个公认的、结构化的正念团体训练课程是有用的，如 MBCT 或 MBSR，它们已被应用于 OCD 患者。在团体训练过程中，向患者强调暴露的重要性及其影响，给他们提供心理教育材料，向他们解释个体如何与自己的想法、情绪和感知产生联系，同时说明正念可以改变功能失调的强迫症状的机制。

3.ERP 技术与基于正念的暴露联系相结合。与传统的 ERP 技术不同，这种暴露疗法是让患者直接与自己的个人体验保持联系，时时刻刻留意暴露过程中出现的真实的认知体验、感官体验和情绪体验，不对之加以判断和评价，也不对之做出反应，还要有意识地阻止有关真实体验的元认知过程，或将所有元认知仅仅视为想法，允许它存在。

对数十名 OCD 患者的临床治疗经验表明，（个体或团体）治疗过程应遵循以下形式（见图 11.3）。

A. 治疗开始时，让患者进行一些能让其进入稳定、平衡和清醒的心理状态的正念练习（如坐姿冥想、身体扫描，见附录），充分打开注意过程和感官过程。

B. 让患者暴露于（在体内或想象中）引发焦虑或痛苦的情境或诱因。在这个阶段的每一时刻，要求患者把注意力集中于"注意锚点"或"正念中心"（如呼吸等身体或感官输入），以便能全神贯注于当下（"把呼吸作为锚点"），观察内在体验和外在体验中发生的一切。

C. 患者应集中注意去觉察可能出现的任何想法、感觉、感受和情绪，不加评判地一遍又一遍地积极观察并描述这一个人体验。例如，焦虑可能被患者描述为一系列无害的身体感觉和想法，焦虑的增加不会导致任何危险的后果。

D. 对想法、感觉和情绪状态采取准许、"放下"和接纳的态度（在正念训练中学到的）。使用去中心化、认知解离和去认同策略。为达到这一目标，以下方法是有益的：使用在团体训练中使用过的特定短语或句子（如"想法是心理事件，而不是事实""想法和情绪是短暂、无常的事件"），或者让患者使用与正念有关的特定隐喻（如"想法像天空中的云彩"等，见第 7 章）。这一阶段的目的不是改变想法的内容，而是改变患者与想法形成联系的方式。

正念练习
（呼吸/身体正念）

暴露于（在体内或想象中）引发焦虑的刺激
"把呼吸当作锚点"

觉察想法、情绪和身体感觉，积极观察和
描述个人体验而不加评判

对想法、情绪和身体感觉采取准许、"放下"和接纳的态度
采用去中心化、认知解离和去认同策略
"想法只是暂时的心理事实"
使用隐喻（如"想法像天空中的云彩"等）

反应预防——避免对个人体验做出任何明显的或隐蔽的反应
（中和、仪式行为、寻求肯定）

短暂的正念练习（如呼吸空间练习）

图 11.3　ERP 与基于正念的干预的整合模型示例

E. 在整节训练课上，这一点非常重要：要求并帮助患者注意并帮助其避免通过仪式行为或强迫行为做出明显的或隐蔽的中和，要定期询问患者在当时或在课后他或她觉得自己会做什么，或者他或她是否正在使用任何中和想法来应对焦虑和痛苦。如果是这样的话，要让患者放弃中和，并把其注意力拉回到当下的真实身体感觉或感官体验上，评价痛苦程度每时每刻是如何变化的（0~100 分）。此外，还要让患者注意不适感是如何表现为特定身体感觉的，以及这种感觉在身体中的位置。

F. 训练应以简短的正念练习（如呼吸空间练习）结束，这样做的目的是让患者恢复平衡感、稳定感和存在感。

效果研究

目前，尚无随机和对照实验研究基于正念的 OCD 治疗方法的有效性。然而，有一些研究表明，使用多种改编形式的正念疗法或冥想治疗 OCD 会产生积极而显著的效果。

在一项临床案例研究中，尼派·N. 辛格（Nirbhay N. Singh）、罗伯特·G. 华勒

（Robert G. Wahler）和艾伦·S. W. 温顿（Alan S. W. Winton）介绍了一个案例。通过将 OCD 重新定义为一个长处，同时增强正念技能，这名患者提高了自己的生活质量，她甚至能够将 OCD 融入自己的日常生活。研究结果显示，她成功地克服了 OCD，并在 6 个月干预后不再服用任何药物。3 年的随访表明，她调整得很好，拥有充实健康的生活方式。尽管一些强迫性想法依然存在，但是它们没有控制她的行为。

在另一个案例报告中，萨帕纳·R. 帕特尔（Sapana R. Patel）、卡莫迪和 H. 布莱尔·辛普森（H. Blair Simpson）介绍了一名拒绝药物治疗和 ERP 的强迫症患者。治疗师对其使用了 MBSR，8 周治疗结束时，评估显示患者的强迫症状显著降低，同时唤醒正念状态的能力增强了。

施瓦兹等人研究了认知行为干预与正念相结合的疗法（四步疗法）对一组 OCD 患者的疗效。脑成像研究结果表明，基于正念的治疗与该疾病的相关脑功能障碍区域的重大结构和功能变化有关（自我定向型神经可塑性）。一些神经影像学研究表明，经过基于正念的方法的治疗后，OCD 患者能够"重建"与该疾病相关的神经元回路。有意识地定向注意可能引发大脑重组，从而引发更具适应性的大脑和行为功能（量子芝诺效应）。更具体地说，这些研究者假设，反复开展正念行为、有规律地加以练习可以在大脑基底神经节中与习惯形成有关的部分之间形成回路。有意识地建立正念认知重构视角将以高度适应性方式直接影响前额叶皮层机制。常规正念练习会通过自我定向型神经可塑性使过度活跃的眶额叶皮层、前扣带回和尾状核回路平静下来，从而重塑大脑。这些研究还表明，当 OCD 患者采用正念视角时，眶额叶皮层的脑代谢发生显著变化。

此外，在最近一项试点研究中，研究者研究了改编版 MBCT 对 6 名 OCD 患者（Y-BOCS 平均分为 21 分）的影响。初步数据表明，治疗结束时，有 4 名患者的 Y-BOCS 和帕多瓦量表得分明显提高，并且在 6 个月的随访中这一效果得以保持（其中 3 人的症状完全缓解）。从 MBCT 团体治疗开始到随访结束，患者没有接受任何其他心理治疗。那些服药患者的药量从团体治疗前 4 个月到随访结束没有变化。症状改善的 4 名患者在团体治疗期间和 6 个月后保持着中高强度的正念练习。同时，强迫症状的显著改善（治疗后和随访时）与正念技能的显著提高（使用正念五因素量表进行评估，见第 9 章）之间呈现出相关性。

这些发现令人鼓舞，但我们仍需进行大样本随机对照研究验证上述效果和机制，以及了解正念成分会在多大程度上影响和改善治疗效果。

结语

> 真正的发现之旅不在于寻找新的风景，而在于拥有新的眼光。
>
> ——马塞尔·普鲁斯特（Marcel Proust）

将基于正念的干预用于 OCD 的心理治疗仍是一个相对较新的临床应用，虽然这些方法在过去 20 年取得了令人瞩目的进展。从正念的角度看，OCD 可以被概念化为正念技能缺乏。基于正念的治疗方法似乎是一种有效的干预，它可能会提高 OCD 患者的基本正念技能。更具体地说，正念练习可以增强暴露体验，而且由于它是一个反回避策略和抗反刍过程，因此能改善 OCD 患者的注意缺陷。此外，有人推测，正念可以教会患者确认个人体验，防止二次精细加工，后者是 OCD 的主要激活因素之一。自我确认和接纳被认为是一种有益的态度，它可以改变人们对个人体验和记忆的持续不断的强迫性自我否定。本章介绍的 PEV 可以帮助 OCD 患者提高注意力，运用对感官体验的记忆应对怀疑和反刍思维问题。

正念能帮助患者认识到体验的无常（通过使用接纳、准许和"放下"的态度及隐喻），培养一种非我和超脱意识（通过使用去中心化、去认同和认知解离），帮助患者认识到不需要对想法进行控制或做出反应。正念训练也可能有助于提高患者的元认知技能、自知力、现实验证能力和一般功能，它帮助患者学会避免激活那些会导致慢性的、自我强化性的恶性循环的 OCD 维持因素（见图 11.2）。

正念干预措施不如标准行为技术具体，因为它旨在教给患者一种不一样的态度、思维方式及在整个个人体验中的存在方式。这可能会对 OCD 的干预产生积极影响，因为 OCD 是一种异质性疾病，有多种并发症。事实上，这些患者可能需要一种更综合的整合治疗方法，以改变他们与自己的想法、情绪和身体感觉的失调的关联方式，通过这种方式患者将针对 OCD 的正念整合到对情绪痛苦和疾病的完整视野中。

正念练习可以切实被纳入传统的 OCD 干预中。目前可获得的数据及临床观察表明，通过增加正念训练或基于正念的组成部分，可以提高传统 OCD 治疗方案的有效性。在某些情况下，整合治疗可以改善对传统干预措施不敏感患者的治疗效果。此外，正念与 CBT（尤其是 ERP）的结合使得治疗更加有效，而且不那么可怕，从而降低了脱落率。使用基于暴露技术的认知行为干预方法的 OCD 患者的脱落率很高。正念可以增强患者使用这些会引起焦虑但却有效的策略的动机。

一个需要进一步探讨的问题是，对于某些严重 OCD 患者来说，基于正念的治疗是否存在禁忌证。以我在情绪和焦虑障碍小组的临床经验和观察来看，一般来说，这些方法本身或者在被纳入现有治疗方案后，都没有特别明显的禁忌证，即便是 OCD 比较严重或强迫领域不同。此外，我还注意到，这种治疗方法对强迫检查和强迫清洗患者可能更有效，而对于自知力低和高估自我的人疗效可能较差。无论如何，都需要找到专门针对 OCD 异质性和共病（如抑郁症、人格障碍）而设计的正念方法、策略和形式（正念练习）。例如，针对症状严重的患者的干预措施也许应当与 CBT 结合使用。对重症患者进行这样的正念训练是有益的：让患者逐渐从外部感官体验（如坐姿冥想）转向内部正念体验（如身体扫描），练习时间逐渐增长，逐渐由非正式正念练习变为正式冥想练习（见第 24 章）。

目前关于正念对 OCD 的治疗成分的研究数量很少，因此无法得出关于变化机制的确切结论。但是，可以得到一些初步的观察发现。从现有数据和临床观察来看，基于正念的干预可能可以改善某些正念缺乏的症状，如注意偏向、反刍思维、想法行动混淆、过高的责任感及个人体验自我否定等。一个需要进一步研究的核心问题是，正念练习是否改变了与 OCD 临床症状相关的某些大脑过程。我们需要了解促进正念状态的认知、情绪、行为、生化和神经因素（见第 3 章），探讨正念训练引发 OCD 患者的临床改变的机制。

我们需要进行一些方法科学合理的实证研究，对正念干预 OCD 的效果进行评估，可以把正念与其他传统干预措施进行对比，也可以把正念作为 OCD 治疗方案的一个组成部分，要使用大样本和标准规程。研究的另一个目的是，确定正念干预对不同类型 OCD 患者（强迫检查、强迫清洗等）的效果的差异，探讨正念技能的提高与 OCD 患者的临床变化有什么关系。

作者希望，本章内容能够促进 OCD 治疗领域的发展及正念干预措施的实证研究，使临床医生能更好地理解这一慢性的、具有挑战性的问题的临床变化机制，并有效地应对它。

第 12 章

正念与抑郁症

托尔斯滕·巴恩霍夫

凯瑟琳·克拉内（Catherine Crane）

重性抑郁障碍是最普遍、最致残的情绪障碍，其影响广泛，包括社会功能、个人功能和生物功能。对抑郁症患者来说，消极思想充斥着对个人的过去、现在和未来的看法，兴趣缺乏和快感不足会使他们减少对曾经带来愉快体验的活动的参与。这些心理症状伴随着许多生理系统的失调，并伴有诸如疲劳和注意力难以集中之类的症状，从而削弱了人们积极应对日常生活挑战的能力。抑郁被体验为一种由于（当前功能水平）与平时或期望的功能水平差别巨大而引发的痛苦状态，而抑郁情绪常常会因其引发的反应而持续。这些反应包括：被动的应对、回避倾向、反复性和分析性反刍思维倾向，这进一步加大了情绪恶化的可能性。在很多情况下，该疾病导致的绝望会升级为自杀念头和自杀行为。

西方国家的抑郁症患病率非常高。目前欧洲重性抑郁障碍 1 年患病率约为 5%，与北美相似（于 2001~2002 年进行的美国国家共病再调查显示，1 年患病率为 6.6%）。人口学研究显示，过去几十年来这一比率持续上升，预计未来还会进一步上升。

对于大多数受抑郁症影响的人来说，抑郁发作并不是一个单一事件，这使得高患病率非常令人担忧。有过一次抑郁发作的人很可能会再次发作。例如，一项合作性抑郁症研究发现，2 年后抑郁复发率为 25%~40%，5 年后复发率增至 60%，10 年后增至 75%，15 年后达到 87%。这表明即使经过长时间的恢复，复发风险仍然存在。对于那些在抑郁时有自杀倾向的人来说，情况同样令人担忧。或许自杀死亡的最好预测因素就是既往有自杀史，而且如果自杀是某次抑郁发作的特征之一，那么自杀很可能会随着抑郁的复发而再次出现。因此，治疗抑郁症，尤其是自杀性抑郁症，不仅需要关注缓解当前的症状，还需要重视减少过去患过抑郁症的人的复发风险。

由西格尔、马克·威廉姆斯（Mark Williams）和蒂斯代尔开发的正念认知疗法（MBCT）专门针对在抑郁复发中起到致病作用的易感性过程。这一为期 8 周的课程将卡巴金开发的正念冥想训练与已经成功用于治疗抑郁症的认知行为疗法结合在一起。与认知行为疗法"第三次浪潮"中的其他方法一样，MBCT 治疗的重点是接纳和改变，其总体目的是帮助参与者更多地觉察到有可能引发恶性循环的消极思想和情绪，并对之做出不同的反应。最近的研究已经开始将 MBCT 用于抑郁时有严重自杀意念或自杀行为的患者。本章首先介绍 MBCT 的基本原理，探讨如何运用 MBCT 进行治疗；之后简要回顾当前关于 MBCT 有效性的研究，通过一个案例说明治疗方法；最后描述为什么 MBCT 特别适合有抑郁自杀史的患者，并简要介绍针对该高危人群的 MBCT 课程的初步的适应性方案。

有关抑郁症的理论

如前所述，抑郁症复发的风险随着先前发作次数的增加显著增加。目前普遍认为，抑郁症第一次发作后，复发风险约为 50%，第二次发作后复发风险会上升至约 70%，而第三次发作后会上升至约 90%。这对于理解决定抑郁症易感性的因素及开发有效的治疗方法都具有重要意义，因为抑郁症模型必须考虑发作次数引起的复发风险的增加，要达到这一目标可以通过针对引发风险的因素的改变提出假设，或者至少假设它们对风险的相对贡献改变。其中一个例子是，据观察，与首次后发作相比，负性生活事件与抑郁症发作之间的关系在首次时更强。这项研究表明，就首次后发作而言，抑郁症更有可能被个体独立触发，或者由更加轻微或独特的压力触发。为什么会发生这种情况？这对治疗有什么意义？

从认知科学的角度来看，这些发现已经在差异激活的框架下得到解释。差异激活理论认为，在抑郁症发作时，抑郁状态下的心境低落与其他情绪（如愤怒、绝望）、认知（如功能失调性态度）和行为（如被动、冒险）之间存在关联。这些反应模式可能因人而异，形成了个体独特的"复发特征"，但是有人认为，随着时间的推移，它们对同一个人是相对稳定的。事实上，在抑郁症发作时，这些"模式"的不同方面之间的联系得到了加强（由于共同激活），它们变得越来越协调，激活阈值也更低。因此，抑郁发作越来越容易被触发，复发的可能性增加，重大负性生活事件与抑郁发作之间的关联减弱。

人们发现，另外一个对抑郁症易感性特别重要的因素是反刍思维。过去数十年的研究表明，那些有抑郁风险的人倾向于通过重复性的、抽象的分析思维来应对症状、消极认知和不愉快的身体状态。虽然这最初是作为解决问题和减少自我反差的方式被发起的，但这种反刍思维，尤其是它的以沉思为特征的方面，具有一系列负面影响。反刍思维会导致情绪进一步恶化，同时消极思维导致的偏见增加，并且对于有效应对十分重要的认知功能被破坏，包括检索对自传体事件的特定记忆的能力及解决人际问题的能力。说起来有点矛盾，以前和现在的抑郁症患者在多数情况下对将反刍思维作为一种应对策略的有效性抱有积极的信念，这很可能导致这样一个事实：尽管它会造成有害的后果，但仍然存在。

随着当前情绪的恶化，个体可能会尝试在反刍监控与回避负面的思想和身体状态之间摇摆。与反刍思维一样，回避的主要影响是消极的。例如，研究表明，抑制负面想法的尝试反而会增加（而不是减少）负面想法入侵的频率。此外，回避使人不能以更积极的方式解决问题，也不能使自己习惯于令人痛苦的心理内容。蒂斯代尔、西格尔和威廉姆斯认为，正是这些及其他一些过程导致了这一情况：抑郁引起的反应正是使抑郁持续下去的原因，他们称之为"抑郁连锁反应"。

针对抑郁症和自杀的正念认知疗法

MBCT 是专门针对上述易感性过程而开发的，MBCT 教授的核心技能是"识别并摆脱以自我延续的反刍性消极思维模式为特征的心理状态"，并对体验采取一种以开放、好奇和接纳为特征的态度，而不是经验性回避。与认知疗法一样，MBCT 旨在使患者能够将想法视为心理事件而非事实，使消极思想与它们通常会引起的反应相脱离，并最终改变其意义。然而，认知疗法始终非常关注想法的内容及对其含义的重新评估，而 MBCT 的主要目的是教会患者采取不同的视角看待思维和意识本身。通过不断练习把意识带到当下的体验中，参与者形成一种新的功能模式，该模式与那种使抑郁状态持续的自我聚焦的分析性认知过程是不相容的。西格尔等人将之描述为由"行动"模式（其重点是通过解决问题的行为缩短当前状态与事物应然状态之间的差距）转变为"存在"模式（个体与当下体验进行直接的、亲密的接触，无论该体验可能是什么）。

正念被描述为"以一种特定的方式去注意：有目的性、在当下、不加评判"。因此，正念既是觉察和做到从"行动"模式转变为"存在"模式的途径，也是"存在"模式本身的主要特征。在 MBCT 课程中，参与者通过常规的正式冥想练习及旨在将冥想效果推广至日常生活的练习培养正念。在课程的早期阶段，参与者被教导要觉察到并识别出"行动"模式的不同表现形式，并把"存在"模式培养为一种替代状态。由此提高的觉察力是预防抑郁症复发的重要基础，因为如果没有这种觉察力，个体将无法很好地识别那些表明抑郁思维方式已被激活的情绪和身体状态的变化，这些变化通常是细微的。在课程的后期，随着基础得到强化，培训重点转向识别日常生活中的不良情绪、负面认知（如负面情绪的诱因）。这一阶段的练习旨在培养个体摆脱"行动"模式特有的反应（如反刍思维）的能力，以及以更巧妙的方式与令人厌恶的想法和情绪相处、采取接纳而不是回避态度的能力。最后一次课程强调对所学技能的整合，以防止将来出现复发。

技能培训在 MBCT 中很重要。课前和课后的定期的正式冥想练习及日常生活中的正念练习是该课程的重要组成部分。在为期 8 周每周一次的训练课上，除一些心理教育元素（参与者从中了解抑郁症的症状和导致复发的易感性机制）外，课程尽可能是体验性的而不是说教性的。课上大部分时间被用于冥想练习和随后的探究，探究内容主要是对当前练习的反思及参与者在过去一周进行冥想练习时遇到的困难。一般来说，指导者的角色是引导和示范，邀请参与者对其体验保持开放的心态，并对体验进行反思。通过这种对话和反思，MBCT 既促进了元认知觉察的发展（例如，"在线"观察想法、情绪反应和身体感觉等心理事件的能力提高），也促进了对心理本质，对思想、情绪和身体状态之间的关系，以及对痛苦体验的元认知洞察力的产生。指导者对这种探究持一种好奇的态度，一种面对困难想法和感觉时去观察和接纳而不是必须解决或"修补"的态度。指导者在课堂上融入开放性原则和慈悲原则，这也正是他们教导参与者在冥想练习时使用的原则。这样的探究成为冥想练习的延续。由于冥想需要从内部引导（即从自己的冥想体验出发），而且指导者需要能够把自己的与消极情绪联系的能力带到课堂，因此有规律的正念冥想练习是教授 MBCT 课程的先决条件。

MBCT 课程为期 8 周，每周一次，每次两个小时，每次课都有特定的主题和教学安排。在第一次课之前，指导者与参与者单独会面，向参与者介绍治疗方法，了解参与者的问题，对治疗建立切合实际的期望，并回答参与者可能提出的任何疑问。班级规模因设施而异，但通常为大约 12 名参与者。前 4 次课重点学习集中注意。参与者开始觉察到自己的思绪如何使他们经常脱离当下的觉察，他们对想法、感受和身体感觉的专注力和觉察力也得到了增强，他们以此作为活在当下的一种方式。第 5~8 次课将重点转移到处理困难想法和感受上。参与者学会采用去中心化的方式觉察自己的想法、感受和身体感觉，学会以接纳和友善的觉察对待自己的感觉，同时学会放下内心的想法、降低陷入反刍思维的倾向，最终实现向当下的觉察功能的总体转变。这 8 次课向参与者介绍了不同的引导式冥想练习，包括进食冥想、"身体扫描"、瑜伽冥想、行走冥想和坐姿冥想。治疗即将结束时，鼓励参与者开发一种适合自身需要并可以长期坚持的家庭练习。表 12.1 列出了每次课中介绍的冥想练习、CBT 元素、所学技能、这些内容支持的见解及建议参与者作为家庭作业的活动。

8 次课程：一个案例

下面我们用菲奥娜（Fiona）的案例说明 8 次课程的进展情况。菲奥娜是一名 37 岁的单身女性，有一个女儿。菲奥娜曾担任零售助理，她在当地的报纸上读到正念研究计划正在进行的信息，于是主动报名参加 MBCT 课程。此前，她曾有过几次严重的抑郁发作，并伴有自杀意念，后来又间发性地出现了焦虑、情绪低落和更多的稍纵即逝的自杀念头。她是典型的抑郁症"负向循环"，这通常由在工作中或社交中感到被某人拒绝而引发，进而导致被遗弃感、焦虑感、抑郁感和无价值感，以及胸闷和哭泣等身体反应。菲奥娜报告说，随着这些情绪的发展，她越来越倾向于回避各种社交场合，她会独自一人反复思考自己当前的状况及过去他人对她的拒绝，这进一步加重了她的孤独感。随着抑郁感和无价值感的加重，她会有自杀的念头，感觉即使自己死了也没人会在意。自杀念头有时会发展为具体的自杀计划，但她从未就这些想法采取任何行动。

在课前的会面中，指导者向菲奥娜询问了她以前的抑郁经历及可能引起抑郁复发和持续的因素。菲奥娜进一步了解了 MBCT 的总体背景，以及正念冥想为何能帮助她解决反复出现的抑郁问题。指导者与她讨论了 MBCT 的潜在益处：她可能会更清楚地觉察到一系列通常会导致自杀意念的事件和体验，并以不同于以往的方式做出反应。例如，注意到自己对社会交往的反应是产生被抛弃感，意识到她可以选择其他反应方式而不是回避。谈及的其他益处还有，通过正念，菲奥娜能学会摆脱她感到抑郁时的习惯性反刍思维，并学会与那些给她带来很多困扰、促使她的负面情绪加重的焦虑症状建立不同的关系。菲奥娜表示，她的总体目标是改善自己的生活——让自己更加投入地生活，而不是在一次次危机中挣扎。

表 12.1　MBCT 每周总结：主题、练习、技能、见解和家庭作业

主题	练习	技能	见解	家庭练习
1. 自动导航 旨在使参与者意识到我们经常以自动导航模式运作，以及正念有何效果	**葡萄干练习** 一种冥想练习：参与者花儿几分钟时间探索一粒葡萄干的感官特征（视觉图景、气味、味道、触感）	开始体验从"行动"模式向"存在"模式的转变，体验正念专注的特质	如果我们能做到全神贯注，我们的体验可以更丰富。我们日常多数体验被错过，因为我们的心智在别处	**日常生活中的正念** 参与者选择一日常活动，并以正念的方式关注它
	身体扫描 45 分钟的引导式冥想，参与者的注意力在身体各部位间移动，关注每一个部位所产生的感觉，并把呼吸导向每一个部位	以不同的觉察对象为目标，持续练习注意力集中，注意脱离以及注意力转移。在心智游离时，对这一现象进行观察。练习放下想法，反复把注意力拉回到当前的目标上	心智游离是习惯性的。发展更强的身体感觉觉察力是有可能的（也许与情绪状态有关）	**身体扫描** 在光盘的辅助下，参与者每天练习 45 分钟身体扫描，注意自己的体验，至少持续 6 天
2. 应对障碍 目的：探索进行冥想练习时的初步体验，引入元认知视角	**身体扫描** 如上	观察心智的游离，练习放下想法，把注意力反复拉回到当前的目标上	我们倾向于将我们的体验评判为愉快或不愉快，我们倾向于回避不愉快的体验，寻求愉快的体验	**身体扫描** 在光盘的辅助下，参与者每天身体扫描，至少持续 6 天
	想法与感受练习 参与者想象一个模棱两可的情节（如未被熟人注意到），探索他们对这一事件的反应，以及这些反应可能怎样随着心境的变化而变化	开始从元认知视角反思想法、感受、身体感觉和行为之间的关联	我们的心情会影响对事件的解释，而我们对事件的解释会影响随后的情绪、认知、身体感觉和行为	**注意愉快事件** 要求参与者注意他们体验到愉快的时刻以及让他们产生愉快体验的事件，并观察在这些场合出现的想法、感受和身体感觉

（续表）

主题	练习	技能	见解	家庭练习
3. 呼吸正念 目的：把呼吸作为心智游离至困难想法、情绪或身体感觉时与当下重新联结的工具。练习重新与呼吸联结与困难体验共存，而不是进行概念性思考并尝试解决问题	**坐姿冥想** 30~40分钟的引导式坐姿冥想，在此过程中，邀请参与者关注呼吸不断变化的身体感觉，带着好奇心观察心智游离至哪里，然后温和地将注意力带回到呼吸上。在练习的最后阶段，将注意力扩展至整个身体	关注呼吸，注意心智游离，熟悉心智游离的习惯 当心智游离时，开始运用呼吸与当下的觉察重新联结	对心智习惯模式（如自我批评的想法以及身体不适感）的觉察力提高 呼吸是通往当下觉察的通道	**瑜伽体式与呼吸** 一系列站立瑜伽体式，之后是专注于呼吸的较短时间坐姿冥想，在第1、3、5天完成 **瑜伽（2、4、6）** 在无光盘辅助下，练习一系列瑜伽体式，在第2、4、6天完成
	瑜伽冥想和正念行走 引导参与者做一系列瑜伽体式，鼓励他们在做出每个体式之后和之前观察身体感觉的变化 指导参与者练习行走冥想，关注腿脚的放置和移动产生的感觉。步伐通常较慢。当心智游离时，重新把注意力定向到身体上	觉察到运动中的身体，观察练习期同心智的游离，学会重新与身体感觉建立联系	如果全神贯注地去观察，我们会发现身体感觉更丰富也更富于变化了	**定时呼吸空间** 参加者每天在预定好的3个时段，练习3分钟呼吸空间
	3分钟呼吸空间 3分钟的练习，参与者首先对当下的想法、感受和身体感觉进行觉察，然后将注意力转移到呼吸上，最终将注意力扩展到整个身体	开始将冥想练习融入日常生活	通过使用呼吸空间可以转移视角，重新与当下建立联系	**注意不愉快事件** 要求参与者注意他们体验到不愉快的时刻或让他们感到不愉快的事件，观察在这些场合出现的想法、感受和身体感觉

（续表）

主题	练习	技能	见解	家庭练习
4. 活在当下 目的：探索与强烈的或受情绪影响的想法、感受和身体感觉保持联系的方法	**视觉冥想、听觉冥想** 简短的冥想练习，参与者将注意力集中到图景或声音上。当心智游离时，温柔地将它带回到这些感觉上 **坐姿冥想** 在坐姿冥想中，注意力最初集中在呼吸上，然后转移到整个身体上。鼓励参与者以开放和好奇的态度探索强烈的感觉，而不是立即改变姿势以减轻不适。然后将注意转移至声音，再转移到想法，最终转移到觉察中任何突出的事物（"无选择觉知"） **自动思维问卷** 参与者通过阅读问卷以探索抑郁症患者中最常见的异常的负面想法。同时，回顾重性抑郁障碍在 DSM-IV 中列出的症状	把视觉图景和声音作为觉察对象，练习脱离自动导航模式，注意每时每刻体验的不同方面 开始探索以好奇、开放和接纳的态度与困难感受共处的可能性 辨认异常的负面想法，从元认知视角反思这些症状	可以通过对视觉图景和声音的模式，重新校准走出自动导航结，与当下联结。对视觉图景或声音的注意会特别"接地气" 当你选择与困难感受共处而不是试图消除它们时，你有可能会注意到它们的更多细节。有时困难感受会自发地改变 负面想法和体验是公认的抑郁症状，而不是个人缺陷的标志，也不是个体独有的	**坐姿冥想** 40 分钟坐姿冥想，注意对象从呼吸转移到身体，再到声音，再到想法，最终形成无选择的觉知 **呼吸空间** 鼓励参与者在 3 个预定的时段做 3 分钟呼吸空间，此外也鼓励他们在注意到压力或情绪困扰增加时做此练习

（续表）

主题	练习	技能	见解	家庭练习
5. 允许／顺其自然 目的：开始与体验建立与之前截然不同的关系，允许、接纳所有的体验	**坐姿冥想** 40分钟的冥想练习，参与者首先将注意力集中到呼吸上，然后是身体感觉、声音和想法。邀请参加者注意心智的游离，注意心智是否反复返回到某些想法，感受或身体感觉，从而引起对它们的好奇心和开放性。鼓励参与者探索在冥想中出现的困难是如何在体内表达的，鼓励他们注意与困难相关的紧张或其他身体感觉，并把呼吸作为工具，以开放的方式与这些体验共处，困难在哪里显现，就把气"吸到哪里，并从哪里呼出"。一旦想法或感觉不再吸引注意，参与者回到当前冥想的重点上，不管它是什么。冥想练习快结束时，邀请参与者练习故意给心智带来困难	开始探索接纳困难的想法、意象、记忆、情绪和身体感觉并与之共处的可能性 观察困难是如何在体内表达的 观察我们通常试图抑制或避免不愉快体验或尝试解决困难这一倾向	困难体验可能会有能被观察到的身体表现 有时当我们与困难共处而不是试图避免困难或改变困难时，变化会自发地出现	**引导式坐姿冥想** 按照课堂上进行坐姿冥想的方式，进行40分钟的引导式冥想练习 **静坐** 40分钟非引导式冥想练习，患者自己引导冥想练习，从注意不同的对象转向无选择觉知 **呼吸空间** 参与者继续练习定时呼吸空间，并在有压力和困难时进行自发呼吸空间练习

（续表）

主题	练习	技能	见解	家庭练习
6. 想法不是事实 目的：鼓励参与者减少与想法的认同，开始把想法作为心理事件并与事件之联系	**坐姿冥想** 一种以想法为觉察对象的冥想。观察想法的产生和消失，而不是去寻求想法。可以通过使用隐喻来辅助这一过程——把想法想象为银幕上的图像，天上飘过的云朵或者故意让参与者故意为心智带来一个困难的想法，并进行相同的开放的、非评判性的觉察。如果出现现想法令人沮丧，导致这太难做到，那么鼓励参与者觉察这些想法对身体的影响，与这些身体感觉共处，并观察这些感受，然后再去体验这些转瞬即逝的想法 **模棱两可的情景** 向参与者介绍一个模棱两可的情节：某人过于繁忙不能与他们交谈。让参与者探索在两种不同的情形下他们会做出什么反应，一种情形是他们刚与同事吵过架，另一种情形是他们刚得到老板的积极评价	进一步提高与冥想练习时出现的困难想法共处的能力 练习觉察身体对困难想法的反应，把关注身体反应作为一种基础训练，而不试图压抑或改变困难想法的内容 采取元认知视角，反思内部环境和外部环境如何影响个体对事件和体验的反应	与困难想法相处而不是做出习惯性无效反应是有可能的 随着时间的推移，与困难想法共处，并以去中心化的视角观察它们能够降低困难想法唤起情绪的能力 对事件的解释在很大程度上受到外部环境以及我们面对事件时的心理状态的影响 正念能让我们更清楚地看到事件和事件的背景，从而提高我们应对事件的灵活性	**较短的引导冥想** 给参与者介绍一系列较短的引导冥想练习，鼓励参与者通过将这些练习混合搭配来组建一个灵活的、自己能在日常生活中坚持有用的练习。如果参与者觉得有用，也可以把冥想练习和行走冥想融入这些日常练习 **呼吸空间** 鼓励参与者定期使用或有压力的时候使用呼吸空间。呼吸空间是一种在参与者应对困难时能为其提供更多选择和更多灵活性的回应方法

（续表）

主题	练习	技能	见解	家庭练习
7. 我如何才能最好地照顾自己 目的：探讨如何使用觉察来指导有技巧的行动	**坐姿冥想** 具体形式如上所述	进一步发展观察、接纳冥想过程中出现的体验的能力以及与之共处的能力		**自我指导的练习** 参与者从所有学过的正式冥想练习中进行选择，确定一个或多个共进行练习，每天使用
	对日常活动进行反思 参与者列出他们的日常活动，并将他们分为两类：一类是能够振奋情绪、释放能量的滋养性活动，另一类是令人心情低落的消耗性活动。参与者被分到不同的小组，在组内探索如何增加滋养性活动、减少消耗性活动，同时将他们在生活中面临的困难牢记在心，而不是尝试回避它们。然后，参与者对滋养性活动进行反思，找出哪些活动通过提供愉悦感来振奋情绪	反思不同的活动对情绪和健康的影响 在心境低落时，运用呼吸空间探索对当前困难情景的最明智的反应——是对当前体验开展正念觉察，还是采用有技巧的行动 在适当的情况下，可以有意增加振奋情绪的活动	觉察到生活中滋养性活动和消耗性活动之间的平衡，以及如何改变这一平衡而不是简单地逃避困难	**呼吸空间** 参与者继续使用定时呼吸空间和自发的呼吸空间将正念融入日常生活，并将它作为对挑战性体验的一种明智的回应方法
	复发征兆 参与者分组确定各自的抑郁症复发的征兆。一旦确定复发征兆，参与者一起讨论有复发危险时该怎么做	熟悉自己的抑郁症复发的征兆，制订在这种情形下可以实施的计划，包括使用呼吸空间，对当下的情况进行反思，以及就如何应对做出有意识的选择	觉察到在情绪低落时做出反应和做出回应之间的区别	**复发预防计划** 参与者详细阐述他们的复发预防计划，其中包括可能提供帮助或支持其他人的信息

（续表）

主题	练习	技能	见解	家庭练习
8.学以致用 目的：反思学到了什么，以及如何保持所学	**身体扫描** 如上所述 **反思** 参与者或单独或结对反思对自己参加该课程的初衷，从该课程学到了什么，以及继续练习存在的潜在障碍 **反馈** 参与者就课堂体验写书面反馈 **纪念物** 课程结束时，送给每名参与者一个小物件，如一块石头、一粒弹球或一粒珠子，用以纪念他们一起上课的经历，他们的辛勤工作，并提醒他们继续练习	把注意力集中于集中于不同身体部位的感觉。对觉察到的一切保持开放 鼓励参与者以每天练习为目标，即便只能坚持很短的一段时间。向参与者介绍初学者心态的概念，即任何时候都可以重新开始练习，即便是间隔很长时间后	随着时间的推移，对这一练习的体验和反应可能会发生变化	

第一次课的主题是"自动导航"。通过冥想练习，参与者探索并觉察到我们以机械的、自动化的方式运作的频率有多高，意识到这对我们的生活体验意味着什么，以及以正念的方式关注我们所做的事情如何改变我们的体验的性质。尽管指导者对菲奥娜说，学习冥想具有挑战性，不会立即产生效果，但她在上课时非常乐观，认为这将是治愈她的抑郁症的"良方"。菲奥娜听了每个参与者的简短自我介绍，她最初的课堂体验是积极的。她认为第一次上课中的练习很有启发性，练习使她注意到她平时吃葡萄干的体验与在课堂练习中的吃葡萄干的体验完全不同。平时她是大口大口地吃，而在课堂上她按照指令以正念的方式吃每一粒葡萄干，注意观察自己的各种感官是如何参与这一过程的，这让她体验到不同的味道和口感。第一次课以"身体扫描"结束，这是一种躺卧式冥想，参与者将注意力依次集中到身体的各个部位。

第一周的家庭作业是身体扫描，这对菲奥娜来说很有挑战性。第二次上课时，她报告说她"无法"做身体扫描。她说，上完第一次课后的这一周时间里，她哭得更多了，有好几次做身体扫描时，她体验到恐慌感，感觉非常不舒服。第二次课开始时，指导者与菲奥娜一起探讨她做身体扫描时注意到的身体感觉。但是，她无法清楚地描述她的身体感觉，只是重复说自己感到"恐慌"。指导者鼓励菲奥娜说，如果再出现这些感觉，要带着好奇心去接近它们，仔细研究这些时候的身体体验。他还向全体参与者强调，身体扫描过程中出现的感觉没有正确与错误之分。第二次课的主题是"应对障碍"，这次课的一项重要内容是处理参与者对第一周练习的反应（如菲奥娜的反应）。许多参与者对自己的练习方法是否正确有疑问，或者期望冥想练习令人放松，而当冥想体验与自己的期望不一致时他们会感到乏味和沮丧。在课程的这一阶段，有必要向参与者强调，做练习并观察自己的体验即可，无论体验是什么。在此阶段，指导者对参与者的体验保持开放性和好奇心也很重要，以鼓励他们第二周继续进行身体扫描。第二次课还会介绍认知模型，用以表明解释与情绪之间的密切关系。

在第三次课上，指导者向参与者介绍了坐姿冥想、行走冥想和瑜伽冥想。菲奥娜在做身体扫描时仍然会体验到不快，但她报告说在试图控制自己的情绪时，她开始有所放松。在课上探索坐姿冥想体验时，菲奥娜能够描述她体验到的感觉的特质（胸口发紧、呼吸不规则、悲伤）。然而，在最初的热情过后，她报告说对课程是否有用越来越怀疑，因为她仍没有开始感觉"更好"。这种反应并不少见，因为通过练习参与者往往会更清晰或更强烈地体验到负面的想法、感觉和身体状态。同时，他们开始意识到他们通常的应对方式往往涉及回避或反刍思维。与这些习惯性的倾向相反，MBCT教导参与者更多地觉察体验的困难方面。以"呼吸正念"为主题的第三次课的重点是学习对呼吸和身体感觉的注意如何稳定心态，以及使注意力重新集中到当前体验上，即使心智被吸引到体验的困难方面。

当菲奥娜开始练习坐姿冥想时，情况发生了很大的变化。她描述了一段静坐冥想过程，在此过程中，她出现了"我可以做我自己"这一想法，她对此感到一种巨大的解脱感。她说，她认识到自己以前一直避免独处，因此曾尝试与其他人在一起，因为她不喜欢自己。这导致她在被他人拒绝时感到焦虑，她感到被抛弃了。通过坐姿冥想，她开始以这种新的方式探索"与自己共处"的体验。随着 MBCT 课程的推进，这种自发的洞见经常会出现，参与者开始从新的视角观察他们的心智运作和对事件的反应。在前三次课中指导参与者对待心智游离的方式，即观察心智游离到了哪里，然后把注意力再次集中到冥想对象上。从第四次课开始，重点发生了变化，即更明确地指导参与者转向困难的体验，并带着平和、好奇心和兴趣探索它们。菲奥娜对自己的慈悲心很好地反映出这种重心转移。第四次课的重点是与困难体验"共处"。第五次课的主题是"允许或顺其自然"，主要探讨如何以接纳的态度对待这种体验，尤其是接纳和探索伴随负面想法出现的身体感觉。第六次课明确提出了该课程的核心主题，即"想法不是事实"，而是短暂的心理事件，人们可以选择注意，也可以选择不注意。作为课上坐姿冥想的一部分，指导者让参与者故意给心智带来一个困难，以便练习与困难联系的不同方式。菲奥娜最初感觉很难看到故意接触困难的益处。然而，随着时间的推移，她开始能够忍受自己想到困难时所体验到的痛苦，并将注意力集中于伴随该体验出现的身体感觉（胸口发紧、呼吸困难、悲伤）以及身体感觉的逐步变化。倾听班上其他参与者讨论类似体验有助于她对自己和他人建立慈悲心。许多参与者反思了自己评判自己的方式及这种做法对其情绪和健康产生的影响。指导者鼓励参与者在冥想练习过程中注意困难想法的产生，例如，当出现熟悉的想法时，注意到"这是内疚""这是评判"。此外还鼓励参与者尝试有助于去中心化的技术，包括把想法想象成树叶在溪流里漂浮，或者想象它们被投射在银幕上。

第七次课的主题是"我如何才能最好地照顾自己"。在这次课上，参与者对生活中的滋养性和消耗性活动之间的平衡进行反思。菲奥娜意识到她在有助于改善自己的情绪或健康的活动上花的时间很少，常常过于关注迎合他人的需求，以及避免被他人拒绝，以至于无法充分满足自己的需求。与班上其他参与者一样，菲奥娜发现了这样一个典型的抑郁螺旋：随着情绪的恶化，她越来越多地放弃可能给自己带来掌控感或愉悦感的活动。因此，她的预防复发计划的一个关键部分是识别该过程的早期征兆、使用呼吸空间、思考适当的行动方案，以及在情绪低落时刻意进行滋养性活动。

第八次课的主题是"运用所学应对未来出现的心境低落"，本次课被用来回顾所学内容，并对如何保持并运用所学预防抑郁复发和增进幸福感进行展望。菲奥娜指出她在很多方面取得了进步。她变得更善于"在线"识别自己对社交压力的反应倾向，并且能够使用冥想（包括短短 3 分钟的呼吸空间）觉察自己的反应并做出选择。例如，菲奥娜描述，有一天在火车上，她冲在对面坐着的一个人微笑，可那人迅速起身走开了。她最初的反应是，她认为对面这个人觉得她很奇怪，而且她认为其他人也注意到了这一情形及此人的离开，这让她感觉很尴尬。但是，菲奥娜并没有出现反刍思维循环，而是能够与即时体验保持联系，能够观察她对该事件的想法和身体反应。过了一会儿，那个人从洗手间回到了他的座位上！这次经历及其他类似经历向菲奥娜表明，活在当下、让事件和体验自然展开而不是陷入习惯性的无效模式和反应是有益处的。

效果研究

两项随机对照实验评估了 MBCT 对复发性抑郁症的有效性。在蒂斯代尔等人进行的多中心初步临床实验中，145 名已康复的抑郁症患者被随机分为 MBCT 组和常规治疗组，并被随访 60 周。MBCT 显著降低了有过三次或三次以上抑郁发作的患者的复发率，常规治疗组中有 66% 的符合条件患者复发，而 MBCT 组中只有 40% 的符合条件患者复发。此后，马和蒂斯代尔采用较小样本进行研究得出了同样的结果。73 名康复患者中有 55 人有过三次或更多次抑郁发作。一年随访发现，在这 55 人中，接受常规治疗的患者的复发率为 78%，而接受 MBCT 的患者的复发率仅为 36%。

这两项研究的结果都支持使用 MBCT 降低复发性抑郁症患者的复发风险。MBCT 组中有过三次或三次以上发作的患者的复发率大约是常规治疗组的一半，但在有过一次或两次发作的个体中两者没有明显的差异，这一事实与 MBCT 对认知反应性和反刍思维的关注是一致的，而且与这一假设也是一致的：当个体经历反复发作后，联想学习使这些过程与复发的相关性越来越高。

明确调查 MBCT 对相关认知指标和假设的作用机制的影响的研究才刚刚开始。威廉姆斯、蒂斯代尔、西格尔和朱迪思·索尔斯比（Judith Soulsby）发现，MBCT 能够改善自传体记忆具体性方面的缺陷，而自传体记忆具体性减少已被证明是抑郁症的一个重要病因。在一项前后对比研究中，拉梅儿、高戈尔、卡莫纳和麦克奎德发现，卡巴金开发的通用正念课程 MBSR 降低了有过抑郁发作的患者的反刍思维倾向。

虽然这些课程是专门为预防抑郁症复发而开发的，但其重点在于改变认知反应性和反刍思维，这表明它们对当前的抑郁症患者也可能有一定的益处。一些初步证据来自一项 MBCT 前后对比研究。该研究发现，在接受 CBT 后接受 MBCT 治疗的难治性抑郁症患者的症状明显减轻。向持续受抑郁症状困扰的患者提供 MBCT 是可行的，因为复发性抑郁症患者可能会出现明显的残留症状，达不到现有临床试验中规定的严格治愈标准（12 周无症状）。但是，在我们对这种方法对该组患者的有效性充满信心之前，还需要开展进一步的随机对照实验探索对目前有抑郁症状的个体使用 MBCT 的效果。

针对有抑郁自杀史个体的正念认知疗法

我们猜测，MBCT 期间获得的技能可能尤其适合抑郁期间有自杀倾向的患者。首先，回避倾向对理解自杀意念和自杀行为至关重要，而这正是 MBCT 所针对的目标。希望从无法忍受的境地逃离是自杀行为最常见的动机。关于自杀倾向的心理学理论一致认为，自杀倾向可以被理解为一种逃避尝试，逃离令人厌恶的自我意识、无法忍受的"心理痛楚"或无法忍受且感到逃脱或被拯救机会渺茫的境地。因此，对困难体验保持开放并与之共处，以自我慈悲和接纳的态度对待它，这一能力可能至关重要。另外，临床经验表明，有些个体花大量时间反复思考自杀计划和自杀幻想。个体缺乏有效解决问题的能力，在这一背景下，自杀意念既引起困扰又使人感到舒适。因此，摆脱反刍思维的能力，以及把自杀想法和幻想看作与其他想法和幻想一样的心理事件的能力，可能对自杀患者极为有益。最后，与自杀有关的认知缺陷和行为缺陷与抑郁症的其他特征似乎受到相同的认知反应过程的影响。因此，培养个体发现自杀危机征兆、保持警惕并明智地选择如何应对的能力，对于危机是否会变成自杀危机、有自杀念头的个体是否会继而做出自杀行为可能至关重要。

牛津大学的试点研究表明，曾出现过自杀倾向的患者是可以接受 MBCT 的。试点组使用的 MBCT 经过了一系列修改，更适合有自杀史的个体。这些修改包括：（1）通过正式的冥想练习（如听觉冥想和视觉冥想）及通过鼓励人们注意日常生活中的小事（如看到鸟、听到路上车辆来往的声音），着重强调把注意力定向于外部。这样做的目的是，增强参与者在强烈的负面情绪、侵入性想法或记忆出现时立足当下的能力；（2）更加强调在那些做坐姿冥想练习有困难（如出现焦虑不安或压倒性侵入性认知）的参与者中使用活动型冥想练习（瑜伽、伸展运动、行走）；（3）在课堂上反思与自杀心态有关的认知及自杀危机的复发征兆，以提高对它们的元认知觉察；（4）制订危机计划，帮助参与者在将来情绪恶化时采取明智的行动，包括在自杀念头出现时采取行动；（5）在课堂外，指导者与遇到特定困难的参与者进行有限的单独接触（通过电话或面对面），讨论如何通过修改冥想练习或使用替代策略解决这些问题。

在为有过自杀念头或自杀行为的个体开展的团体训练中，人们最初不愿意在课堂上直接探索自杀认知，因为害怕"触发他人想法"。然而，经验表明，直接在课堂上讨论这些问题的效果是积极的，这有助于强化对所有体验的开放态度及采取元认知视角的益处（甚至是在面对那些被视为非常强烈、可耻、危险或不可抗拒的想法时）。试点班一直令人鼓舞，它表明 MBCT 至少对某些有抑郁自杀史的个体可能是有益的。尽管这方面的数据很少，但我们团队最近开展的一项试点研究表明，MBCT 可能对有过自杀史的患者的前额叶静息态脑电 α 波不对称性有保护作用，它是情绪功能的一个神经生理指标。有趣的是，莫拉·A. 肯尼（Maura A. Kenny）和威廉姆斯在调查 MBCT 对当前抑郁患者的效果时发现，MBCT 对有自杀特征的患者和无自杀特征的患者具有相同的效果。

结语

MBCT 是一种技能培训课程，旨在教会参与者"认识并摆脱以反刍性消极想法的自我延续模式为特征的心理状态"，以一种开放、好奇和接纳的态度面对体验，而不是以经验性回避对待体验。冥想练习、认知疗法练习和指导性探究对这一过程有帮助。我们需要开展进一步的研究来探索 MBCT 的作用机制，调查与其他可行的心理治疗干预措施相比 MBCT 的疗效如何，但初步研究结果表明，对于复发性抑郁症患者来说，MBCT 是一种有前景的治疗方法，MBCT 也可能适用于那些有自杀特征的抑郁症患者及有持续症状的抑郁患者。

第 13 章

正念与边缘型人格障碍

夏琳·L. 里兹维 (Shireen L. Rizvi)

史黛西·肖·韦尔奇 (Stacy Shaw Welch)

索纳·迪米德坚 (Sona Dimidjian)

边缘型人格障碍 (Borderline Personality Disorder, BPD) 是一种严重的人格障碍, 其特征是显著且普遍的情绪、行为和认知失调。目前 BPD 的诊断标准包括人际关系困难、情感不稳定、愤怒问题、破坏性冲动行为、极力避免被遗弃、自我认同问题、慢性空虚感、短暂的分离症状或偏执观念、自杀行为。如果这 9 个标准中有 5 个 (或更多) 起始不晚于成年早期, 且持续数年, 则可以确诊。

在所有精神疾病中, BPD 是精神卫生系统内难以管理和治疗的疾病之一, 原因有如下几个。首先, BPD 患者的个人求医率低。其次, BPD 的诊断与许多 "治疗干扰行为" 相关, 这使得连续性治疗难以开展。高达 60% 的脱落率在 BPD 的治疗研究中并不少见, 而且脱落通常在治疗的前三至六个月内发生, 不管实际计划的治疗时间是多长。其他干扰治疗且很可能导致治疗师倦怠的因素包括: 患者在治疗中气冲冲地提前离开或治疗结束后不离开、乱扔东西、没有在约定时间出现或者过了约定时间很久才出现、不支付治疗费、不做布置的任务。第三, BPD 患者经常共病多种疾病, 最常见的是情绪障碍, 尤其是重性抑郁障碍, 但其他轴 I 障碍 (包括进食障碍、物质使用障碍和创伤后应激障碍) 的发生率也相当高。最后, BPD 与高致死风险相关。在《精神障碍诊断与统计手册》(DSM-IV) 中, BPD 是唯一一个将长期企图自我伤害或自杀作为诊断标准的疾病, 研究表明高达 8% 的 BPD 患者最终自杀。

幸运的是, 该领域的最新进展为 BPD 的治疗带来了希望。辩证行为疗法 (DBT)

最初由林内翰为自杀 BPD 患者开发，迄今为止获得了最多的实证支持，有 9 个随机临床实验证明了其疗效。DBT 也是较早将正念作为其核心组成部分的心理治疗方法之一。

面向边缘型人格障碍的辩证行为疗法

DBT 是一种融入接纳策略的认知行为疗法。DBT 的核心"辩证法"存在于如其所是地接纳当下与积极推动转变、创造有价值的人生之间的张力中。变化是通过标准的认知行为策略实现的，如功能分析、权变管理、认知重构、暴露和技能训练。接纳是一个积极的过程，通过使用验证策略来展示。

DBT 标准形式包括四个组成部分：每周个体心理治疗、每周团体技能训练课程、按需电话咨询，以及所有 DBT 治疗师都参加的每周咨询小组会议。个别会谈的指导方针明确指出，治疗应明确优先目标。这些目标按照优先次序包括：威胁生命的行为（包括自杀、自我伤害及杀人冲动和行为）、干扰或威胁治疗的行为、严重的轴 I 疾病，以及妨碍合理的生活质量的模式。此外，会谈以回顾日记卡片开始，日记卡片是患者每天都需要填写的监测表，用以记录上次会谈结束后一周内发生的冲动、行为、技能使用和情感体验。技能训练课程的开展类似于班级授课，每周遵循特定的议事日程，旨在增强四个领域的技能：正念、人际效能、情绪调节和对痛苦的耐受。

生物社会理论与边缘型人格障碍的发展与维持

林内翰的 BPD 生物社会理论认为，该疾病主要是情绪调节系统的功能障碍。从这个角度看，BPD 诊断标准所描述的行为可以被看作调节负面情绪的尝试，或者情绪失调的后果。此外，该理论指出，这种情绪调节功能障碍会随着时间的推移而发展。该理论认为，导向强烈的情绪性的生物学倾向和"无效的环境"之间存在一种相互作用，无效的环境经常惩罚、纠正或忽略行为，而不考虑行为的实际有效性。通过与这种环境的互动，个体学会了轻视自己的情绪反应的有效性，并经常通过外部线索寻求有关如何反应的信息。此外，个体学会了对自己和他人形成不切实际的目标和期望。随着时间的推移，这种学习的结果是，BPD 患者往往会在情绪抑制（关闭情绪反应）和极端情绪模式之间摇摆。另外，林内翰推测，BPD 患者的一个主要问题是，与一般人相比，他们的情绪体验在三个特定领域有明显的不同。第一，BPD 患者对情绪线索的阈值较低。第二，BPD 患者对情绪线索的反应性更高，这意味着他们的反应比其他人更快、更极端。第三，从理论上讲，BPD 患者在情绪发作后返回基线的速度明显较慢。这三个特征是生物社会理论提出的生物缺陷和无效环境的结果，这不可避免地会导致 BPD 患者的生活中充满强烈的情绪、人际交往困难、应对方面的问题和功能失调的行为，其目的（无论多么短暂）通常是为了减轻这种无法容忍的情绪状态带来的痛苦和折磨。

通过辩证行为疗法中的正念解决情绪失调问题

DBT 的核心正念技能旨在帮助个体更专注于当下，放下对过去的回忆和对未来的担忧，其中的七项具体技能也是针对上述普遍性情绪失调带来的不可避免的困难的。这些困难包括在高度唤醒状态下处理对学习至关重要的新信息时出现的问题、长期存在的自我失效模式，以及在情绪唤醒情境下发生的、旨在短期内减少情绪痛苦的冲动行为。如下所述，正念技能通过团体技能训练课程实现常规教授。

除了在团体技能训练中教授正念之外，个体治疗师还经常将正念融入个体治疗中。治疗是 BPD 患者与他们通常试图回避的情绪线索直接接触的一个机会（尽管通常是不受欢迎的机会）。参与者被要求描述最近发生的与朋友间的负性互动或叙述令他们感到羞耻的近期的自我伤害行为，这会引发严重失调状态。DBT 的一个目标是让个体在所有相关情境下（包括在困难时期）熟练运用技能。因此，在训练课上，治疗师会使用正念技能帮助个体开始以有效的方式调节自己的情绪。正念练习通过四种相互重叠的方式帮助 BPD 患者：（1）增强注意控制；（2）增强对个人体验的觉察；（3）减少冲动行为；（4）增加自我确认。

注意控制的增强是通过强调每时每刻充分参与实现的。要做到专注于当下，参与者最初需要不断努力，因为大多数人报告他们很少这样做。处在痛苦中的患者可能会被要求将注意力集中于呼吸，观察空气从鼻孔一进一出，这是一种将觉察吸引到当下的方式。这种集中注意力的练习也可以让患者练习体验并注意自己的状态（情绪、冲动、想法）而不采取任何行动来消除它们。通过这样做，患者更能觉察到他们的个人体验，并开始可以不加评判地将一个想法标记为一个想法，将一种感觉标记为一种感觉。这些技能的另外一个好处是，能提高对适应不良行为可能的原因和后果的洞察力（例如，"我意识到，在我想伤害自己之前，'我是一个可怕的人'这一念头在我头脑里闪过"）。这种洞察力有助于促进患者对适应不良行为进行全面的评估，这是所有认知行为治疗的基础。

此外，这种更强的觉察力也会带来更有效的解决方案，因为个体学会了"经受住"强烈的冲动。通过注意生理感觉或想法而不刻意采取任何措施去改变它们，个体学会运用正念接纳和容忍它们。对 BPD 患者的破坏性行为（如物质滥用、自杀行为）的概念化表明，由于这些行为发生之后患者的情绪困扰立即减轻，因此这些行为经常受到负强化。因为随着时间的推移，个体已习得这种行为应对方法，因此他们通常不知道情绪痛苦会自行消失。

最后，正念还会对 BPD 患者常见的自我失效行为产生作用。根据生物社会理论，BPD 患者通常在以无效为模型的环境中长大。因此，许多人学会了自我失效。这种自我失效在治疗中通常表现为在谈及自己的想法、感受和身份时反复出现"我不能"和"我不应该"。鉴于对思维抑制和回避的后果的研究，BPD 患者中自我失效的普遍性尤其令人不安。这些研究表明一种清晰的模式，在这一模式中思维抑制和回避会产生一种矛盾的结果：它们会增加人们想要减少的想法和感觉。在 DBT 中，正念干预的功能之一是明确针对 BPD 患者的自我失效。正念教导他们以不评判和接纳的态度应对体验。通过练习，患者学会把这些技能应用于他们过去会自动否定的想法和感受。通过这些方式，正念策略有助于中断激烈情绪和自我失效效应的循环。

辩证行为疗法中的正念技能

在 DBT 中，正念被概念化为（在直接和即时体验层面）完全进入当前时刻的体验。为了实现这一目标，人们就七项具体技能开展了教学与实践。这些技能被认为是"核心"技能，因为它们与所有其他 DBT 技能的有效练习直接相关，因此在教学中它们经常被重复。这七项技能是慧心、观察、描述、参与、不评判、一心一意和有效。

在 DBT 中有一个假设，即所有人天生就有智慧。这种智慧状态或"慧心"代表另外两种抽象的"心理状态"的综合："情心"和"理心"。情心是指情绪控制思想和行为的状态。通常情况下，刚开始接受治疗的 BPD 患者会感觉自己持续处于情心状态，因为他们经常感觉自己受到情绪的控制。相反，理心是指逻辑和理性控制思想和行为的状态。情心炽热、冲动，而理心冷静、精于算计。慧心被认为是这两种状态的精华部分的混合，另外慧心还有一个特质——对内心深处事物的直觉。慧心状态可以使人轻松地采取行动，即使行动本身可能具有挑战性。例如，慧心可能会引导人们进入正在燃烧的房子去救一个孩子，这一行动显然很困难，但伴随它的是清晰的直觉。DBT 中的一个假设是，每个人都会在某些时候"处于慧心状态"，而且通过实践，人们可以更经常体验到慧心，并在需要时更容易进入这一状态。

其他六项正念技能被分为"什么技能"和"如何技能"。"什么技能"描述练习正念时采取的行动，包括观察、描述和参与。"什么技能"一次只能练习一个。例如，观察和描述或描述和参与不可能在同一时刻进行。"如何技能"包括不评判、一心一意和有效。初学时这两类技能可以单独练习，但随着技能的提高，可以在练习"什么技能"的同时练习"如何技能"。

第一个"什么技能"是观察，即对体验的直接感知，不添加概念或类别。对于许多患者（和许多治疗师）来说，这可能极其陌生和困难。在练习"观察"技能时想想五官感觉很有帮助，因为听觉、触觉、味觉、视觉和嗅觉提供了源源不断的观察机会。教学指令要求患者把注意力集中到直接感觉层面，仅仅去注意。在教授这一技能时，患者经常自动报告称注意到概念化描述。例如，患者可能会观察窗外传来的"啁啾啁啾"声，并给它贴上一个标签（如"这是一只鸟"）。治疗师会帮助患者识别刚才的分类行为，并引导他重新回到对声音的感觉上。通常，分类后很快会出现评判（如"我讨厌鸟，这个地方太吵了，我无论如何都无法完成这项愚蠢的作业"）。练习观察技能能够帮助患者一次又一次地返回直接感觉，包括那些被评判为不愉快的感觉。观察也可以被应用于内在体验，如特定情绪带来的感觉。例如，仅仅通过注意到愤怒时的感觉，无须采取任何措施改变它，就能观察到身体的感觉，并且随着时间的推移患者会认识到情绪本身并没有威胁。

描述是指给观察到的内容添加一个描述性标签。当个体被要求向治疗师或团体大声讲述观察到的内容时，这是在要求他去描述。例如，如果上述患者在练习描述，她有可能被指示注意"思考"（如"我觉得有一只鸟正在发出啁啾声"），或者被指示注意"评判"（如大脑里出现"这是愚蠢的"这一评判）。许多患者将想法体验为与字面完全一致的客观事实。虽然许多被假定为事实的想法相对来说是无害的（如"这种声音是鸟发出的"），但是有些被假定为事实的想法可能会带来严重的负面后果。例如，患者报告说，他们"知道"某人不喜欢他们，依据是他们认为是恶意的某个面部表情或某句话。认识到"她不喜欢我"这一想法不同于"她不喜欢我"这一事实，是学习新行为的重要一步。如果只是一个想法，那么就有可能存在证伪它的证据。练习描述技能可以使患者开始把想法当作在头脑中出现和消失的心理事件来体验。患者可以使用外在体验（如声音、颜色）或内在经验（如想法、情绪）练习描述技能。

参与是指充分地、完全地进入一个体验。参与时，自我与活动的分离就会消失。这是一种充分的参与状态，类似于其他学者描述的心流状态。此时自我意识也不存在，因为自我和活动是在统一的状态下被体验的。患者可以想想他们充分而自然地参与的活动。人们能想起的活动各不相同，但常见的活动包括体育运动、跳舞或参与感兴趣的谈话。然而，对于BPD患者来说，在更多的日常活动中练习参与技能可能非常困难，他们经常挣扎于高水平的自我意识中，个体治疗和团体治疗都可以成为练习这一技能的机会，患者经常被要求投入到治疗这一活动中。对于那些寻求刺激或可能将某些活动评判为单调或无聊的患者而言，参与也是一种有价值的练习。

从许多方面来说，第一个"如何技能"，即不评判，是DBT中最根本的技能。该技能涉及放下一切对自己和他人的评判，无论好的还是不好的。患者经常反对这一技能，因为他们认为放弃评判意味着放弃偏好或认可。例如，患者经常认为不评判意味着他们不能痛恨一些令人痛苦的东西。需要说明的是，不评判并不意味着放弃强烈的情绪反应，也不意味着放弃价值观和偏好。患者可以喜欢生活在一个对精神疾病患者没有偏见的世界里，事实上也可以在偏见发生时憎恨它，但与此同时患者仍然可以是不评判的。不评判强调可观察的事实（如谁、什么、何时、何地）和描述结果，而不是做出评价和解释。治疗师会要求患者通过只描述而不添加他们的解释练习不评判技能。此外，他们还会面对重构评判性认知和不加评判地重复某个短语或句子的挑战。

一心一意的意思是一次只关注一件事。这与多任务处理及在做一件事时思考另一件事正相反。治疗师鼓励患者这样想：一切事物都可以一心一意地去做。一个很好的例子是一行禅师对洗碗的描述。他写道："洗碗既是手段，也是目的，即我们洗碗不仅是为了拥有干净的碗，我们洗碗也只是为了洗碗，充分体验洗碗时的每一刻。"学习这一技能时，患者经常回应说，当他们一次做很多事情时，他们能完成很多事，而一次只做一件事情效率低下。这里有必要引用一项研究，该研究表明，在多任务处理状态下，人们在每个任务上花费的时间更多。这方面的一些个人轶事也说明，一次做多件事情会产生不良后果（例如，开车时打电话差点儿导致交通事故，与某人交谈时心里想着其他事情导致不知道对方在问什么的尴尬）。练习一心一意技能的积极结果包括注意控制增强和反刍思维减少，这往往可以减轻情绪困扰。

有效技能要求患者练习放弃"做什么正确"，转向"做什么有效"。有句谚语说得好，"不要意气用事"。有效练习意味着只做实现当下目标所需的事，不多也不少。BPD患者经常对这一技能感到头疼，因为他们总想证明自己是"正确的"或事情"应该"是什么样的。治疗师教导患者，是对还是错并不重要，重要的是获得他们想要的东西。针对BPD患者的DBT经常提供多种机会让他们练习有效技能：与家人、朋友和治疗师的互动都是宝贵的练习环境。因此，治疗师在整个治疗过程中都很重视对有效技能的培养，治疗师经常会问患者"在这种情况下有效的做法是什么"，以此指导和构建患者的行为反应。

值得注意的是，在整个DBT治疗过程中，治疗师正在示范如何使用所有这些技能。DBT治疗师一心一意地以不评判和有效的方式参与治疗。治疗师与患者一起练习，分享自己的正念练习经验。理想的情况是，治疗师用自己的行动表明，正念是不容易获得的，必须勤奋练习，并且使用这些技能会使生活质量得到全面改善。

案例

如前所述，正念教学面向DBT技能训练团体中的所有患者，而且正念技能被视为许多其他技能的基础。DBT个体治疗师对正念的强调程度取决于患者的目标、治疗目标和治疗方案。下面的案例将说明如何将正念技能融入DBT个体化治疗模式。米娅是一名22岁的女性，符合BPD诊断标准。她报告曾有自杀企图和非自杀性自残（通常是割伤），她从17岁开始自残，每个月有10~30次。米娅在当地一所社区学院上学，与男友住在一起，两人关系不稳定，经常会激烈地争吵，随后暂时分手。男友经常好几天不回他们的公寓，有时会与其他女性交往，然后再回来和她继续交往。与男友吵架后，米娅通常会割伤自己，或者服用过量的非致命性止痛药。详细的分析表明，其典型的模式是在冲突后服用足够多的止痛药使自己入睡，心里想着"死了也好"；醒来之后，割伤自己直到感觉有所"缓解"；然后就是逃课，独自度过一天。这种情况每月发生1~5次，导致她无法正常学习，面临停学的危险。但事实上米娅是一个非常聪明、努力的学生。尽管出现了上述情况，她的学习成绩依然很好，她还想着将来自己能上医学院。

治疗的初始阶段主要是帮助米娅停止一切自残行为，并教她用其他更有效的方式调节情绪。在对米娅的整个治疗过程中，正念技能被认为是必不可少的部分。重点领域包括：（1）帮助她使用"慧心"并基于自己的价值观做出更有效的人生决定，而不是基于对即时的负面情感的回避；（2）提高她观察个人体验的能力，不加评判、不自我失效、不回避，使她能够更加巧妙地容忍负面情感，以更加正念的方式选择有效的回应（从而减少冲动性和破坏性行为）。

对正念的强调主要是通过在个体治疗中强调七项正念技能来实现的。这一过程不是按照某个正式规程进行的，治疗师依据米娅每周出现的问题选择合适的正念技能。在治疗过程中练习这些技能是一个优先选项，因为这些技能对米娅来说既新奇又困难。

只是描述这些技能，然后把它们作为家庭作业布置下去，必定会导致失败。下面的例子说明了如何在治疗过程中融入这些技能。

慧心

与大多数 BPD 患者一样，米娅立即认定自己是"生活在情心状态"的人，并认为其价值观或内部智慧使她很难以正念的方式行事。下面是一个在有关放弃自残的对话中使用慧心的例子。

> 治疗师：好的，那么你是用什么割伤自己的？
>
> 米娅：剃须刀刀片……
>
> 治疗师：我以为你上周把刀片都扔了……你又出去买了一个？
>
> 米娅：没有。我得留一个，以防万一。我一直保存着。这个很特别。我想我还没有准备好。我不会放弃的，我只能说，割腕目前还是管用的，说实话，我真的不认为我想放弃这么做。上周我们谈论这件事的时候我觉得你说的有道理，但现在我知道这不适合我。
>
> 治疗师：这么说你一直在想这件事。
>
> 米娅：是的……
>
> 治疗师：好的。那昨天晚上你运用慧心了吗？
>
> 米娅：是的……
>
> 治疗师：好，我们今天要做的事情是再考虑一下是否放弃割腕，但要用慧心，真正运用这个技能。理由是上周我们谈论这个问题的时候，你知道停止割腕的所有理由，你有逻辑，你把它称作什么心？
>
> 米娅：理心。
>
> 治疗师：对，因为你在使用理智。你回到家把家里所有的刀片都扔了，只剩下一个。我敢打赌，你是用情心做出的这个决定。你懂我的意思吗？
>
> 米娅：是的，我同意。我不应该这样做，但感觉我做不到。这就是我的人生故事。
>
> 治疗师：对，对很多人来说，确实是这样。在我们受到某种诱惑之前，我们可以运用逻辑思考，但是当我们感到不安时，我们会用自己的情绪思考。使用慧心技能就是试图用正念觉察摆脱陷阱，真正走进自己的内心，获得自己的智慧，而它又同时具有逻辑性和情绪性。所以我现在就想实践一下，看看你的慧心是怎么说的。

因为即使我的慧心想要你这么做，而且你和我在一起时你也同意，但最终你必须用自己的慧心得出结论。就寻找慧心而言，你觉得哪一项练习最有帮助？

　　米娅：我喜欢那个假装我们是一块石头的练习，石头沉到湖底，湖底是慧心。

　　治疗师：好的，我们现在就做这项练习。注意你的呼吸，然后想象自己是那块石头……当你到达湖底的时候，我希望你能注意到，关于最后那个刀片，你的慧心会怎么说。不要强迫任何事，只需注意正在发生的一切。

　　完成这项练习之后，米娅说，她觉得她的慧心告诉她，她需要停止割腕了，这是正确的事情。但是，她担心若没有割腕这一发泄渠道自己会"发疯"，这种恐惧在阻止她，使她无法完全克制自己。有了这种认识，治疗师就可以接着和她讨论容忍强烈情绪的方法及停止割腕的计划。她同意停止割腕三个月，她明白她的恐惧是合理的，如果治疗师的帮助和 DBT 技能不起作用，她以后还可以自残。

观察和描述

　　观察和描述被用以帮助米娅开始体验强烈的负面情感，并且以正念的方式选择她的回应方式，而不是冲动地做出反应。重点是观察情绪的"波动"，允许情绪达到高峰，也允许情绪下降，在此过程中避免做出回避行为。在会面时，治疗师经常让米娅观察、描述并容忍自己的情绪，容忍持续的时间越来越长（30 秒、2 分钟……），在此过程中米娅不采取任何措施回避情绪。米娅没有"变成"自己的情绪，而是学会了退后一步，观察自己当时的想法、生理感觉和冲动。她也开始问自己："我能忍受这一刻吗？"或者"我能忍受接下来的 5 分钟吗？"然后，她会运用描述技能向自己描述正在发生的一切（"我注意到我无法忍受这一想法……我眼里有泪水，我有一股想冲出房间的冲动……我胸口发紧，我感觉很热……"）。对米娅（及许多 BPD 患者）来说，这项任务的难度非常大。然而，以这种方式练习这些正念技能非常有帮助。米娅开始认识到，她的情绪"可能会伤害我，但不会让我死……即使我没有采取任何行动阻止它们，它们也会自行消退下去"。

其他正念技能

　　其他正念技能也经常被纳入治疗中，由于篇幅所限我们无法一一进行详细介绍。减少自我评判是治疗中的一个常见的主题。对米娅来说，自我评判频繁出现往往会增加她的情感脆弱性。在治疗过程中，像下面这种互动出现过无数次。

米娅：我太愚蠢了！我为什么要做这些事情……

治疗师：请告诉我你说这句话是什么意思，能不能不加评判？

米娅：我不敢相信，我做了一件……如此愚蠢的事情……

治疗师：太愚蠢了说明不了什么……你的想法是什么？请使用描述技能……

米娅：我对自己很生气，我逃课了。

治疗师：很好！看来你注意到自己因为逃避而生气。很好，现在我知道是什么情况了，我们可以想办法解决这个问题……

进行类似互动的关键是，语气要轻柔、不带评判性（甚至可以是轻微的调侃），并且在需要的时候进行指导。米娅致力于观察评判行为，并以正念方式选择要么对它们进行重构，观察它们，然后把它们放下，要么建立同理心。

米娅会以多种方式运用参与技能。首先，她会经常使用这一技能让自己投入自己选择的替代割腕的熟练行为中。例如，她经常去散步，并以正念方式观察自己的脚接触地面，观察所有的身体感觉等。其次，在治疗过程中，治疗师经常会提示她练习参与技能，尤其是在她想回避困难内容时。最后，她开始做日常家务劳动，如洗碗和洗衣服。米娅也以类似的方式使用"一心一意"技能，以帮助她充分参与替代自残行为的任何熟练行为。她也使用这种技能帮助自己在情绪激动的时刻"慢下来"。她和治疗师都觉得，这对于减少冲动行为非常有帮助。

随着治疗过程的推进，米娅表现出明显的改善。到治疗结束时，她已停止所有自残行为，对自己的评判减少了，可以稳定地上课且表现良好。最终，她以一种巧妙的方式结束了与男友的恋爱关系，搬到了一个室友都是女性的房子里。在治疗师和米娅看来，正念技能对她至关重要。最突出的例子是她对观察技能和描述技能的运用——一旦米娅明白自己可以忍受情绪痛苦，明白即使她什么也不做她的情绪痛苦也不会永远持续下去，她的回避行为（如自残）急剧减少。看来，观察技能和描述技能，加上参与技能和慧心技能，使她的自我感增强了。练习不评判技能和有效技能对她增强行为控制也非常有帮助。

具体的正念练习

以下是我们在针对 BPD 患者的治疗实践中使用的一些正念练习的例子。练习 DBT 的人很快会意识到，正念练习有无限可能！考虑到"如何技能"已融入慧心练习和

"什么技能"的练习中，我们没有列出相关练习。但 DBT 治疗师应考虑患者是否出现评判行为、是否一次参与一件以上的事情、是否在整个练习过程中使用"应该陈述"，以及是否表现出某种意愿（对参与治疗过程无效的意愿）。关于正念练习，也有许多书面资料。DBT 技能在很大程度上受一行禅师著作的影响，他的许多著作都包含有价值的练习。其他关于正念练习的著作还有卡巴金的《全灾难人生》（*Full Catastrophe Living*）和《正念：此刻是一枝花》（*Wherever you go, There you are*）。

慧心

- 可以让患者使用意象，想象自己是一块石头，慢慢沉入湖底，湖很深，湖水清澈。治疗师可以使用下列陈述指导患者："想象一下，你是一块小石头，掠过湖面，进入水中。就像这块石头一样，你开始打着旋儿，在包容你的清澈的、清凉的湖水中往下沉。慢慢地，你越沉越深，最终到达湖底。当你在那里休息时，你体验到专注和平静。"
- 通过一个简单练习或任何学过的练习让患者跟随呼吸的感觉和节奏。过一会儿，询问患者是否能体验到身体内的一个充满智慧的中心之地。

观察

- 治疗师可以说出一个词（如"大象"），让患者注意这个词经过脑海的过程，要告诉患者不要把它推开，也不要抓着不放，而是只观察它的来去。
- 治疗师可以准备一些小零食，如葡萄干、水果片、薄荷糖或小块巧克力，让患者观察吃东西时的感觉，如味道、质地、气味和吞咽时的身体感觉。
- 治疗师可以播放刺耳的或可能让许多人感到不愉快的音乐，让患者注意音乐的声音，同时观察与之同时出现的想法、情绪或感觉。

描述

- 可以准备一些情绪图片（如愤怒、恐惧、喜悦），要求患者描述看到的内容。患者通常会说"她真的很生气"或"他很害怕"。治疗师可以指出，愤怒和恐惧无法直接被观察到，因此无法被描述。相反，"嘴唇向下弯""眉头皱着""眯着眼睛"

　　等是描述性陈述的例子。

- 完成上述观察练习后，可以让患者不加评判地、不加解释地描述他们的体验。

参与

- 可以在团体训练课上组织一些活动，让患者充分参与。例如，可以使用字谜或迷宫让患者在一段时间内完全投入破解谜题中。练习结束后，可以问他们，他们的脑海里是否出现过对他们自己或这项练习的评判。
- 任何一项容易引发自我意识的活动都能提供丰富的练习参与技能的机会。比较受欢迎的活动包括唱歌、跳舞，或者在"欢笑俱乐部"中放声大笑。
- 另一个有趣的参与练习是做一个可能引发自我意识的练习（如上面列出的练习），然后，让患者想象一下，如果他们没有自我意识，他们做这项练习会是什么样子。之后重复这一练习，让他们有更多的机会练习参与技能。

第 14 章

正念与进食障碍

露丝·Q. 沃尔夫（Ruth Q. Wolever）

珍妮弗·L. 贝丝（Jennifer L. Best）

> 与汤搭配，忧虑下去得更快。
>
> ——犹太谚语

　　进食障碍（Eating Disorders，ED）是一种复杂的多维行为综合征，其特征是食物摄入、情感和认知的自我调节方面的普遍性核心缺陷。进食自我调节障碍与难以识别饥饿和饱腹的生理信号及难以将这些信号与情绪的躯体信号区分开来有关。情绪调节障碍反映了在识别、管理和适应性地运用情绪方面的缺陷。认知障碍反映了对饮食行为的认知限制的极端僵化、完美主义及对体重和体型的扭曲思想。即使患者面对心理健康和生理健康的显著恶化，ED 也经常持续存在。鉴于此疾病患病率日益增加，以及与之相关的高复发风险和并发症状，人们应给予 ED 更多的关注，并提高现有疗法的疗效。基于正念的治疗方法可以通过改善自我调节对比进行干预，新出现的证据证明了这些方法的潜在效用。

什么是进食障碍

　　患有 ED 的个体通常强烈渴望瘦身，其典型特征通常是扭曲的身体形象、对与食物有关的想法过度忧心及过度关注有关体重和身材的自我概念。此外，与轴 I 或轴 II 精神疾病共病常常使 ED 的恢复更为复杂。此外，ED 的发展与多种生理、心理和社会方面的因素有关：主流社会文化价值观和同伴影响、原生家庭人际动力学、气质和人格类型的个体差异，以及已形成的生物脆弱性。如今，具有临床意义的 ED 的流行遍及各种社会经济形态和人口形态（如少数民族、男性、中年女性）。临床和学术界公认的三种主要 ED 包括神经性厌食症、神经性贪食症和暴食症。

神经性厌食症

神经性厌食症（Anorexia Nervosa，AN）的表现是：（1）坚决拒绝将体重保持在预期体重（基于年龄和身高）的至少 85%；（2）过于担心体重增加或发胖；（3）体重或体型对自我评价产生严重影响；（4）初潮后女性至少闭经三个月。被诊断患有 AN 的个体可进一步被分为限制型或暴食/清除型。目前在美国和西欧，AN 的患病率约为 0.3%，女性终生患病率为 0.5%~3.7%。AN 的平均发病年龄为 14~18 岁，但在青春期前人群中，饮食失调和身体形象不佳这些症状正以惊人的速度出现。

由于极端的体重减轻和慢性营养不良是 AN 的典型临床特征，AN 构成了严重的长期健康风险，并被认为是可致命的精神障碍之一。AN 的长期预后尚不明确，例如，十年康复率从美国样本的 27% 到德国样本的 69% 不等。鉴于这一严峻形势，最近的一篇针对随机对照实验进行的系统综述强调，对认知行为疗法和家庭疗法在预防体重恢复的成年人的 AN 复发及消除青春期样本中的 AN 症状方面的有效性，需要给予适度支持。

神经性贪食症

神经性贪食症（Bulimia Nervosa，BN）的定义：（1）暴食反复发作（在一个时间段内食用大量食物，伴有失控的感觉）；（2）为了避免体重增加反复出现不恰当的代偿行为，此类行为可能包括自我引吐、禁食、过度运动和滥用泻药、利尿剂或其他可促进体重减轻的药物。暴食－代偿行为循环发生的频率必须达到平均每周至少两次，且连续三个月如此。尽管 AN 和 BN 患者均倾向于主要依据体重和体型发展自我观念，但从定义上看，BN 患者不能体重过轻。

目前，在西方国家，BN 的患病率女性约为 1%，男性约为 0.1%，女性终生患病率为 1.1%~4.2%。然而，有更高比例的人群患有亚临床症状（即 5.4% 的人患有部分综合征）。发病多见于青春期或成年早期（如在大学生样本中），并且大量的 AN 患者在体重恢复后发展成为 BN。BN 的后果是慢性催吐行为导致的并发症，其中最严重的潜在并发症是心脏骤停。据报道，其平均死亡率小于 1%，康复率介于 22%~77% 之间，复发的可能性很高。

BN 的治疗通常采用精神药物、某种形式的心理治疗（如 CBT）或基于自助的方法。对 1980~2005 年发表的随机对照实验进行的质性研究回顾表明，有强有力的证据显示，药物干预和行为干预能有效减轻 BN 核心症状，有助于预防复发，该研究同时指出保证参与者使用所有治疗技术是一个巨大的挑战。

暴食症

符合暴食症（Binge Eating Disorder，BED）诊断标准的个体承认，在没有不当代偿行为的情况下，无法控制的暴食会反复发作。BED 次要特征包括：在暴食过程中进食速度比平常快，在没有感到饥饿时进食，进食直至令人不适的饱腹感出现，由于食物摄入过多而感到内疚、沮丧或尴尬，以及对暴食行为感到非常痛苦。这些症状必须在六个月内每周至少发生两天，且戒断不超过两周，这样才能达到诊断标准。虽然超重不是一个诊断标准，但往往大多数 BED 患者超重或肥胖。BED 仍然是一种研究诊断，并被正式归类为非特定的进食障碍（Eating Disorder Not Otherwise Specified，ED-NOS）。

BED 是三种进食障碍中最常见的一种，患病率为 0.7%~4%。美国基于社区的研究援引的比例稍高（2%~5%），而在寻求减肥治疗的肥胖人群中，BED 患病率高达 30%。与慢性 BED 病理相关的核心生理健康后果是肥胖风险和相关的医学后果。与 BN 一样，BED 更常见于青春期后期或成年早期，而 AN 的平均发病年龄则较小。与其他类型的进食障碍相比，BED 的自然过程受到的关注较少。根据目前有限的文献，通过长期随访观察到的 BED 的复发率似乎不高，但短期随访观察到的结果存在不一致。

虽然 BED 的治疗同样是采用药物、CBT 和自助干预措施，但随机对照实验证据较少，且得出的研究结论并不一致。在超重和肥胖样本中治疗 BED 的争论之一是调节饮食是否应优先于减肥。关于这一挑战，CBT 已经有效地使 BED 患者产生了显著而持久的积极变化，但在促进体重明显减轻方面并没有产生一致的效果。

进食障碍：自我调节的无效尝试

在过去的几十年中，一项引人注目的研究表明，进食障碍的核心缺陷来自自我调节的无效尝试。严格的热量限制、暴饮暴食和不适当的代偿行为被概念化为尝试调节不佳的体验，它们可以被视为压力反应的产物。从功能性自我调节的角度看，进食障碍有四个概念模型：情绪调节理论、认知行为约束理论、认知回避理论和心理控制理论。这些理论认为，进食障碍患者试图：（1）通过行为调节情绪；（2）通过认知调节行为；（3）通过行为调节认知（心理控制）。每一步都有生理过程掺杂其中。

通过行为调节情绪

进食障碍患者在适应性情绪自我调节方面有明显的缺陷，即他们难以准确地识别、管理和适应性地运用情绪。与标准样本相比，患者的自我报告和研究者的观察都显示，进食障碍患者的述情障碍（难以识别和描述情绪体验）水平更高。此外，更高水平的述情障碍与 BED 患者更异常的身体态度、更低的自尊水平、更高的抑郁水平及更严重的暴食症状有关。重要的是，述情障碍多见于那些具有外向型具象思维模式的人。

准确识别情绪需要面向内部的、精细的注意力，需要将注意力集中在情绪体验的生理部分，以及真实情绪与其他身体状态（如饥饿、疲劳）之间的区别上。进食障碍患者的一个特点是内感受觉察较差，他们常常将情绪的生理信号与食欲调节信号相混淆。那些严格节食的人不会对饥饿信号做出反应。最终，饥饿与负面情绪被混为一谈。

那些更容易暴食的人不仅难以读取饥饿信号，而且难以区分胃饱腹感和口味特异性饱腹感的身体信号。在所有类型的进食障碍中，饥饿和饱腹体验的显著失调不仅与情绪失调有关，而且与饥饿和饱腹的生理机能失调有关。由于胰岛素信号处理失调，患有 AN 的个体可能不会感到饥饿。另外，功能性磁共振成像显示，在对食物刺激进行的躯体感觉加工和注意加工的神经生理基础方面，AN 患者存在不正常的激活模式。此外，主观饥饿感评分与对饮食、体重和体型的关注呈负相关。

情绪识别技能依赖于高度协调的内感受觉察，对情绪体验的接纳可以促进情绪识别技能。相反，当情绪被标记为病态时，个体倾向于暴食、滥用物质或试图减少对情绪的觉察。此外，进食障碍患者可能会回避情绪，部分原因是他们对情绪的性质和后果持有错误的信念。

进食障碍患者难以适应性地管理和运用情绪。他们倾向于将吃作为逃避消极情绪状态、创造更积极的状态的方式。例如，压力、疼痛和消极情绪是暴食的常见起因。在面对消极情绪时，进食障碍患者的情绪调节策略有限。暴食和补偿性行为被用来避免令人厌恶的体验，与此同时他们也丢掉了自我觉察。这样，注意的范围缩小，且只集中在外部，对暴食或催吐行为的抑制也减少。这与述情障碍多见于具有外向型具象思维模式的人这一发现是一致的。

由于已确定的生物学易感性（如皮质醇升高、心脏迷走神经紊乱），患有进食障碍的个体可能更容易产生更剧烈的压力反应，这使情绪调节更加困难。此外，他们更难以接纳和管理痛苦。事实上，情绪化进食已被作为一种更普遍的回避性应对方式出现在许多临床和非进食障碍样本中。进食障碍患者也可能试图通过进食和代偿行为产生更积极的情绪状态。例如，催吐经常被用来缓解暴食后出现的巨大情绪困扰。

基于情绪调节的正念疗法的理论基础

正念为改善情绪调节提供了很好的机会。正念能训练个体在高度外向型文化中专注于内部，训练个体将情绪当作人类体验的一部分，训练个体接纳情绪，同时帮助个体练习识别和体验情绪而不做出反应。与此同时，专门用于进食的正念技术使个体能够把饥饿或饱腹的生理信号与情绪的信号区分开。

自我调节中行为与认知的相互作用

> 我的身体开始出故障了，我真的生病了。当你饿着自己时，你无法集中注意力。
>
> 我就像行尸走肉一样。
>
> 我总是在想我要吃什么，不吃什么。
>
> ——特里茜·古德（Tracey Gold），演员

进食障碍人群的特征是在进食方式、完美主义和与外表相关的思维方面的认知僵化、扭曲。他们试图通过僵化的认知行为取向（即约束）来调节行为。这种对进食的约束在厌食症中很明显，在贪食症和暴食症患者中也比较明显。为了减肥而节食的人会内化一系列严格的饮食规则，这些规则会导致热量摄入受到严格限制，从而剥夺了人体必需的营养和能量。为了应对这种长期的"饥饿"状态，有些人经历了暴饮暴食冲动，并认为这一冲动太过强烈、无法避免。僵化的饮食规则被这种生理冲动压倒，进而导致毫无顾忌的暴饮暴食。因此，节食和相关的思维模式是导致进食障碍出现和持续的重要因素。

结构方程模型研究发现，与外貌相关的信念也能纵向预测以节食形式出现的行为

约束。同样，与外貌相关的信念可以预测青春期女性群体对身体的不满意程度及引起饮食失调的其他易感因素。此外，统计模型不支持双向关系，这表明与外貌相关的扭曲认知会导致行为约束（如节食），进而导致进食障碍。

　　这种与外貌有关的想法是进食障碍患者中常见的一种完美主义思维的形式。完美主义者对绩效、外貌或成就持有非常高的标准，并且对达不到个人标准的结果的容忍度很低。具有讽刺意味的是，由于衡量成功的标准往往过于不切实际，完美主义的进食障碍患者因抱有难以达到的饮食、体重和形体方面的目标而长期不满意，并且经常为此产生羞耻感。在康复的进食障碍患者身上观察到的残存的完美主义信念被认为是复发风险的信号。

　　患者对与食物相关的想法和进食、体重和体型之间关系的认知严重扭曲、僵化，进食障碍的临床严重程度与之有关。这种认知特征被称为思想体型融合，它反映了这样一种信念，即仅仅思考被认为是"禁忌"的食物：（1）就会提高体重增加的可能性；（2）在道德上相当于实际消费了这些有问题的食物；（3）就会导致个体感觉自己体重增加。因此，关于困难食物的想法融合了这样的信念，即该想法可以直接影响体重或体型，同时导致个体对自己做出不道德和身体肥胖的自我评价。从自我调节角度来看，思想体型融合与做出代偿行为（包括身体检查、锻炼，甚至催吐）的冲动有关。

通过行为调节认知

> 我吃东西只是为了不再去想食物。
>
> ——N. F. 辛普森（N. F. Simpson），剧作家

　　有些模型认为认知是用来管理行为的，而有些则认为行为是用来管理认知的。一种被广泛接受的理论认为，与进食障碍相关的行为是通过回避令人厌恶的自我觉察来维持的，心理控制理论进一步说明了这一观点。对身体形象、负面自我概念和食物的过分关注与进食障碍密切相关。事实上，进食障碍常常植根于以体重和体型为中心的狭隘、僵化（或高度可及）的自我概念。进食障碍患者的自尊水平较低，并且他们往往对自我和人际关系持有适应不良的核心信念。让这种趋势变得更为复杂的是，那些患有 BN 和 BED 的人对威胁到自我概念的信号表现出选择性注意偏向。由于注意一直集中在破坏性想法上，他们随后倾向于暴食或催吐，以此作为避免长时间接触这些想

法的方式。即使是在有风险的样本中，即使对自我概念的威胁是潜意识层面的，情况都是如此。此外，生理状态似乎也会影响这些回避倾向，对于自我报告有严重的进食障碍的那些女性来说，禁食程度会影响其选择性注意偏向。她们在非禁食状态下表现出对低热量词汇的更大注意偏向，而在食物缺乏时表现出相反的注意模式。

鉴于反刍思维和思维抑制之间的矛盾关系，上述发现很容易理解。反刍思维是一个持久的认知过程，在此过程中，注意力集中于重现心中令人不安的事件或集中于不断重复的消极自我批判性认知流，这通常是为了回避强烈的消极情绪及在重要目标未实现时摆脱困境所做的（通常也是无效的）尝试。思维抑制是一种隐蔽的自我调节行为，用于使个体不暴露于令人沮丧的想法和表象中。然而，具有讽刺意味的是，试图长期抑制令人不快的私人事件会引发反弹效应，令人不安的表象或想法变得更具侵入性（即白熊效应）。在这种情况下，反刍思维可以被认为是思维抑制的"失败"，即注意力反而集中到了人们想避免的不愉快认知上。因此，越是抑制有关食物或负面自我概念的想法，人们就越关注食物或负面自我概念。人们无法有意识地把注意力转向某个认知内容或者从某个认知内容上转移开，引起这种能力受损的部分原因可能是人们过于相信这种想法的真实性。因此，暴食和代偿行为似乎是抑制和控制令人不安的想法或负面想法的行为尝试。然而，迄今为止，尚无研究直接考察进食障碍的心理控制模型。

基于认知－行为相互作用的正念疗法的理论基础

正念显然适合解决进食障碍患者中存在的僵化认知过程与功能失调性行为之间根深蒂固的相互作用。正念训练可以同时：（1）培养一种非评判性的、接纳的态度；（2）培养有意识的注意控制；（3）证明想法只是想法。正念是注意的一种品质，处于正念状态的个体自发地带着好奇心和接纳态度有意识地对当下体验（即想法、感受和身体感觉）进行非评判性觉察。从理论上讲，练习正念越多，个体的非评判能力或接纳能力就越强。接纳被概念化为由认知、情绪和行为组成的自我肯定的动态过程。当个体有意识地接纳其内在体验时，这种"有洞察力的觉醒"反而能够以灵活的、适应性的方式而不是冲动的或僵化的方式加强个体对体验反应的控制。

为了使正念可操作化，毕夏普及其同事提出了一个由两部分组成的模型，其中包括面对体验时的接纳的态度及注意的自我调节。这种注意训练可以帮助进食障碍患者将注意从食物、身体形象和负面自我概念转移到更具适应性的内容上。正念练习教导人们从远处观察想法，认识到想法只是想法，只是一个心理事件，它可能有也可能没有现实基础。因此，自我批判的自动化想法就变成了被观察的中性"心理事件"，而不是被自动相信的事实。

与压力反应模型一致，正念提供了丰富的学习机会。通过教导人们采取一种非评判性的观察者立场，正念教会人们与驱动行为的压力体验信息解绑，这些信息是个体从情绪、想法和身体感觉中获得的。他们有机会将压力反应的各个组成部分区分开（如情绪生理线索与食欲生理线索），并就如何以有意识的、适应性的方式使用所获得的信息开发内部指南（"内部指南针"）。

此外，当正念被直接应用于进食过程时，它会帮助参与者将注意转移到有关进食和饱腹感的全部感官体验上。他们学会以一种更轻松的、非评判性的方式进食，对食欲调节线索的敏感性得到改善。后者不但会减少有关内部身体状态的错误评估，而且有助于个体利用生理食欲线索调节进食开始和结束的时间。最后，基于正念的治疗方法进一步为进食障碍患者建立更灵活、更强大的自我意识及开展更多的自我接纳行为奠定基础。

因此，正念被视为一种自我调节过程，通过该过程个体对不断出现的想法、情绪和身体感觉进行关注的能力得到磨炼，同时改变自己对内在体验的态度及与内在体验的关系的能力也得到了磨炼。这种自我调节过程实际上是一种强大的学习范式，个体借此被赋能，成为自己的专家，能够中断个人功能失调性的自我调节过程，从而改变根深蒂固的旧模式。大量新兴研究正在对这一颇具前景的理论进行实证检验，这些研究已发现初步证据，证明了正念训练项目对减轻进食障碍核心症状的有效性。尽管如此，针对这些方法的作用机制的实证研究仍处于起步阶段。

针对进食障碍的正念干预方法

进食障碍是一种复杂的综合征，表现为特异性的和广泛的自我调节障碍。即使在心理健康和生理健康严重恶化的情况下，这些症状也常常持续存在。进食障碍的患病率不断攀升，ED 患者复发风险高且经常并发其他精神疾病，因此应给予进食障碍更多的关注，并提高现有治疗方法的疗效。为满足这种日益增长的需求，人们已开发了四种与传统的认知行为理论相结合的基于正念的创新治疗方法：辩证行为疗法、接纳承诺疗法、正念认知疗法和正念饮食觉察训练（Mindfulness-Based Eating Awareness Training，MB-EAT）。

辩证行为疗法

辩证行为疗法（DBT）最初是在 20 世纪 90 年代初期被引入的，目的是改善边缘型人格障碍（BPD）的自我调节缺陷。DBT 帮助患者发展核心正念能力及其他的情绪调节技能、人际交往技能、抗压技能等。从实证角度看，DBT 对改善边缘型人格障碍的临床症状有着积极的影响，而且 DBT 是在进食障碍样本中得到最广泛研究的正念疗法。在一项具有开创性的分析中，克里斯蒂・F. 特尔奇（Christy F. Telch）报告了一项个案研究，该研究针对患有暴食症的肥胖女性采用了调整后的 DBT。治疗共 23 次干预（包括 19 次每周一次的会面和 4 次每月一次的会面），包括三个阶段：（1）介绍该项目的理论基础；（2）教授 DBT 的主要组成部分；（3）巩固、拓展收获。尽管参与者的体重和情绪症状仍不稳定，但这种治疗方法显著改善了暴食的症状。然后，特尔奇和合作者在一项非对照实验中，测试了在针对暴食症的团体 DBT 训练中使用该方法的有效性：到第 18 次治疗结束时，有 82% 的参与者达到了无暴食状态，治疗后 3 个月（80%）和 6 个月（70%）保持饮食节制的个体的比率仍然很高。个体对饮食、体重和体型的担忧得到了改善，情绪性进食冲动和负面情绪调节也有所改善。

在一项更严格的随机对照实验中，44 名暴食症女性被随机分配到 DBT 组和控制组，结果她们的暴食行为都减少了。然而，在完成治疗的 18 名参与者中，DBT 组在治疗结束时的节制率（89%）显著高于控制组（12.5%），尽管 6 个月后随访时该比率下降到了 56%。完成 DBT 的参与者的特点是对体重、体型和进食的顾虑较少。平均而言，她们报告的在愤怒时的饮食冲动低于控制组参与者。事后分析表明，暴食发病较早（16 岁以前）和基线限制得分较高预示着预后较差。

DBT 在治疗 BN 和 AN 方面的应用尚不完善。Safer 等人提供了第一个使用改编版辩证行为疗法治疗难治性 BN 并取得积极效果的临床报告。此外，一项对 BN 女性进行的随机对照实验表明，与对照组相比，DBT 组的暴食和催吐行为减少得更多。伊丽莎白・麦凯布（Elizabeth B. McCabe）和玛莎・D. 马库斯（Marsha D. Marcus）从临床角度讨论了 DBT 对 AN 的有效性，但实际上还没有实证研究测试 DBT 是否可用于治疗 AN。

未来有关 DBT 治疗进食障碍的研究可以从以下三个方面开展：（1）对这种手册化的综合疗法进行测试，把它与传统的认知行为疗法、人际疗法和基于家庭的干预措施进行对比，或者作为这些疗法的补充；（2）对使用 DBT 治疗 AN 的结果进行检验；（3）通过纳入男性和不同种族的样本来探索研究结果的可推广性。

接纳承诺疗法

适用于进食障碍的第二种正念疗法是接纳承诺疗法（ACT）。ACT 被用于治疗各种精神障碍和行为障碍，其核心理念是，适应不良行为是有一种有目的的或习惯性的行为，目的在于减少或控制令人厌恶的体验（如自我批判性认知、负面情绪、痛苦的身体感觉）。持续的痛苦和功能障碍是通过这种经验回避及认知融合（即把想法当成绝对事实，如"我认为我很胖，因此我很胖"）维持的。鉴于 ACT 与一些解释进食障碍的著名理论（限制理论、情绪调节理论及逃避理论）非常契合，因此从理论上讲，对 ACT 进行改编以治疗进食障碍是合适的。

ACT 利用正念技能、隐喻和认知解离技术改善认知行为僵化、提高自我调节能力和整体生活质量。ACT 进一步强调，使重要人生价值变得清晰是维持适应性行为改变的持续动机。从本质上讲，ACT 让患者与他们认为有问题的体验的某些方面接触，但是从一个去中心化、正念化和接纳的有利角度。这种基于暴露的组成部分与价值澄清共同帮助患者更有创造性地参与和适应各种各样的生活环境。

尽管 ACT 在改善各种临床症状方面的作用得到大量证据的支持，但在进食障碍样本中尚缺乏此类研究。现有文献主要是针对 AN 的单个案例研究。凯利·G. 威尔逊（Kelly G. Wilson）和米格尔·罗伯茨（Miguel Roberts）从 ACT 角度对评估和治疗 AN 时应考虑的问题进行了重要概述。很显然，对 ACT 改善进食障碍核心症状的效果进行临床试验是一个前景光明的研究领域。

正念认知疗法

正念认知疗法（MBCT）是卡巴金开创的正念减压疗法（MBSR）的延伸，MBSR 旨在缓解慢性、难治性抑郁症的持久的认知易怒性。MBCT 运用 MBSR 的核心正念技能（如身体扫描冥想、坐姿冥想、行走冥想、呼吸觉察、正念瑜伽）来降低那些持续导致抑郁的想法的可信度，并改善普遍的情感回避模式。然而，与现有认知治疗改变技术相比，MBCT（与 ACT 类似）并不试图改变个人体验的内容，而是促使个体通过练习接纳和"放下"来改变体验的背景。贝尔等人评估了 MBCT 治疗亚临床型和临床型暴食症的效果。他们使用 MBCT 减少对暴食前出现的自动化想法和情绪的反应，而不是减少这些想法和情绪本身。与其他基于正念的进食障碍疗法（如 MB-EAT、DBT 和 ACT）不同，MBCT 更加注重对纯粹的正念策略的训练，没有直接将正念应用于进食、身体活动或 CBT 方法（如问题解决技能或自我肯定技能）。

在最初的病例分析中，MBCT 不仅与暴食症的即时和持续改善有关，而且还使自我报告的正念能力显著提高。同样，最近的一项运用 MBCT 的非对照实验显示，MBCT 在客观暴食、自我报告暴食的严重程度和饮食关注等方面产生了积极的效果。在该实验中，女性在治疗后还表现出对这些个人事件更多的自我观察和更高水平的不评判。这些初步结果令人鼓舞，为使用随机对照实验评估这一方法奠定了基础。

正念饮食觉察训练

这是第一个基于正念的专门针对饮食失调的治疗方法，同样受到了 MBSR 的启发。该方法将正念运用于 CBT，并使用意象导引，以解决与体重、体型和饮食相关的自我调节问题。这种方法后来被命名为正念饮食觉察训练，它与情绪调节模型、限制理论、逃避模型和心理控制理论相一致，但对这些自我调节理论进行了扩展——它还包含了饮食调节科学（如饥饿和饱腹感线索的作用）。克里斯特勒和 C. 布兰登·哈雷特（C. Brendan Hallett）的研究（使用单组前后测设计）表明，在接受了为期 6 周的 MB-EAT 治疗后，暴食症肥胖女性自我报告的暴食症状、焦虑症状和抑郁症状减少，暴食严重程度降低。重要的是，相关分析表明，暴食症状的改善与正念水平、饮食控制及对饱腹感信号觉察的提高有关。此外，在练习（与饮食有关的）冥想方面所花费的时间越多预示着越低程度的暴食。受琳达·威尔科克森·克雷格海德（Linda Wilcoxon Craighead）的食欲觉察训练及对更深层次自我接纳的研究（通过宽恕和培养内在智慧来维持变革）的启发，最初的 MB-EAT 被扩展至 9 次治疗。随后，一项随机对照实验测试了扩展后的 MB-EAT 的功效，并将之与一种基于 CBT 的积极心理教育方法及控制组进行了比较，参与者是不同种族的、有暴食症或亚临床暴食症状的肥胖男性和肥胖女性。意向性治疗分析显示，经过两种积极治疗，客观暴食症状和抑郁症状均有所下降，暴食严重程度降低。但是，只有那些被随机分配到 MB-EAT 组的人表现出更低的食物控制点，这表明他们对变化的内化程度更高。有趣的是，餐后血糖代谢的显著改善也仅出现在了 MB-EAT 组，而且与体重变化无关。这一发现说明基于正念的治疗方法可能以其他行为疗法不具备的方式影响自我调节相关的生物学指标。美国国立卫生研究院（U.S. National Institutes of Health）目前正在资助针对这一假设的额外测试及其他相关研究。这些研究使人们有机会进一步加强和发展这种方法，从而产生了当前为期 15 周的增强正念预防体重恢复（Enhancing Mindfulness for the Prevention of Weight Regain，EMPOWER）方案（如下所述）。

另外还有一种疗法值得一提。来自具有暴食倾向的社区样本的初步研究结果表明，含有心理学教育成分的 8 周改良版 MBSR 是有效的。当然，我们还需要针对这种疗法进行随机对照实验。

EMPOWER 练习和参与者体验

传统正念技术（如坐姿冥想、身体扫描）训练为个体以非评判性的态度了解自我提供了一个基础平台。此外，该学习平台似乎有助于 CBT 和其他能促进康复的传统技能的应用。在 EMPOWER 方法中，至少有 9 项核心技能，所有这些技能都是患者从进食障碍中恢复的基础。

1. 不加评判地观察驱动行为的一系列反应性想法、情绪和身体感觉。

2. 把情绪从这些反应中分离出来；情绪是瞬时事件，往往不需要做出反应。

3. 把想法从这些反应中分离出来；想法只是想法，通常不需要对这些瞬时事件做出反应。

4. 把行为冲动从这些反应中分离出来，并容忍它们。

5. 认清饥饿和饱腹（胃饱腹感）的生理信号。

6. 注意口味特异性的饱腹感。

7. 对情绪的生理信号和食欲调节线索（5 和 6）的生理信号加以辨别（如焦虑与饥饿的差异、平静与饱腹的差异）。

8. 辨别反应背后的真正需求。

9. 针对解决真正需求做出明智决策。

技能 1：对反应的非评判性观察。首先，患有进食障碍的人需要培养将注意力转移到内部状态的技能，以便观察情绪、认知和身体感觉及它们之间的相互作用驱动行为的方式。最初，大多数参与者很难将注意力集中在内部状态上，而正念训练可以说是一种学习范式，它使个体成为自己的专家和拥护者。非评判性对于创造这种学习环境极为重要，它使得个体能够以较低的防御性探索自己的模式。刚开始尝试非评判性态度时，他们常常会感到惊讶。做宽恕冥想时，参与者需要考虑原谅自己所犯的错误或曾做出的不健康行为，他们通常会在第一次宽恕冥想时哭泣。许多参与者"从未考虑过这一点"。有些参与者最初对宽恕自己的想法感到焦虑，因为他们相信严厉的自我评判会赋予他们更大的控制感。此外，在使用正念支持任何形式的行为改变时，还需要进一步探索责任和评判之间的微妙界限。

技能 2：分辨情绪。个体需要表现出愿意接纳情绪体验（包括生理唤醒的变化），要明白情绪是短暂事件，因而不必对其做出反应。实际上，正是情绪的参与使这些反应持续存在。常规坐姿冥想练习可以加强这种学习，进行坐姿冥想时可以采用如下指导。

> 如果你注意到你的心智游离，或者你的注意力被某种情绪牵引，只需去观察那是什么情绪……无论出现什么感受都是可以的……你不必对它们做任何事情……只是观察，不加评判……只是注意你正在体验的一切……不要去改变它，只是注意到它……无论体验到什么都是可以的……只是注意它，不管它是什么……你甚至可能会发现情绪来了又走了……就像河水中的叶子一样顺流而下……你可以观察它们漂来又漂走，但不对它们做任何事情……如果你发现自己随着树叶一起顺流而下，你可以爬到河岸上，再次看着叶子漂向下游……

然后，下一步是以更接纳的态度与情绪共处。准确记录此类情绪信号使人们能够探索驱动不健康行为的真正需求是什么（如由于身体饥饿而进食、为缓解自我焦虑而进食，或者为抵抗疲劳和为保持清醒状态而进食）。在过去的一年中，我们一直在教患者一个叫作"停止 – 呼吸 – 感觉"的工具，该工具旨在教会他们不加评判地辨认情绪，并且明白进食（或代偿行为）不能满足真正的需求。例如，如果一个人为控制焦虑而进食，那么饥饿信号就变得不那么重要了，因为进食的目的是控制焦虑。我们鼓励患者尽早从身体中捕捉这些情绪信息并运用正念：只需注意焦虑，并认识到引发焦虑的问题不太可能通过进食来解决。相反，情绪只是满足真正需求的决策过程中的一个工具（无论是什么引发了焦虑）。我们越是认识到情绪在决策过程中作为工具的重要性，当情绪出现时我们就越不会感到恐惧。事实上，接纳本身被描述为"在匆忙进入并试图修复它们或改变它们之前，以允许（它们存在）的方式或顺其自然的方式对感觉做出积极回应。允许意味着参与者在决定如何回应之前先记录它们的存在"。大多数患者对"停止 – 呼吸 – 感觉"这一简单工具的体验是，其功能很强大：仅仅是决定停下来，然后呼吸，让自己感觉到当下所存在的一切，不去回避，就会增强信心。我们用坐火车来打比方：该课程的目的是培养某种注意力，以便个体正确识别停靠站（如以非反应性态度直接观察情绪信号）。然而，当我们错过停靠站时，我们还可以再回来。因此，如果我们错过了情绪信号，我们可以观察自己赶往另一个停靠站（如暴饮暴食或进行代偿行为），并追溯我们是如何到达这里的。

技能 3：分辨想法。传统的正念治疗方法能帮助参与者明白想法只是想法，只是心理事件，它不一定有任何现实基础。对于将想法与行为和情绪模式融合在一起的进食障碍参与者来说，这是一个有力的认识。当一名患有进食障碍的 33 岁肥胖女性独自意识到"'我想吃东西'只是一个想法，我不必对它做出回应"时，她感到这赋予她很大的力量。除了认识到想法不是事实，对想法的特质的观察也可以提供洞察力。例如，认识到自己的想法何时变得消极能为进食障碍参与者带来益处。在纯粹的正念中，对消极想法的非评判性观察足以降低其力量，但是否需要更多支持（如其他工具）帮助个体对抗终生感知模式，仍然需要实证研究来证实。当然，这一问题也会受到参与者的练习量的影响。临床经验表明，许多参与者在练习用时较短的技能后获得了一些视角上的转变，但如果没有其他工具的帮助，该练习量可能不足以改变习惯性思维模式。

技能 4：分辨并容忍行为冲动。ED 参与者的行为构成一个强迫 – 冲动连续谱，因此学会静观反应冲动很重要。学习观察冲动而不对冲动做出反应可以增强接纳行为冲动的能力。每周的 EMPOWER 培训中都穿插了一些教学内容，鼓励参与者观察未实施的小冲动，以增强容忍更大冲动的能力。例如，在坐姿冥想中，要求参与者注意所有烦躁的冲动或重新调整身体姿势的愿望，同时观察如果不采取行动，冲动会怎样。同样，在进食冥想中，要求参与者以类似的方式对待吞咽冲动，要求他们在咬东西或吞咽之前稍微停顿一下，观察会发生什么。然后通过对容忍这种冲动进行具体的讨论来对其进行强化。这种容忍有助于削弱冲动与反应之间的自动化联系。当参与者感到有暴食冲动或补偿冲动时，迷你冥想、停止 – 呼吸 – 感觉技术和 20 分钟的常规坐姿冥想练习会有帮助。通过对这些冲动进行非评判性观察，而不是使用分散注意这一传统临床方法（尽管也有用），参与者的容忍能力及随之而来的信心会得到进一步发展。

技能 5：认清饥饿感和饱腹感。吉恩·罗斯（Geneen Roth）在其早期临床研究中使用的方法是第一种得到广泛使用的针对"强制性进食"的方法，它引起了人们对饥饿感和饱腹感的重要性的关注。MB-EAT 对该方法进行了扩展，增加了关于饱腹感的训练，并将训练融入正念背景下，它高度强调非评判性。记录食欲调节信号（及与此相关的情绪）需要感知身体的体验。这对于进食障碍患者来说非常具有挑战性，因为患有限制性进食障碍的人会报告自相矛盾的身体感觉，而患有强迫性和冲动性进食障碍的人常常脱离身体体验。他们对身体有很多想法和判断，但是对身体感觉的感知却少得多。身体扫描技术和温和瑜伽中的传统正念减压练习被用于发展这项必不可少的核心技能。由于参与者很难将注意力集中到身体体验上，因此，比起静坐冥想，有节食或暴食史的人在进行身体扫描时也会有更多困难。一名患有进食障碍并伴有肥胖的

52 岁女性的经验表明，在引导性身体扫描过程中将注意力集中在身体体验上非常困难。尽管她非常积极地参与团体治疗活动，并且经常自愿讲述自己的体验，但当被问及在身体扫描过程中的体验时，她只能说，"我借此机会做了踝关节画圈（拉伸她的脚踝）"。

在 EMPOWER 中，正念减压身体扫描技术经过了改编，这样做的目的在于使个体将注意力集中到提示饥饿和饱腹的身体感觉上。克雷格海德和艾伦（Allen）在其研究中使用的七分制饥饿与饱腹量表（见图 14.1）为参与者提供了一个评估他们的饥饿和饱腹身体体验的概念框架。在过去的 7 年中，我们对 BED 患者和 BN 患者使用了以下练习，但没有对 AN 患者使用过。从临床上讲，AN 患者在胃中没有食物的情况下往往会有饱腹感，目前尚不清楚 AN 参与者是否会从这种内感觉觉知模型中受益。他们可能需要对这种方法进行调整，将重点更多地放在容忍食物在身体内的感受上，以及区分该过程中出现的评判和实际感觉（见图 14.1）。

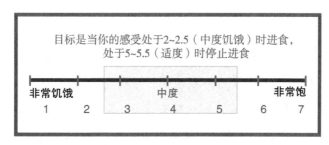

图 14.1　七分制饥饿与饱腹量表

指导者会提醒 BN 参与者和 BED 参与者胃位于胸骨左下方，许多人认为它处于更低的位置，因此会错误地把注意力集中到肠道区域上寻找信号。然后指导者要求他们集中注意力，认真关注可能出现感觉的身体区域。具体指示如下。

准备就绪后，你可以把注意力转移到胃部的感觉上……注意那里所有的一切……你甚至可以把一只手放到肚子上，以帮助你注意你的身体要与你分享的所有东西……它也可能给你带来饥饿的感觉……请记住，这些感觉可能非常细微，也可能非常强烈和明显，感觉没有对错之分……只是注意你的腹部……你的身体……去感受你的身体在告诉你什么，或者在这个时候没告诉你什么……注意自己现在有多饥饿或有多饱，1 代表非常饥饿，4 代表中等，7 代表非常饱（留下足够的时间让每个人找到与自己的情况相符的数字）……请记住，这些感觉可能非常不明显也可能非常强烈……尽可能准确地估计你的饥饿或饱腹程度。你是否感到轻微的胃痛、轻微的饥饿？也许是 3 ？或者你感受到了稍强的信号，中度饥饿？也许是 2.5 或 2 ？

又或者你是不是太饿了？你是不是感觉到更强烈的不适？它是不是低于2？花一点时间注意你的肚子在告诉你什么。没有人比你更了解这些信息……所以，当你越来越能察觉到你的饥饿或饱腹程度时，只是问自己你是如何知道这一点的……是什么体验或感觉帮助你找到这个数字的？

你也可能会注意到其他感觉、感受或想法……只是注意你正在体验的一切。不要试图改变它，只是注意它。尝试把情绪或想法从身体饥饿感中分离出来……或者，你没有任何特别的感觉、感受或想法。那就训练自己重新与你的身体连接……无论你体验到什么都可以……只是注意它，不管它是什么……伴随接下来的一次呼吸，或者再下一次呼吸，你可以开始让自己重新回到这个房间，然后睁开你的眼睛。

教授参与者识别饱腹感的过程与此类似。但是，在最初的训练中，他们得到的是有关饱腹的提示而不是饥饿。

请再次记住，这些感觉可能非常细微，也可能非常强烈……对你的饥饿感或饱腹感做出尽可能准确的评估，你的感觉在多大程度上得到了满足？也许你的胃感觉温暖，适度饱腹……也许是5.5。或者它还没到这个程度……也许你只是感觉到有一点点饱……也许是5。或者，你吃得有点多，你感觉胃有点儿胀，可能达到了6。无论你体验到什么样的身体感觉，只是注意它们。另外，注意你的情绪和想法。还要注意身体满足和情感满足之间的差异。也许你感觉无聊，想离开这里。或者，你为了解了自己而感到惊讶。无论你体验到什么，只是观察它，尽量不去评判它或批评它。

在配合适量餐食（特别是高纤维餐）摄入的情况下，饱腹感练习更容易完成。参与者经常说，他们不知道适度饱腹感是什么感觉，"我知道自己什么时候饿了、什么时候饱了，但我从未注意过中间状态。"请记住，重新获得这项技能需要注意力、耐心和练习。在临床上，大多数人能够识别饱腹时刻，并且人们经常报告他们感到饱的同时感到镇静。对于他们而言，使对"饱"的认知与暴食的感觉脱钩很重要。有些人说他们处在这种状态时感到痛苦，而另一些人则报告说他们感到非常舒服。无论如何，过度饱胀的体验会把注意从想法或情绪转移到一系列感觉上，使个体继续错误地标记体验。

参与者可以从认真倾听其他人对饥饿感等级的描述中受益，特别是注意到对选择饥饿等级有重要影响的身体感觉。观摩多个示例对于学习此过程至关重要。如果参与者提到情绪信号（如烦躁、惊慌、舒适、快乐）而不是身体信号，这将是指出潜在混淆的理想时机，此时可以提醒参与者，何时进食的最可靠指标是身体信号而不是情绪信号。尽管生理信号有时会导致这些情绪（如低血糖可能使人烦躁），但其他因素也有可能引发这些情绪状态，因此把情绪状态当作需要进食的信号是有风险的。

对于节食或暴食历史较长的参与者来说，在第一次被要求记录饥饿或饱腹信号时，他们往往会说"我什么都没感觉到"。这可能需要数周的练习，尤其是在饭前、饭中和饭后。长期与躯体体验脱节的人需要不断得到鼓励并持续练习才能重新开始记录这些信号。在临床实践中，大多数人都能重新学会感知这些信号。偶尔发生的失败可能是由于糖尿病并发症。

技能 6：味觉识别。吉恩·罗斯的早期临床研究也强调将注意力集中到对味觉的识别上。MB-EAT 和 EMPOWER 在此基础上增加了有关非评判的内容。一项使用巧克力进行的此类练习过程节选如下。

> 首先把一块巧克力放在你面前。把眼睛闭上，如果闭上眼睛不太舒服的话，那就让眼睛朝下看。把手放在你的肚子上，并进行 4~5 次深呼吸。不要用力呼吸，而是把气缓缓送到肺的底部。你可能会感觉到胸部起伏。你可能会感觉到你的肋骨向两侧伸展并打开。当空气轻轻地到达肺的底部时，你可能会感觉到腹部在吸气时膨胀、在呼气时收缩。当你把注意力转移到胃部和嘴巴时，可以让身体休息。只注意你此时有什么样的身体感觉。注意你的任何想法、任何情绪……注意身体感觉与想法或情绪之间的区别。无论你体验到什么，只是观察它，尽量不去评判它或批评它。只是注意你正在体验的一切，不要试图改变它，只是注意它。如果你没有任何特别的感觉、感受或想法，这也没关系。此时，只要注意它，不管它是什么。
>
> 在接下来的呼吸中，或者随着再下次呼吸，让你的眼睛完全睁开，但目光向下，拿起这块巧克力，轻轻地打开包装。继续觉察经过头脑的任何想法或情绪。现在只是看着巧克力，把手伸平托着它、观察它，就好像你是第一次看到巧克力一样。如果你是一个画家，你会怎么画它？注意它的形状、大小、颜色及光线在上面反射的方式……（长时间停顿）
>
> 现在把注意力转移到巧克力的气味上。把它放在鼻子下面，再次闭上眼睛……只是注意它的气味。你鼻子的哪个地方闻到巧克力的气味了？你可以闻到什么气味？它是牛奶味儿、香草味儿、烟草味儿还是泥土的气味？只是注意你所能闻到的气味……（长时间停顿）

　　现在把巧克力放到你的嘴唇上，这样你就能品尝到一丝味道。眼睛保持闭合……你尝到了什么味道？你注意到它的质地是什么样了吗？是光滑还是粗糙？它融化了吗？只是注意这一巧克力之吻所涉及的所有细节。

　　现在把巧克力放在你的舌头上，只是含在嘴里，不要咬它。你现在注意到的味道是什么样的？让它在嘴里转动，在口腔的不同部位时它的味道是不是不一样？让它在舌头上融化。在它融化时你注意到了什么？咬一口，让自己全身心地享受这一口。关于你的唾液，你注意到了什么？关于你的嘴呢？随着巧克力的融化，味道有没有变化？有什么变化？让巧克力融化，并充分体验吃它的感觉，只要你愿意，用多长时间都可以。你能感觉到它从你的嘴里进入你的喉咙，又从你的喉咙进到你的肚子里吗？觉察经过的任何想法或情绪，把想法或情绪与味觉区分开……如果你大部分时间都这样吃东西会怎样？观察现在出现在你的体验中的一切，不去评判它……（长时间停顿）……准备好后睁开你的眼睛。

　　技能 7：把食欲调节信号与其他内部事件区分开。只有当把食欲调节信号与情绪、想法、行为冲动及其他生理感觉（如疲劳）区分开时，它（饥饿感、饱腹感、味觉特异性饱腹感）才能被有效利用。虽然学习这项技能需要先学习前面六项技能，但学习不是一个线性过程。因此，EMPOWER 项目针对每个领域都有技能训练。每项技能都会影响其他技能，新环境又会对现有技能提出新的挑战。例如，一旦参与者感受到情绪，又感受到饥饿，他们就会开始比较，并形成区分两者的个人化方式。对这种差异进行细化有助于更好地识别情绪和饥饿。例如，一名女性参与者逐渐注意到，她的焦虑感处在胸部靠上的位置，而饥饿信号从位于胸骨正下方的胃部发出。另一位经常为消除焦虑情绪而进食的参与者观察到，她在单次呼吸的结尾能更明显地感受到焦虑（如心悸），在呼气后能明显感觉到心跳。这些发现为这些女性提供了区分焦虑感和饥饿感的方法。

　　技能 8：确定真正的需求。一旦参与者能够熟练地观察、辨别自身体验的各个组成部分，EMPOWER 方法会鼓励他们进行下一步：做出明智的决定，满足自己的真实需求。虽然反应有时仅由习惯驱动，但它往往是为了满足潜在的需求。由于参与者获得了非评判性自我观察技能，因此他们能够更清晰地辨别出自己的真正需求。例如，如果真正的需求是消除无聊，那么参与者可以决定寻找更好的娱乐方式。如果真正的需求是消除暂时的疲劳，那么睡眠可能是恰当的反应。如果真正的需求是消除与特定事件有关的挫折感，那么自我肯定或解决问题可能是恰当的反应。从理论上讲，一旦确定了真正的需求，慧心便会引导行为选择。然而，对许多参与者来说，进行特定练习阐明其决策过程似乎也能使他们受益。

技能 9：解决真正的需求。临床科学家们强调，在促进有意义的行为改变的同时，还需要促进进食障碍个体完成更深层次的自我接纳。当做出所需的改变是为了实现个人使命和健康愿景时，EMPOWER 参与者似乎能够更好地处理改变与接纳之间的辩证关系。指导者引导他们反思并制定自己的个人使命宣言（与 ACT 类似），并花时间形成自己的健康愿景。然后参与者以自己的长远需求为指导完成当下的决策。指导者教授参与者"停止 – 呼吸 – 联系"，鼓励他们在尝试进行行为改变之前暂时停下。他们以正念的方式集中精神，并提醒自己为什么从长远看这一变化很重要。在使用该方法的同时还需要配合使用 SMART 策略，即制定满足 SMART（具体的、可测量的、行动导向的、现实的、有时限的）标准的短期目标和长期目标。临床经验表明，这些额外的工具极大地增强了正念疗法的效用。

是否需要在正念治疗之外添加其他工具可能部分取决于个体开展正念练习的意愿及他们是否有能力创造有利于内在倾听的现实环境。考虑到大多数患者的实际情况，以及这些方法可能会使许多不喜欢冥想的人受益这一事实，明智的做法是用正念创造学习空间，同时以一种更主动的方式辅助明智决策过程。例如，当人们在决定是否开始进食时，应当参考生理上的饥饿信号，而不是外部信号（如食物摆好了、进餐时间到了等）。同样，在决定停止进食时，应当参照适度饱腹感这一生理信号，而不是那些提示吃完饭了（如盘子干净了、时间到了等）的外部信号。然而，西方文化强调外部驱动和快节奏，因此仅仅教导患者注意饥饿感和饱腹感通常是不够的。他们还须要认真计划，建立一个可以记录这些信号的环境，这需要自我肯定和其他传统技术。例如，假设你是一名轮班护士，12 小时一班，没有固定的进餐时间。虽然从生理上讲，在轮班期间进食很重要，但卫生系统没有为此留出时间。护士必须使用自我肯定技能确保哪怕 15 分钟的进餐时间，并且灵活地感知进餐的最佳时间，另外还需要在自我肯定技能的帮助下进行计划和准备，以确保食物有营养、小份儿包装、可快速食用。在轮班后记录适度饥饿感和适度饱腹感的信号及轮班期间的营养摄入可以帮助护士避免下班后暴饮暴食。

在这种情况下，正念可以帮助参与者创造最佳学习空间，而从其他传统方法中引入概念和工具可以加强干预。例如，对贪食症和暴食症的最新治疗方法鼓励参与者识别和标记暴食之前的想法和情绪。而正念可以通过非评判性态度消除（来自自我或他人的）严厉批评，使参与者能够更自由地、更准确地进行自我观察，从而促进学习。

然而，这些方法与正念疗法的一个显著差异是，认知行为疗法鼓励直接干预想法或行为，而正念疗法认为，仅观察想法、情绪或感觉就足够了，仅凭非评判性注意就可以使参与者从内部发生转变。

总而言之，进食障碍患者受到食物摄入、情绪和认知等方面的自我调节缺陷的驱动。将正念应用于进食障碍已经得到了强有力的理论支持，而且有关其功效的文献也越来越多。有些方法使用更传统的 MBSR 技术，而有些方法则将这些正念技术直接应用于患者的进食过程和代偿机制。EMPOWER 方法将正念概念化为一种强大的自我学习工具，个体借此可以探索新的自我调节方式。有必要开展进一步的研究，以评估基于正念的治疗方法在治疗特定问题的各方面的疗效。

第 15 章

失乐园：正念与成瘾行为

托马斯·比恩（Thomas Bien）

> 我们脚下的世界是天堂还是地狱，完全取决于我们观察和行走的方式。
>
> ——一行禅师

最初是天堂

根据许多传说，人类的开端是一个安逸、奇妙的时代，没有我们今天的辛苦劳作，没有斗争，没有冲突，也没有疏离和分裂。有时，这种完美被投射到未来；有时，这种完美被认为是人类通过努力可能达成的结果，比如柏拉图的《理想国》、托马斯·莫尔（Thomas More）的《乌托邦》、詹姆斯·希尔顿（James Hilton）笔下的香格里拉及B. F. 斯金纳的《瓦尔登湖第二》等。

人类趋乐避苦的倾向既不是错误的也不是邪恶的，它甚至有一定的必要性和实用性，因为生活需要这种能力。只不过当这种能力与大脑结合时就会很容易背离正道。这种无休止的斗争不可能带来平和。我们无法通过建立一个只有快乐没有痛苦的世界来找到平和。寻求平和需要智慧，而智慧告诉我们，平和的基础在于接纳人类生活的本质——好与坏、乐与苦、得与失，这都是必要的，也是不可避免的。当我们能接受这一简单的事实，避免徒劳的斗争和虚无主义式的不抵抗这两个极端时，我们就能进入当下，完全觉醒。

成瘾与回避

狭义的成瘾是指使用物质以强迫性和破坏性的方式改变意识状态。但从最广泛的意义上讲，所有人都成瘾了，我们沉迷于寻求快乐和避免痛苦的强迫性模式。佛陀说"天下众生都是疯狂的"，他说的就是这个意思。我们不接受现实的本质，即事物的本真，这导致人们无休止地斗争，希望创造一个完全没有痛苦且充满乐趣的世界。成瘾者碰巧以某种特定的方式（如毒品、酒精）或延伸方式（如赌博、性行为）创造这样一个世界。这是感知世界的分裂与对立这一人类基本问题的一种形式。

成瘾的人希望找到一个简单方法解决这种生存困境。他们感到人生是痛苦的，他们想避免这种痛苦。另一方面，他们又非常喜欢快乐，希望以一种简单、可靠、易重复的方式找到更多快乐。无论选择何种药物，其目的都是为了避免痛苦、增加快乐。

这样做也确实管用，药物至少在短期内能提供片刻的快乐。药物也能给我们喘息之机，使我们彻底摆脱当前的忧虑和困难。若非如此，药物成瘾就不会成为一个大问题。若非如此，就不会有人被成瘾物质诱惑。正是因为药物如此有效，它们才如此吸引人。

然而，我想强调的是这种影响是短期的。一方面，人们最初服用某种药物可能是为了增强某种积极体验。例如，某人与朋友在一起，他希望自己真正放开与他们一起玩乐，或者某人想庆祝成功。另一方面，人们使用药物可能是为了减轻痛苦。例如，一位朋友说的某句话伤害了某人，或者她期待的加薪泡汤了。但是随着将药物用于此类目的的次数逐渐增加，该药物同时也失去了它的积极作用。由于生理和心理上的耐药性，人们尝试使用更多的药物找回第一次服用药物时产生的那种轻松的、天堂般的感觉，人们希望重回那种诱人的精神状态。但最终，这只是饮鸩止渴。极乐天堂不可能以这种方式重新进入。

不同文化对问题性使用的定义有很大的不同。在特定文化背景下，临床上确定酗酒的关键是其对人的生命、健康、幸福和社会功能产生的影响。

然而，诊断的依据是什么构成了滥用或依赖。一旦形成依赖模式，药物使用就与旨在暂时缓解问题或增加欢喜心情的良性的状态改变截然不同了。随着一个人越来越频繁地寻求药物，他的生活就集中在维持药物供应、例行的药物使用及从药物使用中恢复上，留给解决生活问题的资源就变得很少了。工作和人际关系被忽视，财物资源被浪费。当成瘾者试图面对生活时，他的生活就会越来越痛苦，越来越无法控制。面对这些困难，他只有一个高度发达、过度熟练的回应方式：物质滥用。

到这一阶段后，物质滥用几乎与快乐无关。许多成瘾很久的人报告说，实际上使用药物不再有什么乐趣可言。造成这种情况的一个原因可能是，身体已经习惯在某个时间、某个地点或某种条件下期待药物的引入。以酒精为例，人体会朝着与药效相反的方向先行进行内稳态调节，为酒精这种抑制剂的引入做准备。也就是说，虽然酒精会减缓心率和呼吸、降低血压，但是期待酒精引入的身体会在酒精引入之前使心率和呼吸加快、血压升高。一旦这种条件反射形成，成瘾者就需要更多的药物才能达到同样的效果。

当物质滥用的乐趣消失或至少大幅减少时，剩下的只是一种强迫性模式。就条件作用而言，现在几乎完全是负强化。现在，物质滥用是为了避免疼痛或不适，包括生理性戒断带来的不适，为了回避生活所有重要方面恶化带来的痛苦，而不是为了增强愉悦状态。

圣埃克苏佩里（Saint-Exupéry）的《小王子》（*The Little Prince*）一书中关于酒鬼的故事就是这样一个破坏性下降螺旋。

　　"你为什么要喝酒呢？"小王子问。

　　"为了忘记。"酒鬼回答。

　　"忘记什么呢？"小王子难过地问。

　　"忘记我的羞愧。"酒鬼低着头说。

　　"为什么羞愧呢？"小王子想帮他。

　　"为喝酒而羞愧！"酒鬼说完再也不开口了。

如果物质滥用是一种回避模式，如果它是为了遗忘，那么我们有理由认为，成瘾的解决办法就在于不回避，在于记住。一个帮助人记住而非遗忘、增加觉察而不是减少觉察的方法，会提高其面对当下现实的能力，即使现实中有令人不快的元素，初步看来，这种方法是治疗的关键。正念正是这样一种方法。正念教导我们即使感到痛苦也要活在当下。事实上，当我们完全做到这一点时，我们也会遇到当下的许多积极因素。当我们刻意回避痛苦时，我们会错过这些因素。从这个意义上说，正念最终可以成为获得深度心理平衡状态（佛教徒称之为"涅槃"）的方式。

但是，对成瘾者来说，想清晰地看到自己陷入的陷阱从而改变它并不容易。一方面，学习心理学告诉我们，我们更多地受到我们行为的直接后果而非长期后果的控制。

在实验室范式中，如果一只饥饿的老鼠按动杠杆后食物立即掉落，那么老鼠很快就能学会按动杠杆。但是，如果食物下落的速度较慢（如一个小时后下落），那么学习就没那么容易了。同样，物质滥用的早期阶段通常是最令人愉快的。喝前两杯时感觉很好，吸食第一口可卡因时感觉很不错。不幸的是，令人不快的后遗症对后续行为的影响较小。

更复杂的是，物质滥用会影响记忆。就酒精而言，它引发的记忆问题贯穿整个过程，一开始是急性效应，比如记事模糊；之后发展为酒精中毒性界线性遗忘，患者在整个时间段内的记忆都会消失；最终形成科萨科夫综合征，患者无法记住任何新信息。科萨科夫综合征患者可能会被一次又一次地介绍给同一位治疗师，患者却记不住对方；或者可能会问为什么某个早已去世的领导人不再出现在报道中，因为他们记住新信息的能力在病症发作时就已经停止了。

即使在记忆受损情况没那么严重的情况下，物质滥用的负面后果仍然不那么突出，因为患者即便记得也记不清楚。物质滥用者往往记得快乐感和幸福感，但会忘记令人讨厌的混乱、愤怒或昏迷，甚至在某些情况下会忘记随后发生的争执和肢体冲突。

正念与成瘾行为的改变过程

如果成瘾涉及无觉察和回避，那么我们有理由认为，成瘾者需要增加觉察并提高清晰地体验生活的能力，即冷静、清醒、不回避。正念正是这样的练习。治疗师的作用就是帮助患者增加觉察，从而使物质滥用的负面后果更突出。然而，鉴于上述记忆效应，以及强大的条件作用，这一点极具挑战性。

所需的觉察的类型会随着改变的发展而变化。詹姆斯·O. 普罗恰斯卡（James O. Prochaska）和卡洛·C. 迪克莱门特（Carlo C. DiClemente）对人们改变成瘾行为所需经历的阶段进行了因素分析。在六因素模型中，这些阶段包括：前意向阶段、意向阶段、决定阶段、行动阶段、维持阶段和复发阶段。了解患者所处的阶段有助于治疗师更好地帮助他们促进进步所需的觉察。米勒（Miller）和罗尼克（Rollnick）在他们称之为"动机式访谈"的过程中详细介绍了帮助成瘾者度过这些变化的步骤。这里我们暂把动机式访谈定义为以特定方式提高觉察的艺术，也是一个提高正念的过程。

前意向阶段意味着无觉察。在这一阶段，个体根本不知道有问题。这并不是说他们在否认，因为否认意味着个体在某种程度上知道存在问题，但拒绝承认它。在被询问是否有物质滥用问题时，处于这个阶段的人通常会感到很惊讶。因此，他们很少接受治疗，除非配偶或其他人坚持。处于此阶段的人需要的是表明他们有问题的明确证据。治疗师在此阶段的工作不是说教和说服，而是找出证据证明此人存在问题。例如，可以对配偶的担忧进行重构，表明物质滥用造成了关系困难，此时无须争论其配偶的感知是否真实。

在意向阶段，个体就问题是否真实进行着内部对话："嗯，我在可卡因上花了很多钱，我知道这对我不好……可是看看乔治，他比我做得还过分，但他看起来还好。"对于这个阶段的个体，治疗师应设法使该个体的体验中有问题的方面变得更加突出，这通常需要克服记忆扭曲和社会环境（吸毒者与吸毒者交往）带来的正常化效应。治疗师始终要注意从患者身上寻找关注点，而不是告诉他们应该关注什么。因为每一位经验丰富的治疗师都知道，说教会引起阻抗，而不是行为改变。

决定阶段并不总是在因素分析中出现，但仍然有启发意义。在这一阶段，个体已准备好做出改变。为了进入下一阶段，个体必须（在决定阶段）感知到有一些能使改变成为可能的选项。如果该个体听说了某个支持性团体或一本有用的书或一个能提供帮助的治疗师，那么她就可以进入下一阶段。如果她已经到达决定阶段，已经认识到问题的存在，而且也准备好去改变，但却找不到解决办法，那么她很可能会回到前意向阶段。

行动阶段是个体采取实际行动进行改变的阶段。他可以参加一个团体、寻求治疗、读一本书或制订个人计划。这种计划可以包括设定戒断日期、处置药物和用具、把计划告知另一半、避免高风险情境等。然而，行动阶段涉及的技能不同于随后的维持阶段所需的技能，事实上这是该模型的重要启示。通俗地说，戒断与保持戒断状态不同。因此，治疗师必须知道患者处于哪个阶段，并提供适合该阶段的策略。保持戒断状态所需的技能包括：预测可能出现的困难情境（如提供酒的婚礼）、向朋友解释行为的改变、管理停用药物带来的压力等。所有这些技能都需要更高的觉察力和清晰的思维。

大多数人在初次尝试改变成瘾行为时都会失败，因此会进入复发阶段。在这一阶段，个体需要尽可能快地再次经历前几个阶段，而不是沉溺于内疚、羞耻或绝望的感觉中：面对前意向阶段的无觉察、意向阶段的矛盾心理、决定阶段的准备、行动计划的制订，并培养维持进展所需的技能。一旦个体在没有使用药物的情况下建立了稳定的、新的生活方式（或称为适度的稳定状态），就可以认为他们彻底完成了这一过程。这样个体可能不会再把自己看成成瘾者，也可能不再需要为保持改变后的行为付出很大的努力。偶尔产生的冲动通常不是很强烈，也很容易解决。

对于试图改变成瘾模式的人来说，觉察到这些阶段并了解可预测的过程和潜在的困难会很有帮助。改变成瘾的困难之一（特别是将戒断作为首选目标时）是，成瘾者可能一整天都很成功，却在某一个软弱时刻屈服了。因此，正念涉及的技能可能会非常有帮助，它可以教会人们把想法和感觉视为转瞬即逝的现象，而非不可改变的事实，从而使人们改变个体与这些内部过程的联系方式，而不是努力改变其本质。接受治疗的患者常常自豪地向我报告说，他们没有体验到任何复发的冲动，但我提醒他们，冲动是否存在实际上并不重要。冲动出现与否，我们无法控制。既然我们不能控制，那么我们就不应当因冲动的出现或未出现而受到指责或赞扬。重要的是，我们在复发冲动出现时如何应对这一冲动。尽管这看似不合常理，但正念实践表明，当复发想法和感觉出现时，觉察到它们的出现而不是试图否认它们的出现对我们的健康是有利的。

冲动冲浪

在冲动冲浪方法中，个体用正念方式对待产生的复发冲动。个体不是与冲动进行斗争（通常这反而会增强我们试图压制的力量），而是设法搭乘这些情绪，就像冲浪者乘浪前行一样。在这种方法中，内在状态与外在行为之间联系的必要性会受到挑战。实际上，许多人常常想做一些我们知道有害的事情，或者想避免做一些我们认为有益的事情，尽管我们最终仍然会做出积极的选择。在一个令人生厌的周一的早晨，我们可能会觉得更想躺在床上而不是去上班，但大多数人最终还是会去上班。

一旦内在状态与外在行为之间的绝对联系受到挑战，一旦我们清楚地看到，我们实际上并不需要按照转瞬即逝的情绪行事，我们便可以自由地体验任何正在发生的事，而不必担心它意味着复发。冲动的出现在认知、情感和生理层面上都可以被清楚地体验到，我们无须对其采取任何行动，因为我们知道这些内在状态是无常和短暂的。冥想经验对此会有帮助，因为在冥想中，人们知道并不是身体的每一处痒痒都需要挠，知道我们可以反复想着从坐垫上站起来执行一些"紧急"任务，实际上却仍然坐在那里冷静、清晰地观察这种冲动，而不屈服于它。这样，体验到复发冲动的人就能学会问："对于冲动的出现，我的体内出现了什么想法？"他们甚至没有必要像认知行为疗法强调的那样去挑战这些想法，把它们清晰地看成产生又消逝的想法就足够了。患者还可以用同样的方式这样问："这种冲动会给我带来什么情绪？""我的身体是什么感觉？"在任何情况下都需要以镇静、接纳的态度觉察这些瞬间的内心事件。在冲动冲浪中，有一个元消息，那就是复发的想法和感觉一点也不可怕，因为我们可以在不屈服于它们的情况下体验它们。但是，试图压制这种感觉会收到相反的信息：如果我们连承认这种内在状态都不敢，那它们一定非常可怕，而如果它们如此危险，那么这可能会形成长期的警惕和焦虑状态，而不是自由流动的、开放的觉察。

成瘾者的生活与正念

成瘾与生活问题之间的关系是双向的：一个人以不良方式使用药物，可能部分原因是生活困难，而滥用本身又会造成更多的问题。一旦开始改变不良的物质使用，长期回避的生活问题往往就会浮出水面。要想成功建立新的行为模式，不仅要做到戒断，还必须创建令人满意的幸福生活和恰当的处理问题的方式。如果建立了这种生活方式，那么成瘾的诱惑就不会压倒一切。否则，它的吸引力似乎是不可抗拒的。

生活中的问题往往与内部状态有关。处于恢复阶段的人可能想要修复物质成瘾时期因自己的拙劣言行而受伤的关系，但压倒性的愤怒会导致他说一些进一步伤害对方的话。失业的人知道自己应该开始找工作，但面试时的焦虑可能会阻碍其积极主动地追求目标。

为有效应对这样的生活问题，个体需要知道如何关照隐藏在不良行为或回避行为背后的情绪状态。对此，正念是一种理想的练习，因为正如上文讨论冲动冲浪时所述，通过正念练习人们可以看到，内在状态和行为之间没有必然的联系；同时也因为个体反复清晰地体验到，所有内在状态——无论多么令人不适——都是出现后最终又消逝，虽然有时它们消逝得不像人们期待的那么快。通过这种方式，人们开始明白焦虑是一个正常、自然的事件，所有人时不时地都会经历焦虑。人们不必因焦虑而焦虑，这只会使问题变得更加复杂。人们可以学习清晰地体验焦虑，同时仍然追求理想的人生目标。虽然在求职面试中确实有可能会体验到焦虑，但这并不意味着人们必须回避这种情形。那样不仅会造成财务和其他方面的问题，而且回避往往会增加焦虑感。例如，没有人比患有广场恐惧症的人体验到的焦虑更多。如果回避是有效的，那么这些人只需待在他们的安全地带就可以消除焦虑。不幸的是，即使这样做，他们仍然感到非常焦虑，并且感受到的焦虑很可能比一个把焦虑作为自然现象去接纳、直面世界的人还要多。因此，教会患者以正念方式对待自己的想法和感受有助于他们有效地直面生活中的问题，而不是试图回避和逃脱，而回避和逃脱正是促成物质滥用模式的动因。

正念与治疗师

我曾在其他地方指出，正念最重要的心理治疗性意义可能不在于教给患者的那些技术——虽然这些技术可能很有价值——而在于治疗师真正在场的能力。事实上，西格尔、威廉姆斯和蒂斯代尔发现，如果治疗师不亲身实践正念，他们是不可能向患者教授正念的，这与最初的预期相反。兰伯特（Lambert）和西蒙（Simon）报告称，治疗效果 30% 的变异可归因于一些共同因素，如治疗关系，而只有 15% 的变异可归因于特定的治疗技术。尽管治疗师普遍认为他们的特定技术是最重要的，但事实并非如此。米勒、谢丽尔·A. 泰勒（Cheryl A. Taylor）和乔安妮·C. 韦斯特（JoAnne C. West）发现，治疗师的共情（治疗关系中的重要因素之一）水平与治疗效果高度相关。正念，即对当下的非评判性觉察，似乎正是促进共情和积极治疗关系所需的那种注意能力。尽管这方面还需要更多的研究，但一些初步研究支持正念练习能增加共情、提高治疗联盟质量这一观点。这对于成瘾这样有病耻感的障碍尤其重要。相比任何假定患者具有的否定特质，与治疗师的关系的质量（如治疗师是有同理心的，还是只是说教）更能决定患者的阻抗程度。

练习正念的治疗师可能更能够跟踪患者情绪状态的瞬间变化、了解患者处于什么变化阶段（即使在同一次临床治疗中也可能出现轻微波动），以及接纳患者呈现的任何自然的、可理解的内容，包括抗拒改变这一人类倾向。

第 16 章

正念与创伤和创伤后应激障碍

维多利亚·M. 福莱特 (Victoria M. Follette)

阿迪蒂·韦杰 (Aditi Vijay)

> 唯一的出路就是勇往直前。
>
> ——罗伯特·弗罗斯特 (Robert Frost)

由于 "9·11" 恐怖袭击事件、2004 年的马德里爆炸案以及全球多起武装冲突事件,"创伤"(trauma)一词和 "创伤后应激障碍"(Posttraumatic Stress Disorder, PTSD)这一术语已经成为流行词汇。在心理学中,"创伤" 一词指超出个人承受能力的痛苦体验。心理创伤与暴露于外部事件有关,通常此类外部事件被认为是痛苦的,会影响个体的内部心理过程。然而,需要注意的是,创伤不是在真空中或孤立的背景下发生的,其他环境因素也会影响伤害的程度及随后的反应。创伤的影响不限于 PTSD,其影响是多方面的,它会影响生活的许多领域。对创伤的复杂反应会影响一个人的人际关系、功能水平,以及投入和参与自己的生活中的能力。暴露于潜在创伤性事件从统计学的角度看是必然的。据估计,一个普通人在一生中至少会遭遇一次潜在的创伤性事件。创伤性事件被定义为:某人 "经历、目击或遭遇一个或多个涉及实际死亡或死亡威胁或严重伤害的事件,或者(经历、目击或遭遇)对自己或他人的躯体完整性的威胁"。值得注意的是,虽然有些人在遭受创伤性事件后表现出心理困扰的迹象,但也有一些人无须外部干预即可恢复其先前的功能水平。虽然 PTSD 被称为 "障碍",但许多人认为 PTSD 和急性应激是对极度紧张的生活事件的正常反应方式。

为了满足创伤幸存者的治疗需求，认知行为学家开发了基于暴露的疗法，可以有效治疗创伤反应。基于暴露的疗法针对的是与创伤性事件记忆相关的认知和情绪反应。认知加工疗法（Cognitive Processing Therapy，CPT）是一种循证治疗方法，包含认知和暴露疗法的要素。尽管 CPT 最初是为治疗性侵受害者而开发的，但最近的研究表明，CPT 对患有慢性 PTSD 的退伍军人也有效。

虽然基于暴露的治疗方法被证明是有效的，但文献也表明，一部分创伤幸存者难以参与基于暴露的治疗，因此有时不能充分体验到这种治疗的益处。我们认为，正念强化行为治疗（Mindfulness Enhanced Behavioral Treatments）将被证明是一种能为不愿或无法参与传统治疗的患者提供有效治疗的替代性治疗方法。此外，由于我们的治疗涵盖创伤相关症状以外的多种问题，因此更适合呈现出多种创伤相关问题的患者。本章将简要介绍关于创伤和正念的文献，以及正念在综合行为疗法中的应用。综合行为疗法借鉴了行为疗法的第三次浪潮的相关理论基础和实践。第三次浪潮建立在早期行为治疗传统的基础之上，为处理复杂心理问题提供了一种语境式方法。传统行为疗法关注问题行为和情绪，并试图通过条件作用和行为准则改变问题行为。第二次浪潮针对的是错误的认知和病理模式，因而被称为认知行为疗法。我们通过应用针对功能失调的信念和信息处理过程的认知模型，来修正无效的行为。第三次浪潮对第一次和第二次浪潮进行了整合，同时强调正念、接纳、价值和辩证这些概念。第三次浪潮的基础是以经验和原则为重点的方法。它强调功能而非形式，它针对的是行为背后的潜在原因而非表面形貌。这些方法倾向于将传统的行为疗法与经验和情境变化策略结合起来。与这一次浪潮相关的治疗方法（接纳承诺疗法、功能分析心理疗法和辩证行为疗法）寻求通过增强心理灵活性来增强患者的现有技能，从而使之产生更多有效的行为。治疗创伤的综合行为疗法借鉴了第三次浪潮的实践，使治疗师能够根据具体情况量身定制治疗方案，同时在理论上和哲学上保持一致。为了说明如何运用这种疗法，我们用一个临床例证说明如何帮助创伤幸存者实施正念练习，以及正念练习如何强化整体治疗。

什么是创伤

创伤性事件被认为是压倒一个人的应对能力且在此之后阻碍其有效运作的所有事情。马琳·克洛特（Marylene Cloitre）、丽莎·R. 科恩（Lisa R. Cohen）和卡斯滕·C.

科南（Karestan C. Koenen）指出，创伤是指"这样一类情况，即某个事件压倒了个体保护自身心理健康或心理完整性的能力，且现有的资源不足以有效应对事件带来的影响及从影响中复原"。根据这一概念，痛苦事件本身并不被认为是创伤性的。决定事件的影响的是个体的反应。对于某些人来说，某个事件的影响是毁灭性的，而另一些人却能够恢复生活，并且似乎不受什么影响。因此，创伤经历代表创伤事件、个体及其反应之间的复杂关系。个体一方面希望花费大量时间对事件进行加工，另一方面又要避免回想过去，这使得创伤相关的痛苦加剧。个体在对体验做出反应时，在看似相反的两个极端之间移动，这被称为创伤的中心辩证法。

创伤最初的定义假设，任何暴露于正常人类事件范围之外某个事件的个体都会出现某种形式的心理困扰。目前的研究表明，暴露于潜在创伤性事件比最初设想的要"正常"得多，心理困扰并不是对该事件的必然反应。尽管确切数字存在一些争议，但有证据表明，PTSD 的患病率受到多种因素（包括人口学因素和创伤暴露类型）的影响。创伤性应激反应多在战斗、人际暴力和自然灾害的背景下进行研究。但是，在暴露于恐怖事件这一领域也有了新的数据。流行病学研究表明，在越南战争退伍军人中，30.9% 的男性退伍军人和 21.2% 女性退伍军人患有 PTSD。PTSD 与强奸经历高度相关，65% 遭遇强奸的男性和 45.9% 遭遇强奸的女性患有 PTSD。文献显示，13%~30% 的人在一生中遭受过自然灾害。总体而言，男性更有可能报告目击受伤或死亡，而女性则更有可能遭受某种人际暴力。对于 PTSD 的发生，性别是一个调节变量，女性患病的概率是男性的两倍。最后，技术和地缘政治环境的变化显著增加了遭遇恐怖事件的风险。

创伤的心理后遗症

与心理创伤有关的不良后果不限于 PTSD。急性应激障碍（Acute Stress Disorder，ASD）是一种以一系列焦虑和分离症状为特征的心理障碍，包括现实解体、人格解体、分离性遗忘和主观麻木感。在 ASD 中，这些症状在创伤性事件发生后的一个月内出现。DSM 将这一诊断类别引入，以区分有时限的创伤反应和长期的 PTSD。具体而言，持续时间超过一个月的痛苦被称为 PTSD。创伤性事件发生后出现的心理困扰除 PTSD 外还包括抑郁、焦虑、进食障碍、物质滥用或自残行为。此外，创伤经历造成的痛苦可能与之后出现的参与和维持个人人际关系方面的困难有关。这种痛苦可能会在创伤性事件之后立即出现，也可能很久以后出现。

PTSD 是最常见的与创伤暴露有关的心理障碍，它与其他心理障碍的不同之处在于其病因在诊断标准中有明确规定。具体而言，患者须有暴露在创伤性事件中的经历才符合该障碍的诊断标准。然而，如前所述，暴露于痛苦事件不足以决定心理后果，相反，个体的反应和相关症状决定了事件的分类。PTSD 有一系列症状，这些症状分为以下几类：再体验、回避刺激和过度觉醒。个体以各种方式再体验创伤，包括反复或侵入性的痛苦回忆、噩梦或在接触到与创伤有关的线索时感到极度痛苦。第二类症状包括持续回避任何唤起创伤的事物。这包括一种普遍的麻木感，可能表现为回避与创伤有关的想法、感受或谈话。过度觉醒症状包括失眠、易怒或愤怒爆发、注意力不集中、过度警觉和过分的惊跳反应。PTSD 症状群本质上存在相互作用，一个症状群影响其他症状群的行为表现。当个体报告其中一个症状群的症状时，他们其他方面的功能很可能也受到了影响，并且他们可能正在经历多个症状群的症状。例如，如果某人正在重新体验这一事件，那么他可能很难集中精力工作，或者无法正常入眠。为了确定干扰的范围并准确了解患者的状况，综合评估非常重要。

复杂性 PTSD 被概念化为一个诊断类别，除了 PTSD 诊断标准中规定的症状外，它还包括一些其他症状。随着对创伤和 PTSD 的研究不断深入，研究人员和临床医生注意到，DSM 中对 PTSD 的最初诊断没有包含长期和持续性创伤的幸存者报告的全部症状。针对这些观察结果，复杂性 PTSD 的诊断标准是，"创伤反复出现并逐渐累积（通常在一定时期内、在特定关系和背景下）"后的症状。复杂性创伤是创伤应激领域争论的焦点，争论的一个重要方面是复杂性 PTSD 是否与目前的 PTSD 概念足够不同、是否值得单独确定诊断标准。目前，复杂性 PTSD 尚未被作为一个独立诊断类别列入 DSM，但许多临床医生和研究人员认为，在创伤幸存者的治疗工作中，这一概念很有用。复杂性创伤通常见于受害者陷入困境的情况，如儿童长期受到虐待。除了 PTSD 症状，复杂性 PTSD 的症状还包括人际关系无效和情绪调节问题，这些症状与曾经历长期创伤暴露的幸存者有关。福莱特、凯瑟琳·玛丽·艾弗森（Katherine Mary Iverson）和 J. D. 福特（J. D. Ford）指出，复杂性创伤可能会影响经历过早发虐待或长期虐待的幸存者的人格特征的发展或导致糟糕的普遍应对技能。复杂性 PTSD 诊断的一个显著特征是人际关系和情绪调节困难。这些困难会使患者很难以安全的方式参与暴露治疗。此外，一些研究人员认为，在帮助他们掌握情绪调节技能以使其能够更充分地参与治疗之前，在这一人群中实施暴露治疗可能会产生医源性影响。

应激源：人际暴力、战斗和自然灾害

创伤症状可能由多种应激源引起，临床医生和研究人员已逐渐认识到患者有多重创伤经历。另外，有文献表明，情境因素对创伤相关症状和恢复力具有显著影响。情境可以调节与创伤经历有关的结果，因此，对于临床医生和研究人员而言，了解可能影响治疗的某些常见的环境因素非常重要。为此，我们将通过分析三个常见类别讨论与创伤有关的环境因素，这三个类别是人际暴力、战斗和自然灾害。

人际暴力

人际暴力一词是指一个人以对另一个人造成伤害或损伤为目的对其实施的暴力形式。人际暴力包括身体虐待、性虐待、性创伤或性侵害。虐待儿童（身体虐待、性虐待或忽视）是普遍存在的一个问题，虐待儿童的后果非常广泛。儿童之所以容易受到虐待，是因为他们的整体安全和幸福依赖于成年人。此外，当儿童处于虐待环境中时，通常还存在与不良心理结果相关的其他因素（如缺乏足够的财力资源、缺乏适当的监督）。儿童创伤的一个显著特征是它可能会阻碍儿童发展的进程，因为他们被剥夺了各种适合其年龄的学习经历。如果儿童没有机会获得适合其发展的学习经历，他们在以后的生活中可能会出现一些困难，如依恋困难。具体而言，如果儿童没有在一个看护人安全、可靠且情绪稳定的环境中成长，就可能在信任、亲密关系和人际界限方面出现困难。依恋问题也与情感调节困难、情绪调节困难、准确表达困难和一般心理困扰有关。

性侵害和重复性侵害是影响很多人的人际暴力形式。重复受害是与儿童侵害相关的常见结果之一。有几个因素被认为与重复受害的发生率增加有关。儿童性虐待（Child Sexual Abuse，CSA）和青少年性虐待（Adolescent Sexual Abuse，ASA）似乎是重复受害的高危因素。第一次事件的严重程度、频率、发生时的年龄、与肇事者的关系，以及虐待持续时间都与重复受害的风险有关。性接触的性质也影响未来重复受害的风险。童年时期性接触越具侵害性，重复受害的风险就越大。现有文献表明，重复受害的女性比遭受单次性侵害的女性更有可能出现 PTSD 症状或患有焦虑症。除了遭受心理困扰之外，在生命中的任何时候，遭受性虐待的女性遇到的健康问题往往也更多。如果在第一次侵害事件之后个体出现 PTSD，那么其未来遭受痛苦和重复受害的可能性会大大增加。受害和重复受害使有创伤史的人有面临情感调节问题、人际关系困难和个人内在困难及一般心理困扰的风险。

反复的、长期的被侵害经历增加了个体出现更严重精神障碍的可能性，并且会损害个体其他领域的功能。此外，一些数据表明创伤的影响是累积性的，随着创伤暴露的增加，出现创伤症状的可能性也随之增加。人际暴力对受害者的影响不同于其他创伤性事件（如战斗或自然灾害）。许多童年人际暴力的幸存者是被一个他们认识或信任的人所伤害的。在这种情况下，情感调节、情绪调节和自我感方面的困难很可能是症状表现的一部分。在这种情况下，复杂性 PTSD 的概念可能特别适用。对这一群体而言，另一个重要概念是背叛，这表明诸如失忆症之类的结果是对童年虐待的适应性反应，因为儿童仍然依赖看护人满足其基本需求，由此失忆使他们能够忘记虐待这种背叛行为。如果儿童的行为方式对他们对看护人的依恋产生负面影响，这对儿童是不利的，而这类失忆症能够维持这种关系，使他们能够生存下来。与人际创伤有关的因素（如信任和记忆问题）会影响治疗关系。有这些经历的幸存者可能没有机会建立安全和恰当的关系。因此，在发展治疗联盟时可能会出现问题。另外，治疗关系的益处可能对这一人群尤其重要，因为这为患者提供了一个健康的人际关系模型。

战斗

参与战斗被认为是很可能导致创伤症状、心理困扰和 PTSD 的因素。由于生活在作战区，退伍军人接触到的创伤事件的数量和类型与其他类型的创伤幸存者不同。最初对 PTSD 的症状群进行研究，是因为当时一些退伍军人报告了这些心理困扰。据估计，PTSD 在军人中的终生患病率是 30.9%（男性）和 26.9%（女性）。然而，由于心理求助污名化及其对军人职业的潜在影响，这些数据可能被严重低估了。

在作战区持续的时间和所处环境（如生活在前线）与创伤症状的发生率有关。另外，由于长期处于不可预测的危险之中，战斗中的士兵经常保持高度警惕。这种持续不断的压力可能引发认知和生物学变化，后者通常与以后的心理困扰有关。此外，退伍军人还报告称，他们难以回归到平民生活，这与他们的"战地思维"和日常生活状态脱节有关。流行病学研究表明，正在经历心理困扰的军人的比例很大。最后，还应当指出，无论是对平民还是对军事人员来说，暴露于恐怖活动的风险仍然是一个长期的应激源。乔治·A. 博南诺（George A. Bonanno）提供的有关"9·11"事件影响的数据表明，美国民众受到了这些袭击的影响。

自然灾害

　　诸如地震、火灾、洪水、飓风和龙卷风等灾害都是对世界各地大量人口产生不利影响的大规模事件。与其他极端应激源一样，与自然灾害有关的心理症状包括 PTSD、抑郁、焦虑、愤怒、分离、攻击性和反社会行为、躯体症状和药物滥用问题。除了灾害造成的痛苦（包括受伤和失去亲人）之外，常常还会存在财产和住所等资源损失带来的压力。这可能会干扰就业、上学及获得重建其生活的必要资源。2005 年影响美国东南部地区的"卡特里娜"飓风就是自然灾害的典型例子，它不仅造成了巨大的财产损失，还给个人和整个社会带来了深远的影响。资源保护模型指出，当威胁迫在眉睫时，人们会努力保存、保护和建设资源，这在"卡特里娜"飓风造成的某些影响中得到了体现。幸存者报告说，飓风使他们失去了亲人和家园，混乱的环境导致他们无法获得替代资源，这些进一步加剧了飓风带来的创伤。许多幸存者流离失所，失去了各种社会支持，也失去了归属于某个社区所带来的更普遍的支持感。

创伤后应激障碍功能分析评估

　　正如我们多次指出的那样，创伤暴露的情境因素对于分析和评估创伤相关结果至关重要。多种因素通过加重、维持或改善症状影响病程。功能分析评估是识别相关潜在控制因素的过程，可以使人们对患者进行个性化了解。功能分析调查相关行为及其前因后果。这种分析的目的是选择并调查可观察和可改变因素及它们之间的关系，我们不能改变历史因素，如暴露于创伤本身。只关注创伤性事件而忽略其他重要的近端和远端因素可能会导致不恰当的个案概念化，从而导致治疗方法的误用。功能分析评估使临床医生能够全面了解患者的具体情况，从而能够以最可能引发积极结果的方式定制治疗方案。

学习理论与创伤后应激障碍的发展与维持

　　霍巴特·莫勒（Hobart O. Mowrer）的双因素理论提供了一个解释 PTSD 的发展和维持的模型。双因素理论认为，精神障碍是经典条件反射和操作性条件反射共同作用的结果。双因素理论的行为模型提供了一个概念化 PTSD 发展和维持的框架。第一个因素提出，恐惧是通过经典条件反射习得的。创伤性事件是一种被条件化的无条件刺激，最终与强烈的恐惧感联结。第二个因素详细描述了为避免接触条件性线索而产生的回避行为，回避行为的出现降低了消除该行为的可能性。在操作性条件反射过程中，个体回避了引起焦虑的条件性线索。个体感到回避厌恶性刺激使他们的焦虑减少，这进一步强化了回避行为。在患有 PTSD 的个体中，症状群中的所有的症状（回避刺激、再体验或过度警醒）都可以帮助个体回避引起焦虑或痛苦的线索。双因素理论解释了 PTSD 的发展和维持，刺激泛化这一行为原理解释了人们对各种刺激做出复杂反应这一现象。人们经常发现，对于有些人来说，PTSD 会随着时间的推移而加剧。刺激泛化是指与原有条件刺激相类似的新刺激会在个体身上诱发更强烈的反应。这种刺激泛化过程可能会发生在创伤幸存者中，他们通过尝试回避越来越多的潜在的诱发焦虑的情境来对一系列刺激做出反应。经典条件反射对 PTSD 的发展至关重要，而操作性条件反射和对回避、再体验和过度警觉行为的强化对 PTSD 的维持至关重要。

认知行为疗法的第三次浪潮

语境行为疗法是认知行为疗法的第三次浪潮的基础，该疗法认为真正理解行为的唯一方法是在其发生的语境中对其进行分析。第三次浪潮的一个显著特点是强调行为的功能和形式之间的区分。识别并瞄准行为潜在原因的能力对治疗具有重要意义。有研究者提出将经验性回避这一构念作为一个框架来概念化与创伤相关的、在功能上相似的行为。

经验性回避

经验性回避是个体不愿意体验不愉快的想法、感受或情绪的过程。这种回避被概念化为一种功能性诊断维度，它按功能而不是表象组织行为，包含许多不同类型的行为，这些行为与一系列精神障碍有关。与创伤有关的症状代表一类情况，虽然这些症状最初的行为表现多种多样，但其功能是类似的。因此，为了获得最大效益，治疗的主要目标指向患者生活中的行为的功能。例如，患者可能会出现严重的物质滥用问题和频繁的自我伤害。虽然这两种行为从表面上看不一样，但人们发现，其根本原因和功能是相似的。我们将这两种策略看作同一种策略，它们都被用来回避与先前的创伤相关的不愉快想法和感受。因此，回避本身就成了治疗的目标。需要注意的是，经验性回避并不总是有害的。个体可以通过策略性地运用回避使其以适应性的方式发挥功能，以应对竞争环境的需要。当经验性回避干扰患者以投入和有价值的方式生活的能力时，它就变得具有临床意义了。

越来越多的创伤研究者认识到回避创伤是维持创伤症状的一个重要部分。经验性回避是一个对治疗创伤幸存者非常有用的概念，有些人已经开发出了将回避作为一个重点的临床方法。虽然经验性回避并不总是适应不良，但不断地试图回避一系列想法和感受会导致多个领域的混乱，包括但不限于心理困扰。梅丽莎·A. 波卢斯尼（Melissa A. Polusny）和福莱特在回顾与性虐待史相关的问题时指出，创伤幸存者试图以各种方式回避痛苦，包括物质滥用、自我伤害和回避亲密关系。虽然这些行为暂时缓解了一些痛苦，但长期来看，这些行为与其他困难和普遍困扰的加剧相关。研究表明，经验性回避程度增加与创伤症状及其他形式的精神障碍的加重有关。

PTSD 的行为概念化认为，回避恐惧刺激有助于维持创伤症状或 PTSD。经验性回避过程使人们能够更深入地了解多种行为（如物质滥用、自我伤害、重新体验等）是如何通过使个体无法与当下保持连接、无法与生活中的重要领域接触而成为回避行为的。这些回避行为在很长一段时间内维持着创伤症状。针对经验性回避，本章提出了一个结合第三次浪潮的技术和正念的综合行为治疗方法。

越来越多的人认为，心理灵活性与经验性回避相关，心理灵活性被定义为"作为有意识的个体与当下接触，根据实际情况、按照自己选择的价值观行事"。心理灵活性使个体能够坚持按照重要的人生价值观来改变自己的行为。当代行为疗法的要素试图通过结合正念和接纳技术拓展个体的能力范围，从而提高其心理灵活性。这些技术和方法能使个体过上与其价值观一致的生活。我们的方法旨在消除各种形式的经验性回避，以提高心理灵活性。

创伤治疗：暴露疗法

目前大多数创伤治疗方法着眼于减轻创伤症状，这对很多患者来说是合适的。有令人信服的证据表明，基于莫勒的双因素理论的暴露疗法对治疗创伤是有效的。暴露的具体技术可能会根据各种理论和实践因素而有所不同。暴露疗法通过多种方式发挥作用，包括激活恐惧结构、改变与创伤记忆相关联的想法和感受的关系，以及建立对创伤更准确的认知。暴露也有助于证明，当个体想象或实际处于恐惧情境时，焦虑不是一成不变的，而且对焦虑、痛苦或 PTSD 症状的体验不会自动导致个体失去控制感。

虽然有证据支持暴露疗法的疗效，但由于缺乏培训或担心患者的耐受能力，许多临床医生不愿意使用它。此外，实际上有些患者在治疗前或治疗过程的早期拒绝这种治疗。临床问题包括自杀想法增加、分离、自我伤害，以及开始暴露治疗的患者提前终止治疗。有证据表明，许多创伤幸存者采取回避策略处理创伤和记忆引起的痛苦。虽然暴露针对的是与创伤事件有关的痛苦和不愉快的感受，但是有限的应对技能（包括不愿意进行暴露治疗）可能会限制这种方法对一些人的效用。此外，在复杂性 PTSD 中，个体可能还没有掌握参与这种治疗所必需的常规性调节技能。我们认为，正念强化暴露为临床医生提供了一种针对回避的治疗方法，这种回避阻碍了创伤治疗的有效开展。此外，这种方法对于治疗多种与 PTSD 不直接相关的创伤症状也可能很有效。

正念与创伤治疗

正如本书第一部分所述，正念练习源于东方的哲学和原则。马拉特和克里斯特勒将正念定义为"时刻全神贯注于当下体验"。卡巴金将正念定义为"以一种特定的方式——有觉察、在当下、非评判——去注意"。正念的核心成分包括与此时此刻相连接，以及以一种非评判的方式观察此时此刻。虽然培养正念能力的方法有很多，但被广泛认可的方法是冥想。一些基于正念的干预方法教授个体一系列技能帮助他们关注当下正在发生的内在体验。虽然教授的技能和方法各不相同，但大多数干预方法都旨在促进对自己内在体验的非评判态度。现有文献表明，基于正念的干预在治疗各种心理和生理障碍方面是有效的。正念已被证明可以有效减轻疼痛，它在治疗抑郁症方面也是有效的。

有数据表明，对情绪进行自我调节的能力与正念和整体心理健康水平有关。许多患者报告，他们在注意、标注和调节与情绪相关的内在体验方面存在缺陷。正念是一种潜在的策略，可以帮助个体学习增强自我调节能力的技能，从而使他们能够管理痛苦。初步数据证实了正念对心理问题的作用，这对治疗创伤和 PTSD 有着重要和积极的意义。

正念与创伤

有关将正念纳入现有创伤治疗方法的研究令人鼓舞。正念鼓励接纳而不是回避，是一个帮助个体暴露于恐惧刺激的工具。我们不认为正念是一种控制形式，正念增加了个体在回应情绪体验时的心理觉察和心理灵活性。在某种程度上，正念是一种帮助患者处理暴露治疗中出现的痛苦的方法。

一些经历过创伤的人可能把诸如分离等行为或策略当作一种生存机制。虽然这些行为在那种情境下可能具有适应性，但在当前情况下它们不再适用，甚至可能是危险的，会使患者面临重复受害的风险。在某些情况下，这些行为表现为明显的回避；而在其他情况下它们表现为高度警觉，我们将其概念化为另一种形式的回避。无论是误读了潜在威胁还是无法准确标记自己的感受，这两类行为都是对环境"缺乏觉察"。正念的目标是使个体有能力觉察当下体验，这不仅是充分参与治疗的基础，也是他们生活的基础。

综合行为疗法

我们的治疗方法以语境行为疗法为指导，其基本假设是理解行为的功能是最有效的，而不是仅仅理解行为的表象。该疗法的目标不仅仅是缓解症状和减轻痛苦，还旨在对引发痛苦的机制进行干预。该疗法的另一个目的是帮助患者向前迈进，确定与有意义的生活相关的价值观和目标。正如我们在讨论功能分析评估时所述，语境行为疗法调查与心理问题的发展和维持有关的历史和环境因素。综合行为疗法利用经验性回避范式来概念化与当前应激源和创伤的长期后果有关的近期和远期因素。该疗法的核心是 ACT，但也融入了 DBT 和功能分析心理疗法（Functional Analytic Psychotherapy, FAP）的技术。我们认为这些疗法的理论基础相似，这也是整合的基础。如上所述，这种综合行为疗法吸收了当代行为疗法的不同方面，能够根据患者的特殊需求量身定制治疗方案。综合行为模型通过结合 DBT、ACT 和 FAP 的方法试图避免理论上的折中主义。但是，我们也应该注意到，ACT 和 DBT 都描述了一些不涉及任何整合的、前后一致的治疗方法。

治疗初始阶段的主要目标是帮助患者建立和提高相关技能，为参与接下来的治疗做准备。各种接纳策略、正念练习、承受痛苦的技能和人际技能是早期工作的核心。正念练习的首要目标是让患者放弃控制内部体验。情绪调节和准确表达情绪等方面的技能有助于提升个人应对负面情绪的能力。一旦确定患者愿意体验更高强度的痛苦，治疗将转向正念强化暴露。

DBT 最初是为治疗具有自杀和准自杀行为的边缘型人格障碍（BPD）患者开发的。它依据的是这样一个观念，即自我伤害行为与情绪失调有关，而这种情绪失调与对困难的想法和感受的回避有关。与 ACT 一样，这种治疗采纳了接纳和改变的辩证法，以使患者能过上自己想要的生活。DBT 使用自我确认等概念帮助患者接纳自己，同时努力实现他们想要的改变。对许多创伤幸存者来说，自我接纳是一个艰难的过程，而正念是实现自我接纳的一种方法。

FAP 是一种重要的行为治疗方法，它为处理与创伤史相关的关系因素提供了重要的策略。FAP 认为治疗关系可以推动患者的改变，并为患有复杂性 PTSD 的患者提供必要的基础。FAP 的核心是针对会谈中出现的临床相关行为，例如，在与他人的关系中难以发展信任感和安全感。治疗师能够对行为随机做出回应，以强化患者的适应性行为和恰当行为。我们认为 FAP 在创伤治疗中非常重要，一个原因是它有助于患者掌握必要的技能，从而与治疗师建立治疗联盟，以促使他们放弃之前的控制和回避策略。综合行为疗法融入了正念和技能培养，从而帮助患者学会接纳痛苦的想法和感受，同时构建更加充实的生活。随着治疗的推进，接纳的概念也被纳入，以帮助患者建立新的行为，这些行为可能会引起焦虑但它们与有价值的人生方向有关。对这些治疗方法的整合使我们能够在不牺牲理论完整性的情况下，根据患者的个性化需求量身定制治疗方案。

案例

我们用一个临床案例说明如何在综合行为范式中纳入正念练习。以下是对一位创伤幸存者的描述。

> 海伦是一位 32 岁的女性，她因性虐待导致的内疚感而接受治疗。她从 11 岁开始遭受性虐待，一直持续了 6 年。虽然她和亲生父亲关系密切，但父亲却在她 7 岁时因车祸去世了。3 年后海伦的母亲再婚。大约一年后，海伦的继父开始虐待她。
>
> 当被问到为什么在这个时候寻求治疗时，海伦说她感觉好像"自己做了什么"导致了这种虐待，她说她很难集中精力工作，也无法正常睡觉。她说，这些困扰使她很难维持一段感情，而一段美好的感情正是她想要的。海伦表示，在过去的 15 年中，她用酒精和自残来应对生活中的困难。此外，她说，由于治疗师要求她做一些对她来说非常困难的事情，所以她很难继续接受治疗。她曾两次终止了治疗。

初始阶段的治疗目标是帮助患者发展一种技能，使其能在不进行自我伤害的情况下应对痛苦想法和感受。很显然，为了让她忍耐这项工作，首先必须建立稳固的治疗关系。为了与综合行为疗法保持一致，我们提议将正念和痛苦忍耐技能结合起来。从某种意义上说，我们把痛苦忍耐技能作为帮助患者体验安全感的桥梁，把"彻底接纳"作为长远目标。如前所述，正念练习是为了让患者能够如其所是地体验此时此刻。也就是说，在这一刻，创伤结束了，患者幸存下来了，她现在处在一个安全的地方。想法和感受被接纳，但不是作为事实，而是作为对以往经历的习得性反应。患者不必为了摆脱内在体验而逃跑、躲藏、伤害自我或做出任何其他的行为。相反，她可以停留在此时此刻，注意自己的想法和感受，注意到这些想法和感受不能扼杀她或伤害她——她在学习只存在于当下。为了为治疗提供一个语境，我们还与患者讨论了其期待的有价值的生活。这有助于让患者投入到治疗过程中，并为治疗的重要性提供理论依据。过有意义的生活的导向是关键的一步，因为治疗创伤是一项艰难的工作，患者需要了解治疗的方向。

在正念练习的初始阶段，从基本练习开始打基础很重要。正念呼吸练习就很适合在开始时使用。

> 让我们从闭上眼睛关注你的呼吸开始吧（有人说，创伤幸存者有时不愿意闭上眼睛，这没问题，他们可以睁着眼睛做这些练习，治疗师引导他们把目光放在房间里某个中性点上）。注意空气流过身体进入肺部，注意吸气和呼气。注意你吸气时是什么感觉、呼气时是什么感觉。你并没有改变你的呼吸方式，你只是注意到了你的呼吸及你身体的感觉。如果你注意到自己走神儿了或注意集中到了别处，那也没问题，只需注意到这些，然后把注意重新带回到你的呼吸上。

这是临床医生可以对患者使用的一个基础正念练习，尤其是在治疗的早期阶段。回到呼吸上是大多数正念练习的核心，它是一个可以随时使用的基本技能。与所有行为一样，正念是一种可以培养的技能，它也像其他技能一样需要练习。

治疗师可以引入不同形式的正念练习，这样做的目的都是让患者觉察此时此刻。通常最简单的方法是从专注于身体或身体感觉的正念练习开始。除了正念呼吸之外，涉及外部刺激的正念练习也是有益的（如房间里的颜色、食物的味道和环境中的声音）。这些练习着眼于环境的物理方面，为患者提供了一个具体的起始点。当患者表现出已掌握这些方法时，治疗师可以引入觉察内在想法和感受的正念。当治疗进展到基于暴露的方法时，适当地整合正念和其他自我调节策略非常重要。我们认为，把这些技能结合起来能够促进患者和治疗师之间的融洽关系，并让患者学习如何照顾自己。这些都是在整个治疗过程中关照患者的重要步骤，同时这些步骤应朝着一个她想要的方向去改变她的生活。

我们认为，对于像海伦这样的患者，这些练习会帮助她投入到治疗中，无法投入治疗是她过去的治疗过程中的一个障碍。此外，这些练习将帮助她更好地评估自己目前的生活状况，以及确定自己想要什么样的生活。这一阶段的工作将帮助她确定朝着这个方向前进需要采取的步骤。我们认为，正念练习和价值观练习的结合能治疗许多创伤幸存者在生活中经历和表现出的经验性回避。这些都是帮助患者与此时此刻相连接的有力方法，它们帮助患者充分投入到治疗过程中。

结语

对于任何人来说，经历创伤性事件都是很困难的，而管理事件造成的心理影响也可能很困难。一种常见的反应是回避有关创伤的记忆或线索，但这种生活方式最终可能会导致适应不良。语境行为疗法提供了一种运用经验性回避范式将个案概念化的方法，该范式涉及与创伤史相关的一系列行为问题和缺陷。语境行为疗法强调调查与创伤有关的近端和远端因素，以便临床医生进行全面考虑。这种方法融入了正念和接纳原则，帮助患者与当下相连接并开始朝着他们看重的方向前进。这些核心原则旨在提升患者的心理灵活性，最终拓展他们有效应对的能力。除了在技术上有效的情境下与患者工作之外，治疗师也必须带着对患者和对他们自己的慈悲心进行这项工作。这项工作很困难，但是回报也很大。我们相信，以认知行为疗法的传统方法为基础，正念和接纳策略将丰富创伤治疗师的临床工具库。

第 17 章

正念与注意缺陷 / 多动障碍

莉迪亚·齐洛夫斯卡（Lidia·Zylowska）

苏珊·L.斯莫利（Susan·L. Smalley）

杰夫瑞·M.施瓦兹

> 自发地一次又一次把注意带回来的能力是判断力、品格和意志的根源。一个人如果没有这种能力，就没有办法主宰自己。能够提升这种能力的教育是卓越的教育。但是，定义这一理想状态远比给予实用性指导容易得多。
>
> ——威廉·詹姆斯（William James）

　　我们的重要官能之一是注意，它是通往体验的一扇门，也是我们意识的基本品质。我们把注意放在什么地方，以及其他事物如何吸引我们的注意，决定了我们的日常体验、我们与自己和他人的关系，以及我们的生活质量。调节注意的能力和幸福感之间的关系在正念（或正念觉察）及一种被称为注意缺陷 / 多动障碍（Attention-Deficit/Hyperactivity Disorder，ADHD）的神经精神障碍中得到了很好的体现。在这两种情况下，注意被认为对认知、情绪和行为的自我调节至关重要。ADHD 可以被认为是一种以自我调节困难为特征的疾病，而正念觉察训练（Mindful Awareness Practices，MAP）可以被认为是一种提升自我调节能力的工具。本章概述我们将正念觉察训练用于治疗 ADHD 的不同方面的理论基础（这些理论框架来自认知和情感神经学），以及我们针对成人和青少年 ADHD 开展正念觉察训练的实践经验。

注意缺陷／多动障碍

ADHD 是一种从行为上定义的障碍，其特征是一系列注意力不集中症状（如"难以专注于任务""健忘"）和（或）多动冲动行为（如"烦躁""坐不稳"），起病于 7 岁以前，症状造成的损伤至少在两种环境出现。目前，ADHD 有三种亚型：注意缺陷型（50%~75%）、多动或冲动型（20%~30%）、混合型（小于 15%）。患病率从 2% 到 16% 不等，但大多数数据显示儿童和青少年的患病率为 5%~10%，成年人的患病率为 4%。ADHD 伴随着各种各样的共病，包括破坏性行为障碍（对立违抗障碍和品行障碍）、焦虑障碍和（或）心境障碍、物质滥用或物质依赖。除此之外，ADHD 常与学习障碍和社会情绪发展障碍共病，包括阅读障碍、执行功能缺陷和社交问题（自闭症谱系障碍的比率也在升高）。

注意缺陷／多动障碍的病因

这种疾病的表现和病因多种多样：遗传方面的、神经行为方面的、心理社会方面的和环境方面的因素都被认为对 ADHD 的发展和变异有影响。虽然出生体重低、母亲孕期吸烟、铅接触和社会经济状况等环境风险因素也很重要，但生物易感性可能是最突出的因素。家庭、双胞胎和领养研究表明，ADHD 及其注意力不集中、多动和冲动行为具有高度遗传性，遗传率大约为 76%。涉及脑神经递质（如多巴胺、5- 羟色胺、去甲肾上腺素和大麻素）的基因与 ADHD 有关。ADHD 个体与非 ADHD 对照组个体的几个脑区（如前额叶皮层、杏仁核、小脑、基底神经节）在功能和（或）结构上存在差异。ADHD 涉及的某些脑区也与自我控制或自我调节有关。越来越多的人将 ADHD 理解为一种具有多种遗传、发育和环境基础的障碍，它会导致自我调节方面的困难。

应当指出的是，虽然 ADHD 是一种被明确定义的疾病（即诊断结果要么是患病要么是无病），但现在人们公认的是，注意力不集中和多动冲动这些行为维度具有连续性。我们可以把 ADHD 患者看作这些行为维度连续谱上的极端人群，就像我们现在把阅读障碍看作阅读能力连续谱上的一个极端，或者把糖尿病看作葡萄糖耐受连续谱上的一个极端一样。过去数十年来的神经生物学研究使人们对 ADHD 可能的病因有了更多的了解。ADHD 患者在三个相互关联的领域——注意和认知、情感，以及压力反应——中的表现（与非 ADHD 人群）存在差异，这可能在 ADHD 病因中发挥了一定的作用。这些很可能是 ADHD 患者中出现自我调节困难的根源，也被认为是正念觉察训练发挥作用的机制。

当前治疗注意缺陷 / 多动障碍的方式

已有多种方法被用于治疗 ADHD，包括精神科药物（兴奋剂和非兴奋剂）、心理社会治疗（行为疗法、认知行为疗法、家庭疗法、社交技能训练）、个体心理治疗、辅导，以及一些补充和替代性方法（神经反馈、饮食改变、补充剂和身心干预措施）。ADHD 的标准治疗方法涉及药物治疗和行为疗法，或者两者结合使用。兴奋剂药物被认为是治疗 ADHD 的"最佳实践"，在整个生命周期中皆是如此。虽然标准治疗方法对许多 ADHD 患者有明显的效果，但由于症状缓解不足或副作用难以忍受，多达 20%~30% 的儿童和青少年以及 50% 左右的成年人被认为没有对标准治疗方法产生预期的反应。重要的是，出于各种原因，许多父母或患有 ADHD 的成年人不喜欢使用药物，他们希望有其他的治疗方式。

新的自我调节方法

目前，针对神经认知或建立自我觉察及自我调节能力的新型非药物治疗策略在 ADHD 治疗领域越来越受关注。虽然有关这种治疗的研究仍然有限，但近期研究为这种方法的有效性提供了支撑。研究采用工作记忆训练计划或注意力训练计划（包括使用神经反馈的注意力训练计划）。在成年人中，另外一些提高自我觉察能力的方法包括个体心理治疗、认知行为疗法、元认知训练（用隐喻描述 ADHD 患者的脑和行为模式）、认知矫正计划（对计划和组织方面的缺陷进行补救）和辅导。

有人提出将冥想作为 ADHD 的补充或替代性疗法。一些早期研究调查了冥想在 ADHD 人群中的有效性。两项未发表的试点研究（n=23，n=24）调查了对 12 岁及以下儿童使用冥想（冥想类型未说明）的效果。这两项研究均支持冥想对 ADHD 症状有改善作用。另一项试点研究调查了基于辩证行为疗法原则的结构化技能培训计划（包括教授正念技能）对 8 名成年 ADHD 患者的治疗效果。与对照组相比，治疗组患者的 ADHD 和抑郁症状改善。然而，由于样本量小、脱落率高，该研究结论的解释力有限。目前人们还不清楚如何在不同年龄的 ADHD 人群中使用冥想或正念练习。我们的团队最近完成了一项对成年 ADHD 患者（n=25）和青少年 ADHD 患者（n=8）进行正念训练的可行性研究。这是一项开放标签研究，对为期 8 周的 ADHD 正念觉察培训（MAP for ADHD，具体内容见下文）的效果进行了调查。我们分别在训练前和训练后对患者的 ADHD 症状、心境和焦虑症状、感知到的压力、正念和神经认知指标（注意、抑制和工作记忆）进行了评估。在训练结束 3 个月后我们使用自评量表再次进行数据收集（有关 ADHD、焦虑、抑郁、压力和正念的量表）。总的来说，该研究发现参与者有良好的依从性和较高的满意度。参与者自我报告的 ADHD、焦虑和抑郁症状在训练后显著减少，注意定势转移能力显著改善。此外，（未发表的数据）感知到的压力和正念显著改善。在 3 个月的随访中，ADHD 症状进一步得到改善，焦虑、抑郁、正念和压力没有变化（即没有额外的改善）。该研究表明，正念训练可以改善成年 ADHD 患者和青少年 ADHD 患者的行为和神经认知损伤。

正念觉察概述

"正念觉察"或"正念"这一术语常常出现在不同的情境中，并被用于指代不同的事物：意识或注意的特质、一种心理模式或过程、一种心理特质、一种特定冥想技术、一系列技术，或者练习结果本身。在讨论正念在 ADHD 治疗中的应用时，我们认为"正念觉察"指元觉察，即意识的一种特质，对个体的其余体验具有调节（观察和修正）功能，并能促进认知、情绪和行为的自我调节。我们认为正念觉察可以通过多种方式（冥想或非冥想方式）来培养，在我们的培训中，我们使用心理教育及正式练习（坐姿冥想和行走冥想）和非正式练习（日常生活中的正念）的方式培养正念觉察。

自我调节的定义有很多，它们或者作为独立的概念存在，或者作为情绪调节、认知调节或行为调节的组成部分。诸如冲动控制、抑制、自我控制、自我管理、自我修正或独立等术语已被用来描述自我调节的各个方面。可以说，自我调节对人类至关重要，它代表着一个人做出选择、进行自我修正及克服优势反应的能力，这些优势反应可能来自遗传、子宫内环境影响或早期学习。虽然自我调节能力是气质、认知加工风格、养育方式和环境共同作用的结果，但是通过积极参与涉及认知和情绪调节的高级皮层功能，人类可以学会自我调节。在这种情况下，正念觉察可以被看作注意和意图的一种特定品质，它使人们能够监控和调节认知、情绪和行为，从而提高对反应的觉察和反应灵活性。人们对这种调节功能所涉及的过程有各种各样的描述，包括去中心化、去自动化、暴露、关注当下、采用开放和接纳的态度，以及公正的旁观者立场。

下面我们将概述正念觉察培训如何影响 ADHD 患者的自我调节（即注意和认知、情绪和应激管理），以及如何引发大脑的功能性或结构性改变。我们认识到：（1）情绪调节涉及执行性注意或认知控制；（2）情绪状态或精神紧张可能会影响注意；（3）压力反应可能与个体的认知–情绪调节能力有关。我们将针对情绪和应激领域分别进行讨论，并把情绪和应激作为 ADHD 迄今未被足够重视的维度和正念疗法的目标。

将正念觉察作为治疗 ADHD 的注意和认知调节工具

研究发现，在 ADHD 患者中存在四种表现出缺陷的认知过程：语言处理（如语言流畅性、阅读、拼写）、工作记忆、抑制（抑制反应的能力）和注意。我们认为，这些认知过程中的几个过程共同形成了执行功能，即提前计划、设定目标并实现目标的能力。ADHD 患者的执行功能（与认知控制密切相关的一个概念）通常受到了损害，而执行功能也是发展自我调节的关键部分，自我调节的发展过程始于 3 岁左右，在青春期继续发展，并持续至成年早期。针对 ADHD 患者大脑与非 ADHD 个体之间的差异进行的影像学研究表明，ADHD 患者在完成与执行功能相关的任务时，其前额叶皮层功能的活性不足，而且与注意相关的脑结构（如前扣带回）也与非 ADHD 个体存在差异。ADHD 患者通常在注意过程的各种衡量指标（包括警觉、定向和冲突注意）上都表现不佳。警觉是指注意如何启动和维持，定向是指注意如何定位（脱离和重新参与），冲突注意是指抑制自动化反应以关注其他目标的过程。大多数研究都支持 ADHD 患者在冲突注意上存在缺陷，也有研究发现他们的警觉和定向相关的神经加工过程也与非 ADHD 个体存在差异。

鉴于 ADHD 患者存在多种注意和认知损伤，正念觉察训练可以被看作一种补救（补偿）方法，也可以被看作一种康复（逆转）的方法。正式和非正式正念练习所涉及的各种过程会反复涉及执行功能（注意、工作记忆和抑制），因而会潜在地增强这些能力，并广泛地改变自我调节能力。由于注意力是正念练习的核心，因此所有注意系统（警觉、定向和冲突注意）都可能参与其中。在正式练习（坐姿冥想或行走冥想）中，注意不断地参与到以下步骤中：（1）把注意集中于某个"锚点"（通常是呼吸等感官输入）；（2）注意到分心的发生，然后随它去；（3）将注意重新聚焦或重新定位到"锚点"上。注意监控、注意冲突和注意定向对于执行这一过程非常重要。其他正念冥想练习通过练习改变注意的焦点（从宽到窄），以及产生所谓的开放性觉察或"接纳性注意"来训练注意的灵活性。日常生活中的正念觉察（个体全天候检查自己的觉察和注意力）或非正式练习可能会继续使用与正式练习相同的注意网络，但这种练习也许可以帮助个体将新的模式推广至教育环境或临床环境之外。

实证研究表明，在不同的非临床人群或临床人群中，注意力和注意网络都可以通过参与冥想训练被改变。杰哈的一项研究表明，对长期冥想者的密集训练（1个月静修）会提高警觉注意，但对新手的非密集训练（8周非静修练习）会影响定向注意。此外，该研究发现，长期冥想者似乎比新手有更好的冲突注意能力。通过对不同类型的冥想的研究进行回顾，我们发现，前扣带回和前额叶皮层被激活，它们参与了冲突注意和自我控制、自我调节能力的发展，以及成年人的认知和情感调节。朱塞佩·帕尼尼（Giuseppe Pagnoni）和米洛斯·切基茨（Milo Cekic）指出，与健康对照组相比，长期冥想者的注意能力没有出现典型的、与年龄相关的下降，并且某几个脑区（尤其是壳核）的与年龄相关的灰质体积的减少量也更小。此外，在经过3个月的密集训练后，有经验的冥想者在注意力眨眼测试中的反应有所改善，或者说他们对注意力资源的分配变得更为有效。

总之，哪些特定的注意过程受正念觉察训练的影响最大，可能取决于正念练习的类型和持续时间，或者先前存在的认知优势或弱点。未来对 ADHD 患者——注意和认知连续谱上的一个极端群体——的研究将进一步阐明这些问题。

将正念觉察作为治疗 ADHD 的情绪调节工具

ADHD 中的一个相对较新的领域是对 ADHD 患者的情绪调节方面及气质和性格特征方面的关注。长期以来，人们注意到 ADHD 伴有情绪障碍、焦虑、药物滥用和行为障碍的发生率较高，这表明 ADHD 患者对情绪调节障碍可能存在潜在的易感性。抑制和冲动控制方面的缺陷也被认为与情绪调节困难有关。越来越多的研究在调查 ADHD 患者在情绪加工及情绪识别和标注方面的异常。最近的神经影像学研究表明，ADHD 患者的情绪调节相关脑区（杏仁核、腹内侧前额叶皮层）可能在结构和功能方面存在异常。此外，ADHD 患者的追求新异刺激的倾向——一种影响情绪调节并可能影响压力反应的气质特征——有所增强。

ADHD 患者的情绪调节异常支持了以下假设，即情绪调节是引发 ADHD 的一个关键连续谱，这进一步为将正念作为 ADHD 的补充治疗提供了理论基础。正念训练教导人们以一种非回避的、"专注于观察情绪并与之共处"的方式参与情绪状态，这种方式与被（情绪）淹没的方式和（与情绪）分离的方式不同。这一框架带来了对情绪体验的好奇心、开放性和接纳，在某种程度上避免了对情绪状况产生认同，这对有些情况，如情绪过度投入（抑郁或愤怒问题）和情绪回避（如焦虑障碍），会有所帮助。在正式和非正式练习中出现的对呼吸的关注，可以使人放松，并降低个体的生理唤醒水平。

将注意转移到中性焦点（如呼吸、脚底或外部物体）上可以帮助个体从特别强烈的情绪状态中解脱出来。研究证明，正念训练可被用于预防慢性抑郁症的复发、改善边缘型人格障碍患者的冲动行为、降低品行障碍青少年的攻击性，以及改善物质滥用和广泛性焦虑障碍。有证据表明，引入正念觉察减少了个体对厌恶性图片和情绪唤起性事件的负面情绪。在情绪标注任务中，较高水平的特质正念与通过前额叶皮层缓冲负面情绪诱发的杏仁核激活有关。在正念训练的过程中，个体可能调用的这些过程——冲突注意、对情绪状态的重新评估（即与情绪脱离并观察情绪）以及在舍心和恰当的自我慈悲中训练——都对适应性情绪调节有促进作用。总体而言，现有文献支持将正念训练作为增强情绪调节的工具，它可能对 ADHD 有疗效。

将正念觉察作为治疗 ADHD 的压力调节工具

除了认知和情绪调节的改变外，ADHD 个体的压力反应也可能与非 ADHD 个体不同。有大量研究表明，应激（如父母冲突或母亲在产前、围产期受到侮辱）会增加患 ADHD 或 ADHD 相关障碍的风险。研究表明，在 ADHD 患者中，有较高比例的人存在家庭冲突、恋爱关系或婚姻不和谐、学业或工作成绩不佳、生活质量较低等情况。多项研究表明，ADHD 患者的下丘脑－垂体－肾上腺轴反应异常。此外，在 ADHD 患者中，创伤后应激障碍的患病率也较高，这支持了以下假设：ADHD 可能与压力反应的改变有关。正念训练和其他身心方法可能通过诱导放松反应来干预 ADHD。

正念觉察和神经可塑性对 ADHD 的意义

越来越多的研究表明，大脑活动可以被反复出现的行为或经验调节，包括冥想等心理训练。这种神经可塑性（某一行为重复出现后，相应神经回路中的功能或结构发生持久性改变）已经在动物和人类研究（包括一项对 ADHD 患者进行认知训练的研究）中得到证明。在练习初期（个体通常比较费力），前额叶皮层区域可能会被反复调用，因此其功能会得到改善。随着练习继续进行，正念状态的自动化可能会发生，涉及的脑区也从前额叶皮层转移到基底核。正念觉察的自动化可能使对当下的觉察更容易"在线"。在 ADHD 患者（以及非 ADHD 个体）中，这可能会自动中断"白日梦""迷糊"或"陷入思考"的时段，提高个体在强烈的情绪反应出现时"后退"的能力。

正念觉察训练

正念觉察训练（MAP）课程是由齐洛夫斯卡博士和斯莫利博士经过两年的可行性研究开发出来的。该课程以正念减压疗法（MBSR）、正念认知疗法（MBCT）和传统内观禅修为基础，也借鉴了其他基于正念和接纳的治疗方法及针对 ADHD 的心理社会方法。课程的研究顾问中有几位正念专家：戴安娜·温斯顿（Diana Winston）、杰夫瑞·施瓦兹和艾伦·华莱士（Alan Wallace）。正念觉察训练对 ADHD 独特症状非常适用，该训练也包括关于 ADHD 的心理教育。

课程结构概述

MAP 课程是以团体形式进行的为期 8 周的正念觉察培训，每周一次，每次持续 2.5 小时，同时有每日家庭作业练习。家庭作业练习包括坐姿冥想（即正式练习）和日常生活练习（即非正式练习）。参与者可以采用行走冥想代替坐姿冥想。参与者会收到一个光盘，其中包括几段长度不等的冥想引导词，分别为 5 分钟（1~2 周）、10 分钟（3~5 周）和 15 分钟（6~8 周）。每次课上，参与者都会收到一张练习表，上面列出了每周的练习"任务"，他们需要把这张表放在他们能经常看到的地方（如冰箱上）以作提醒。MAP 课程与其他正念训练课程的不同之处在于：（1）包含关于 ADHD 的临床症状、神经生物学基础和病因方面的心理教育内容；（2）坐姿冥想或行走冥想的时间比其他类似的课程更短（例如，MBSR 课程建议的家庭作业练习时间为 45 分钟）；（3）使用视觉教具讲解正念觉察概念；（4）使用 ADHD 认知行为疗法或辅导策略帮助开展正念觉察练习；（5）在每次课程结束时做慈心禅，以解决与 ADHD 相关的低自尊问题。虽然 MAP 课程中进行身体觉察练习的方式多种多样（行走、简短的运动和伸展练习、身体–呼吸–听觉冥想和情绪正念），但本课程不包括 MBSR 和 MBCT 中的长时间（45 分钟）身体扫描和瑜伽姿势。进行这些修改（以及删除 MBSR 和 MBCT 中的半天静修）的目的在于，我们希望在训练强度和（在不同临床或研究环境中）开展训练的难度之间找到一个合适的平衡点。总体而言，该课程设计的目的在于为初学者提供正念觉察培训，使课程对 ADHD 患者友好，同时促使参与者终身使用该方法。

课程内容概述

第一次课的主要内容是参与者进行自我介绍、教师对 ADHD 和正念觉察进行概述，以及对坐姿冥想的基本方法进行指导。自我介绍环节包括一个"了解你自己"的练习，每个人（包括教师）都需要与团体分享自己有趣的一面（如"请告诉我们你的爱好"）。我们也要求参与者反思他们来上课的目的。最初的自我介绍奠定了课堂的基调：它既是一个有趣的过程，也是一个反思的过程。在前两次课中，我们对参与者进行心理教育，强调 ADHD 是一种"神经生物学方面的差异"，以此来重构 ADHD 的有关损伤或"缺陷"的方面。因此，ADHD 代表着功能连续谱（从非适应性到适应性）上的一个极端。这一解释框架消除了 ADHD 病耻感，促使参与者以开放和好奇的心态观察自己的 ADHD 特征。我们使用了一些视觉教具解释某些概念以加强学习，同时帮助患者适应不同的信息处理方式，这些方式通常在 ADHD 患者中很常见。通过讨论常见的自我调节困难，我们介绍了使用正念觉察治疗 ADHD 的基本原理。我们还对新近兴起的有关正念觉察的神经科学研究进行了回顾，强调了长期心理训练具有改变大脑功能和结构的潜力。我们认为，对科学理论的回顾会增强参与者参加训练的动机。我们使用葡萄干练习和 5 分钟正念呼吸坐姿冥想以一种体验性的方式对正念觉察练习进行介绍。这样正式冥想的神秘面纱就被揭开了。我们使用冥想坐垫或椅子指导参与者进行基本的坐姿冥想。第一周的家庭作业是 5 分钟坐姿冥想（在光盘的辅助下练习）和"电话呼吸"（每次电话铃响时进行一次正念呼吸）。

　　第二次课的内容是对进行冥想练习时出现的诸如走神儿、烦躁和无聊等困难进行讨论，并强调这很常见，但同时参与者也要认识到，这些困难对 ADHD 患者来说更加难以处理。把 ADHD 视为正常功能连续谱上的一个极端减轻了 ADHD 患者经常表达的孤立感。认识到我们所有人都面临困难似乎促进了参与者的自我慈悲。在解释和确认困难的同时，鼓励参与者尽可能地解决困难，并为自己的行为负责。这与 ADHD 辅导中使用的态度类似——用温柔而坚定的支持帮助参与者克服 ADHD 患者中常见的容易灰心、缺乏毅力或反复无常的现象。在处理走神儿问题时，教师要强调"不是屏住呼吸，而是要让注意回到呼吸上"，以鼓励参与者即使频繁走神儿也要坚持下去。正念观察（的对象）包括经常与 ADHD 相关的不良习惯，例如，对立、易怒、反应过度、拖延或回避需要注意力的任务。

　　第三次课的内容是使用音乐片段引入对声音的正念觉察，在播放音乐期间要求参与者观察自己的听觉体验，包括注意力在不同的乐器间转移，在（音乐）诱发的感受、表象或想法间转移。随后是冥想，冥想期间要求参与者注意当下来自身体感觉（如疼痛或烦躁）、呼吸或声音的主要体验。虽然注意力从一个刺激转移到另一个刺激对 ADHD 个体来说并不陌生，但是以"公正观察者"的视角觉察注意力的"抓取"和转移会是一种全新的体验。在进行正念觉察练习时，要求参与者使用提示性问题（"我的注意力此刻在哪儿""我现在正在做什么"）让自己重新回到任务上。有人建议将视觉提示（如贴纸或带有"呼吸"字样的图片）作为环境提示来影响当下的觉察。

第四次课的内容是介绍数呼吸冥想方法，它是锻炼注意力的另一种方法。通过温和的身体运动和对愉快、不愉快和中性感觉的正念觉察，以及用正念的方式对待疼痛，我们可以培养对身体的觉察。对日常活动的正念觉察也可以通过练习得到强化。例如，以正念方式穿上或脱下鞋子、在放置重要物品（如钥匙或钱包）时练习正念。

第五次课的内容是引入对想法的正念觉察，引入方法是在一张绘有蓝天白云的图片的帮助下，对元觉察概念（用蓝天来象征）与当下的体验（用带有不同标签的云来象征，如"想法""感受""表象""声音"或"身体感觉"）进行对比。许多患有 ADHD 的人感到他们的心智在不停地跳跃，我们提出，他们体验到的无数的想法和感受（很可能比"一般人"多）可能会赋予他们更强大的练习觉察的能力。参与者通过结对练习的方式（即向同伴报告自己对自我的评判）探索自己的过于消极或过于具有批判性的想法。在临床实践中，ADHD 个体经常报告自卑并承认对自我的评判过度严苛。参与者与教师对评判和判断的区别进行讨论，同时教师解释非评判性觉察的概念，这是学习过程中通往洞察力、选择和正念行动的一个步骤。作为家庭作业的一部分，参与者需要在具有典型性的一天中记录对自己（或他人）过度挑剔或过度评判的次数。

第六次课中教师通过简短讲授情绪的功能和对情绪的接纳来培养参与者对情绪的正念觉察。对 ADHD 患者在情绪状态调节方面的常见困难进行讨论，并引入 RAIN 助记法帮助参与者在情绪反应期间建立正念觉察。RAIN 助记法中的：R（recognize）指识别，A（accept）指接纳，I（investigate）指探索，N（non-identify/not-personalize）指非认同或非个性化。此次课程还包括一种坐姿冥想，这项练习的目的是把 RAIN 助记法运用于被唤起的情绪，参与者在冥想过程中使用最近发生的一个情绪唤起事件的表象。在课程的最后是用时较长的慈心禅，它以所爱之人的表象开始。慈心禅被用来培养积极的情绪状态。参与者被要求在这一周关注积极情绪和消极情绪。

第七次课的内容是练习对当下所有体验的开放性觉察。注意的不同方面（如警觉、定向、冲突注意）都被调用，参与者被要求在一天内时常注意自己注意力的品质（培养"元注意"）。由于 ADHD 患者常常在社交互动和社会觉察方面存在困难，比如不注意倾听、打断他人、说话太多、脱口说出答案，或者在谈话中走神儿，所以在这次课中教师也会教授正念倾听和正念说话。在一项练习中，一方是唯一的说话者，而另一方是唯一的倾听者，这种练习可以帮助参与者觉察到自己想打断他人的自动化反应或冲动。参与者被要求与朋友或配偶一起练习正念倾听。

第八次课的内容是回顾正念觉察的概念和有关的练习，并提供持续进行正念觉察练习所需的资源。在"演讲会"练习中，参与者分享自己在这门课程中的收获，每个人都有机会对自己的体验发表评论。学习正念是一个终身过程，参与者关注自己的注意力，回想自己最初的目的并重新回到当下，同时运用接纳－改变的辩证法，这个过程应该被融入参与者的每一天。为帮助参与者记住正念或练习慈心，在这次课程中教师会回顾 ADHD 辅导和 CBT 中的环境改造。例如，用视觉物品提示正念、用习惯性活动提示正念（如将打开电脑这一动作与正念关联起来）、用电子邮件提示正念、用电子杂志提示正念、与朋友或配偶一起练习正念，以及参加持续性冥想团体训练或定期研讨会及静修。我们通过强调"学会一项新技能需要多长时间"（例如，学会吹口琴需要 50 小时、学会拉小提琴需要 1200 小时）鼓励参与者持续练习。

MAP 参与者个案研究

X 女士是一名 40 多岁的作家。她在童年时被诊断为 ADHD，并接受了短暂的兴奋剂药物治疗。但她的父母厌倦了使用药物，在她服药几个月后她的父母中断了她的药物治疗。从那时起，她没有再接受任何治疗，并且在这种情况下完成了大学学业（虽然多花了两年时间）。她在家中从事写作工作，但她经常怀疑自己的能力，并且承受着间歇性抑郁和焦虑之苦。她报告自己难以集中注意力，难以安排自己的日常生活，健忘，经常无法完成项目。她还报告说自己有许多令人兴奋的想法，但却无法把自己的想法组织成剧本。那些需要注意力的任务经常让她感到难以忍受。当她无法完成当天要做的事情时，她常常责怪自己懒惰或无能。现在，她 10 岁的儿子也被诊断为 ADHD，这促使她再次寻求治疗。她被诊断患有广泛性焦虑障碍、重性抑郁障碍，并且可能患有注意缺陷型 ADHD。最初使用抗抑郁药进行治疗缓解了她的抑郁和焦虑症状，但她仍说自己做事没有条理，注意力不集中。后来医生让她尝试了几种治疗 ADHD 的药物，但这些药要么加重她的焦虑要么无效。因此，她决定采用非药物方法治疗 ADHD，她报名参加了 MAP 培训项目。在培训期间，她欣喜地发现，她可以完成 5 分钟的坐姿练习，而且能把正念觉察带到任何体验上，包括走神儿或不耐烦。她发现慈心禅特别有帮助，当她因经历 ADHD 相关困难而出现自我批评时，这能使她远离这些批评。她发现，当她不再过度反应时，她可以解决问题，可以更高效地安排自己的工作。训练结束后，她报告称，自己集中注意力的能力和完成任务的能力提高了。

她说："你可以看到自己走神儿了，然后你可以把自己拉回来，这一点可能是最重要的事情，这个过程就像在冥想的过程中做类似练习时的体验一样——离开，然后再回来。现在，当我觉察到自己在做事时分心了，我能更清晰地看到它，并且能更快地恢复工作。"

Y 先生是一名 16 岁的少年，在 10 岁时被诊断患有混合型 ADHD（即注意缺陷和多动冲动的症状都有）。自确诊以来，他一直在服用兴奋剂药物。他说这些药物有助于他在上课或做家庭作业时集中注意力。但是，即使在服用药物期间，他仍然感觉自己有时注意力不集中且烦躁不安，他经常需要从座位上起来。他还说当他忘记服药时，他感到"极度不安"，因为他根本无法集中注意力，而且停药的副作用导致他感觉特别烦躁且喜怒无常。在 MAP 课程中，他发现自己即使在 5 分钟的冥想中也需要站起来，但他学会了用行走冥想继续完成规定时长的正式练习。他参加了大部分 MAP 课程，并报告说，虽然他在家里做正式练习不规律（每周两次，每次 5~10 分钟），但他一整天都会频繁地运用正念觉察。他举了一些例子：在踢足球时注意自己身体的移动、在与朋友的争吵时更加注意自己的情绪和想法。他现在更容易注意到自己过分挑剔的想法，并且发现在不责备自己时他会更有动力"再试一次"。他在电脑上贴了一个便利贴，提醒自己"注意呼吸"，并在午餐时间用手机提醒自己"用正念方式进食"。总体而言，他觉得自己现在更有能力"对自己的 ADHD 做些什么"。他发现，当他忘记服药时，他更容易调节自己的情绪和注意力。他说："每当我走神儿时，我可以再次把注意力集中到那件事情上，每当我感觉心智游离了，我能够意识到它正在游离并且放下这种感觉。"

结语

ADHD 是一种发生于儿童期的复杂特征，但在多数人的一生中持续存在。ADHD 具有高度的遗传性，但是基因与环境的相互作用在 ADHD 发展中的影响现在逐渐开始被人们了解。ADHD 可以被视为情感和认知连续谱上的一个极端，表现为自我调节障碍。我们认为，正念觉察训练（如 MAP 课程）能增强自我调节能力，并且有可能改变 ADHD 患者及易感人群（有 ADHD 家族史或可检测的风险基因）的神经生物学损伤。正念觉察训练通过增强个人的自我调节能力来平衡针对生物易感性的药物治疗，总体而言，在整个生命周期内，它都是一种重要的 ADHD 综合治疗方法。

第 18 章

正念与精神病

安东尼奥·平托（Antonio Pinto）

> 我是人，凡符合人性的东西我都能接受。
>
> ——特伦提斯（Terentius）

在过去的几年中，正念极大地促进了所有医学和心理治疗的最终目标的实现，即减轻患者的痛苦。

事实上，无论引发障碍的病因是什么，无论障碍是什么性质，患者都会发出绝望而又充满希望的呼喊："让我感觉好一点，帮助我活得好一点"，这表明疾病导致的糟糕的身体状况令他们难以忍受，同时成为一名精神疾病患者本身也令他们难以忍受。

因此，所有的心理治疗都应当解决痛苦问题及痛苦的根源。

毫无疑问，引发痛苦的原因有很多，比如压力、疾病、人、自己的感觉、目标和愿望。然而，当不同的因素以一种不和谐的方式结合在一起时，我们往往会感到痛苦。

心理疗法帮助人们解决、研究、消除或更好地应对造成痛苦的原因，而正念引入了一个新的重要元素：帮助从业者和患者改变他们对痛苦本身的态度。正念有助于培养必要的技能，减少我们对当前情况的反应，使我们能够以一种降低痛苦水平的方式应对不同类型的体验，同时增强幸福感。

正念也包括获得更多的接纳和觉察。接纳事物的本来面目，而不是立即评判或拒绝事物，接纳自己和他人的自我，这意味着对一个人的天性、局限、感受和想法抱有更大的仁慈。

正念练习有不同的强度，既有在习惯性环境中体验正念时刻的日常练习，也有生活在特殊环境中的僧侣或禅修者进行的更为密集的连续性正念练习。无论强度如何，正念练习都能使我们对想法、感受、情绪、愿望、行为及痛苦本身形成更高水平的觉察。

如上所述，痛苦是人类状态中的一个恒定因素，我们越是认为痛苦荒谬、毫无意义，痛苦就越令人难以忍受，在这样的状态下与他人交流和分享痛苦的可能性就越小。这不可避免地会导致痛苦者逐渐将自己封闭起来，拼命地寻找可能的原因和解决办法。独自体验痛苦使人们无法得到他人的安慰，也无法进行一种基于分享和理解的对话。

重症患者的困境

许多重症患者典型的内在生活体验是，尽管他们承受着巨大的痛苦，但却表现出一系列阻碍治疗的问题，如缺乏对疾病的洞察力、情绪不稳定、情感强度下降、怪异且令人难以理解的行为（最终导致对自己和他人的暴力行为），以及容易遭到排斥并被视为异类。此外，这类患者常常生活在高情绪表达占主导地位的家庭环境中，这种环境与批评和沟通问题共同导致疾病的恶化或复发。这些患者的缺陷使他们难以调用一些元认知功能，如去中心化、抽离、掌控和其他技能。事实证明，传统的心理治疗在这些情况下几乎是无效的，高脱落率可以说明这一点。对于这类患者来说，即使是广受认可的认知行为疗法（CBT）也是不够的，因此对标准方案做出调整十分有必要。第一个改变当然是对治疗关系及治疗师对特定类型患者的关系立场进行检查，以此作为学习和改变的源泉。

因此，创造一个安静、安全且有效的治疗环境以使患者对治疗师有安全感和信任感是实现临床改变的关键一步。

上面提到的因素解释了也引发了患者在治疗中的困难。我们希望帮助他们找到返回痛苦水平较低的生活路径，我们认为正念可能是一个有效的附加工具，也可以整合那些已被证明有效的疗法。

事实上，由于上文提到的原因，并不是所有的精神病患者都适合或能够承受有效地针对其他病症（如抑郁、焦虑等）构建的正念方案。因此，我们有必要简要地回顾精神病的主要特征，以便更好地了解其内在本质，并确定哪些策略能够使正念的基本原则更适合患者的需求和特点，从而获得最佳治疗效果。

精神病的一般特征

毫无疑问，精神病，尤其是精神分裂症，在上面提到的高度复杂的病症中处于突出地位。它们是一系列严重的精神障碍，其主要特征是患者对现实的感知发生改变、与周围世界的联系严重丧失、缺乏疾病自知力，严重时甚至会具有以上所有特征。多年来，人们进行了多次尝试，以确定精神分裂症的基本诊断标准。但如今仍然存在各种争议。然而，人们普遍认为，思维形式和思维内容的混乱、功能的丧失及特定的病程是各种形式的精神病共同的精神病理学表现。

精神分裂症包含一系列症状，如幻觉、妄想、思维混乱、情感淡漠和紧张性行为。症状必须持续至少 6 个月。此外，患者的认知功能可能会随着时间的推移而退化。

但我们认为，出于诊断和治疗目的，考虑精神分裂症表型表现的极端变异性非常重要。

的确，从长远来看这种疾病会产生负面影响，且精神恶化程度在疾病早期应该更低，这意味着在早期进行有效干预的可能性更高。另外，病史较长的患者可能会有更严重的认知障碍和社交功能障碍。此外，如前所述，不同患者的疾病自知力水平可能会存在很大的差异，即使是复杂的妄想也不一定会阻止患者对现实至少某些方面的交流和分享。最后，我们不应忘记不同形式的精神分裂症的临床表现的多样性。精神分裂症患者具有阳性和阴性症状，患者的认知结构（而不是想法内容）的组织形式发生改变，这些导致了极度紊乱和混杂的认知和行为表现。

如今，人们普遍认为精神分裂症是一种精神障碍，是由遗传、产前或围产期创伤引发的一系列症状。

多年来，精神分裂症的概念一直受到埃米尔·克雷佩林（Emil Kraepelin）的影响，他认为精神分裂症是一个随着时间的推移逐渐恶化的过程，最终会演变成类似痴呆症的状况。

因此，它基本上被视为一种慢性疾病。

精神分裂症会进行性加重，这一观念造成了治疗师和患者家属的普遍的悲观情绪。基于此观点的方法导致治疗倾向于将患者与其社会环境隔离（尤其是在使用抗精神病药之前），或者试图遏制患者的失能，这些失能被视为他们重返社会及他们达到正常的自主性和社会功能水平的障碍。

后来有关精神分裂症病程的研究确定了"慢性病概念的危机和不治之症推定"，两者都与克雷佩林对精神分裂样恶化的强调有广泛的联系。世界卫生组织对精神分裂症流行病学进行的两项主要研究表明，该疾病的病程和预后存在很大的差异。据国际精神分裂症试点研究记录，在两年的随访中，仅有 37% 的样本仍处于精神病状态，其余三分之二的人或存在一些非精神病状态或完全康复了。

此外，如今我们知道，对于精神分裂症来说，其病程和预后实际上受到一些不依赖病理本质特征的因素的广泛影响。E. 布鲁勒（E. Bleuler）本人指出，"确定的只是病程的方向，而不是病程本身。疾病预后并不是疾病的特征，它取决于实际的内部和外部因素。"世界卫生组织的数据显示，在那些家庭和社会环境更利于疾病治疗的发展中国家，精神分裂症的预后更好，这种环境在对抗隔离和污名化方面发挥了重要作用。

目前无可争辩的数据表明，该疾病的病程受环境事件的影响，患者所处环境的改变可能会对病程产生重要影响。

传统上，精神分裂症一直属于精神科的治疗范围，以抗精神病药物为主要干预手段，以心理社会康复为次要干预手段。

最近，对于精神病综合征的本质及对其病程产生积极影响的可能性的认识已经逐渐发生了改变，但由于以下原因，精神病患者被认为几乎不具备接受完全结构化心理治疗的条件。

为精神病患者构建治疗环境的困难

第一个困难涉及不可治愈性这一假设。它是由慢性概念衍生出的一个假设，长期以来它代表着对精神病最基本的科学偏见，它影响着人们在进行临床研究时寻找适当策略的动机。这一假设是指，对一种由遗传决定且注定将演变为慢性退行性和缺陷性过程的病症进行复杂的治疗，以确定患者在解释和应对现实的方式上的重大变化是没有价值的。

第二个困难在于精神卫生中心的过度保护态度。精神卫生中心似乎有可能提供揭示并遏制精神分裂症现象的结构背后的一些复杂问题的解决方案。精神卫生服务机构在脆弱性模型中找到了坚实而新颖的认识论参考点，这重新激发了它们对精神分裂症患者开展护理的冲动。这消除了精神科医生在制订治疗干预计划方面的无力感，这种无力感在过去的几十年中非常普遍。因此，精神卫生服务部门会尽最大努力保护患者免于承担压力过度导致的危机风险，这似乎与其参考模型相一致。换句话说，精神卫生服务部门及其工作人员会充当防御屏障使患者免受痛苦，并为他们提供充分的医疗和社会支持。然而，从字面上，遵循脆弱性理论模型的具体风险是工作人员会围绕脆弱性而不是围绕患者创建某种"保护带",这样做反而会促进"脆弱性慢性化"。事实上,采用标准化预定方案进行的干预主要旨在缓解症状和使行为"正常化"。在这种模式中,精神科医生就像是"疯狂的园丁",其任务是"修剪"任何看起来毫无意义和可能具有危险性(抑制性)的东西,以便让个体"更好地"成长。虽然在特定历史时期这种态度无疑是有益的,但是在心理学和药理学领域取得新的科学成就(尤其是非典型抗精神病药的问世)之后,这种态度似乎已不能满足某些人的需求,这些人相信,针对其他精神疾病的心理药理学治疗和心理治疗方法所基于的一般原则,也有可能适用于精神分裂症患者。

第三个困难涉及建立良好的关系协调性和牢固的治疗联盟的困难。精神分裂症患者经常表现出不愿意接受帮助的样子,以及怀疑和不信任的态度,甚至会表现出对治疗师的敌意。此外,在试图构建稳定的治疗环境的同时,治疗师和患者的需求之间往往缺乏协调,且显然没有进行合理调解的可能性。有时,治疗师和患者似乎在进行一场理性的斗争——治疗师试图鼓励患者的批判意识以增加他们的现实感,而患者则下定决心不惜一切代价捍卫自己的思想以及自己对事件和周围现实的解释。这通常会导致治疗师和患者之间的分歧。危及治疗联盟的问题还有以下两个:(1)对要实现的目标不明确。多年来,人们已针对精神分裂症患者开发出不同类型和不同模式的治疗干预措施,其主要目的是缓解症状并更好地管理患者的功能失调性行为。此类干预是所谓的生物心理社会方法的一部分,既包括针对危机管理的医院治疗模型,也包括主要在社区结构内实施的所谓心理社会康复。在我们看来,这样的模型并不总是把主观幸福感作为治疗的主要目的,也不总是将其作为追踪心理治疗的具体情况(心理独立性、对挫败感的容忍度、心理灵活性等)的结果指标之一;(2)只要治疗师认为患者的主要症状(妄想、幻觉和怪异行为)是荒谬的、难以研究的并会成为治疗的障碍,那么他们将不可避免地有意或无意地向患者传达这一观点,即他们必须首先意识到妄想和幻觉是其疾病的核心问题,才能真正改善病情。患者很可能对此表示反对,从而使治疗联盟的形成进一步复杂化。

第四,(治疗师)很少关注患者的个人史及构成他们的认知结构背后的功能失调性假设,但了解这些可能有助于治疗师更好地了解患者。

功能失调性假设的例子可能是:始终处于危险之中;是一个坏人;不值得尊重和爱戴;犯罪;受到社会孤立或永恒的谴责;没有能力;有可能失去对自己行为的控制;必须做到最好,永不犯错;必须不惜一切代价追求完美;把犯错误和完全失败联系起来等。

患者很少自发地表达这样的假设。相反，妄想和幻觉消耗了他们所有的能量（以及治疗师的能量），这可能使他们无法更好地觉察这些假设的起源及他们与问题的诱因的关系。事实上，这些患者具有严重的沟通问题，这是因为其言语结构混乱，思想内容毫无意义，或者意义复杂而晦涩，治疗师难以理解。

另外，对精神分裂症患者生存方式的普遍不接纳感和怪异感制造了一种影响和阻碍临床研究的社会污名，这无疑对人们对这些患者进行心理治疗起到了负面作用。

在过去，这种情况实际上阻碍了精神分裂症患者的治疗。我们现在认为，一种可能的替代方法是提醒精神科医生，他们有照顾他人的责任，而不仅仅是治愈他们。

在这里照顾的意思是照料某人，不强迫他们适应不属于他们的日常步调，或者阻止他们规划自己的生存发展道路。正如布鲁诺·卡里里（Bruno Callieri）所说，这样的责任在于"感到自己有责任疗愈外人眼里的奇特性维度……而不是像伪善者一样，在面对主体间关系的一个麻烦且要求苛刻的维度时为了安抚平息我们的良心"而去做些什么。

按照这一观点，接纳、慈悲和非评判的正念态度对于处理令人不安的想法和情绪不可或缺，更重要的是，它们对应对如此严重的患者不可或缺——由于他们的表现令人难以理解，他们在整个生存过程中很可能会不断地感受到不被接纳、被排斥或被遗弃，这会使他们原本就强烈的无归属感进一步加剧。慈悲的态度会提高治疗师对不评判的重要性的认识，同时增强他们培养倾听能力的愿望——这不是一种需要学习的技能，而是主体间责任的一个维度。倾听谁在寻求帮助为理解他们所传递的信息铺平了道路。这些信息含有丰富的内容、计划和相互关联的事实。尽管这些事实经常纠缠在一起，但它们揭示了另一种"存在"方式。克里斯托夫·蒙代特（Christoph Mundt）将它称之为精神紊乱的任性，这表明他们在发展自我、客体世界和社会互惠过程方面存在巨大的困难。

在从这一角度分析关系的关键组成部分时，应特别注意治疗师遇到精神病患者（尤其是精神分裂症患者）时的心理状态和态度，因为相遇这一时刻具有非凡的人性意义、临床意义和治疗意义。

在第一次面对某些精神病表现时，精神科医生无疑会产生一种异样的感觉，因为这些表现与人们与他人和世界关联的常见方式格格不入。妄想的象征意义、某种荒诞的行为、难以置信的侵扰性事物、被报告为感官体验的幻觉、与一个遥远的内心世界的接触……所有这一切对于精神科医生来说都是令人沮丧的经历。他们本能地采取客观的态度，其特点是完全中立，这是出于观察和解释的需要。坚持这样的态度会阻碍真正对话的展开，并影响治疗师将其面前的人视为知己而不是外人的可能性。知己是在本质上与我们相似的另一个人，某个过程可以在我们之间展开，它使我们像伙伴一样团结在一起，而不是一个人站在另一个人面前，后者是学习或观察的典型姿态。

让我们想想世界末日体验。布鲁诺·卡里里很好地描述了精神分裂症患者奇怪的、令人沮丧的世界末日体验：通过概括来建立秩序的尝试最终导致自我与世界的关系的消融、与逻辑及通常具有连续性的任何其他元素完全失去联系。在万花筒般的一系列表象中，患者完全脱离了治疗师可以分享的任何意义结构。

面对这样的体验，避免物化和认同异化的唯一的选择就是肯定这个人的存在。与另一个人共在可以传达一种共享体验的感觉，这种体验可能无法通过其组成部分和符号来理解。然而由于这种体验发生在特定时刻（此时此刻）因而可以共享，只要这样的体验不被视为私人维度。这能使个体在与自己相同的生存矩阵中识别他人的痛苦。因此，与之共在是一种共有人性的标志，同时也是一种治疗因素：另一个人（同胞）的临在有助于弥合自我与世界的这种破碎的关系，使意义结构的传达能够与（否则无法理解的）符号和内容联系起来。这样，一个被社会世界所抛弃的个体又重新回到生活世界，表现出此前由于精神僵化而被"冻结"的意愿，这使之有可能再次关注客体。

认知行为疗法：标准治疗的辅助措施

近年来，CBT 被作为精神病患者的辅助治疗措施，它似乎为我们将在上一段描述的理论转变为临床框架提供了必要的工具。的确，针对精神病患者的 CBT 似乎已经抓住并克服了一些对治疗措施的设计造成阻碍的问题，这些干预措施需要既能充分考虑此类患者的特征，也能充分考虑干预类型标准化、可复制的需要。

CBT（适时地重新审视并适应了这些患者的特殊需求）有一个基本前提：各种类型的患者，无论其有什么样的症状，对幸福感的主观感知在一定程度上都可以得到改善，其生活质量也可以借此得到改善。只有确定将建立坚强而牢固的治疗联盟作为治疗成功的核心因素，并因此将其设定为高度优先的目标，才有可能做到这一点。治疗师可以利用他们的角色尝试成为患者的"安全基地"，建立以接纳为导向的关系。只有具备这一条件，治疗师才可以尝试与患者一起制订实现特定的共同目标的计划。

协作经验主义及对患者作为思想者能够表达合理和有意义想法的重视使人们使用各种认知技术和行为技术成为可能，这可以使治疗师和患者共同努力以减少当前症状，或者至少不让它们阻碍可达成的令人满意的生活水准。

下面概述两种基于 CBT 的方法。

（1）第一种方法是基于正常和异常功能之间缺乏连续性的观点，它涉及一个重要的心理教育成分。其主要目的是加强应对策略、远离并纠正精神病症状、训练各种社交技能和社会心理康复技术。

（2）最为规范的方法是基于以下观点：正常和异常功能之间存在连续性，精神病症状是经验连续体（妄想和幻觉）的极端。该方法旨在"在妄想中"做更多的工作，以抓住其中的存在方面的问题及妄想和幻觉背后的个人意义，并重新构建患者的发展历史，帮助患者回到他们的生活道路上。

最近，有大量证据表明 CBT 对精神病有效，这些研究的结果总结如下。

伦敦东安格利亚研究团队发表了积极的研究结果，他们在治疗有稳定精神病症状的人群时发现，CBT 的治疗效果优于常规治疗。尼古拉斯·塔瑞尔（Nicholas Tarrier）等人在一项精心设计、方法稳健的研究中，比较了 CBT 与支持性咨询和常规治疗的疗效。结果显示，治疗进行 3 个月后，CBT 和支持性咨询的治疗效果均明显优于常规治疗。CBT 对阳性症状有显著效果，而支持性咨询则没有。另外，接受 CBT 治疗的患者的复发率和住院时间显著低于常规治疗组。然而，一年后的随访结果显示，停止治疗后，这种短期的强化治疗的效果与支持性咨询无显著差异。在意大利，平托等人对开始使用氯氮平治疗的患者进行了一项随机 CBT 研究。CBT 组在总体症状方面表现出显著改善。汤姆·森斯基（Tom Sensky）等人采用随机对照研究比较了 9 个月的 CBT 与陪伴（旨在控制"非特异性"治疗因素，包括与参与者在一起的时间）的疗效。在治疗结束时，两组参与者在抑郁、阳性症状和阴性症状方面均得到了明显改善。而在接下来的 9 个月随访中，CBT 组参与者的症状进一步改善，而陪伴组参与者的相关分数开始恢复到之前的水平。安德鲁·古姆利（Andrew Gumley）、玛格利特·玛丽·奥格雷迪（Margaret Mary O'Grady）和莉萨·麦奈（Lisa McNay）的研究也表明，CBT 对预防复发有积极的作用。

总而言之，许多研究表明，综合药物治疗和心理治疗对精神病症状的转归和复发预防具有积极作用。多项元分析和 20 多项随机对照实验证实了 CBT 在减轻精神分裂症持续性阳性症状方面的有效性。

营造正念环境，克服"主体间性的丧失"

首先需要考虑的是，这类患者缺乏主体间维度，即相遇和沟通事件。这被认为是理解和照顾这些人的主要障碍之一。这种结构性限制的必然结果是治疗联盟问题，例如，难以建立稳定的治疗关系，而稳定的治疗关系是开展任何结构化方案的基础。

这个问题一直被认为是治疗这些患者的主要障碍之一。

另外，我们认为，治疗联盟应被视为需要通过实施具体的针对性策略来实现的高优先级目标，而不是治疗的要求。因此，最初的依从性缺乏（这通常可能是病理本身的一个特征）并不能成为不尝试适当策略的理由。

治疗师的角色

因此，治疗师的作用很关键，他们本身必须成为治疗工具。事实上，如前所述，在明确的以目标为导向的心理教育阶段开始之前，对患者的正念和慈悲的态度能够从治疗一开始就间接地传达基于正念的方法的本质。

从相遇的第一个关键阶段开始，治疗师必须帮助患者感知自己的状态、看到自己的存在，患者不评判、不批评，也不对自己的状态进行分类或测量。患者不需要担心他人对他们的认可取决于他们做对或做错了多少事，也不必问自己是否只有当自己行为得当、符合他人的期望时才值得被爱。

治疗师应尝试创造一个环境，让患者有足够的时间介绍自己，讲述他们关于恐惧、愿望、感觉和非理性想法的故事。这些故事是其存在的主线，其进化过程被暴发的疾病打断。故事的核心内容连接在一起形成了故事的框架，大多数人对此无法理解，但它们代表患者在可共享的现实与完全混乱之间的唯一桥梁。

为了实现这种以接纳他人的哲学理念为基础的关系气氛，对患者的时间限制应当是灵活的。除了尊重患者的生存价值，治疗师还应当对患者表现出关注、关怀和重视，这首先要从适应和尊重患者的步调和方式入手（我们不要忘记他们在沟通和抽象思维方面存在困难）。

事实上，与其他类型疾病的患者相比，有更多的精神病患者曾长期经历疏离感、无归属感并被整个社会边缘化，这些是对其想法的内容和相关行为的反应。此外，由于他们的行为被认为是荒谬的，他们存在的价值被贬低了。

这就足以决定或至少影响精神分裂症患者体验中的典型态度，如患者把自己封闭起来、与世隔绝。

相反，如果患者在友好的、非评判性的治疗环境中体验到安全感，并且由那些对自己持同样的接纳态度的治疗师帮助他们，那么长久以来引发妄想和幻觉的警觉状态可能就没有存在的理由了。

事实上，对自责和自我批评这些自动化想法的去中心化觉察有助于使患者的防御性态度松弛下来，这种防御性态度源于他们将自己的消极自我信念当作他人的想法。这种元认知缺陷很容易引发妄想，使患者感受到危险和威胁。批评对此类患者非常具有破坏性，因此它可能会被视为对患者身体完整性的真正威胁，从而导致患者的攻击性举动。

另一方面，在治疗环境中建立一种接纳和非评判氛围能够使患者体验一种与他人交往的新方式，进而使他们能够与那些不致力于改变他们的想法并向他们表明其思维方式是多么怪异和异常的人交换意见。他们会找到对自己的想法、感受、生活方式和思想感兴趣的人，甚至是有兴趣谈论他们的个人方面的人，比如谈论他们的身体（身体感觉、呼吸方式等），或者谈论他们的人生计划、价值观和目标。

这种基于慈悲和理解的态度是患者之后有兴趣也有动力暂时放弃反刍思维的必要条件之一。这种态度能使他们把注意集中在与他人的联系上，治疗师是他们的第一个"他人"。治疗师向他们展示（而不是教他们）如何以一种不同于以往的方式对待自己和自己行为。

"主体间性的丧失"通常是由患者对评判自己的那些人的恐惧引发的。而对他们更慈悲的态度可能会影响他们对那些此前让他们感到危险的人的心态。对他人更加开放意味着对他人的需求和困难的不信任感减少，相关的关注度增加。这会开启一个良性循环，引导患者获得积极的反馈。随着他们开始发展去中心化技能及对他人的关注，他们的个人价值感和掌控感也会增加，因为通过关注他人，他们可以体验到对自己以外的某个人的慈悲和关心，他们能够开始对他人感兴趣，并为他人担心。

在这种环境中，患者与周围人之间的距离会缩小，与他们之间建立起桥梁也更容易，而"他们"都是遇到彼此并分享体验的人，不会去构建假设或评估彼此的行为。"相遇"是共有体验的一个鲜明的例子，代表治疗的第一阶段的出发点和目标。遇到的人是知己，而不是外人，知己是一个与我们在目标方面和谐同步的人，一个能与我们一起呼吸和行走的人，因此我们会觉得亲切，我们信任他而不是害怕他。换句话说，这样能帮助患者增强他们的共享感和归属感。

如果能达到这种情绪状态，我们就能够在进入下一个阶段时面对较少的困难和

"对抗"，在这个阶段治疗师会以一种"缓和"的方式（如使用认知重组技术）更加积极地处理感官体验和反刍思维，并通过整合其他结构化治疗方法帮助患者学习新的社交和行为技能。

接纳患者的想法

正念疗法的目标之一是让患者看到他们的痛苦和不适不是来自症状本身，而是来自他们对症状做出反应的方式，以及他们为了克服或压制痛苦而决定做的事（或决定不做的事）。

例如，治疗师应当向患者解释，想法只是想法，声音只是声音，它们没有任何造成伤害的能力。与那些已得到验证的针对抑郁症的正念课程类似，针对精神分裂症的正念课程同样要求患者通过实践慢慢消除反刍思维和不愉快的感受，停止自动地对自己及自己的不适感做出负面假设，停止做出那些会加剧他们的不适感或最终会成为其不适感的主要诱因的反应性行为。

另一方面，我们认为，在治疗的初期阶段，治疗师不能也不应该试图传达这样的信息，即（妄想）想法只是想法，使他们遭受痛苦的只是他们对想法的反应方式，因为患者可能会误解这样的信息。实际上，他们并不总是具备那些认知和元认知能力，他们可能无法理解这些东西，反而会感到迷惑。所有坚持妄想性内容的患者在最初没有表现出疾病自知力的情况下，都可能会觉得"想法不会引起困扰"是不合逻辑的，也是荒谬的。在我们看来，这将破坏起初脆弱的治疗联盟，因为治疗师的理论立场似乎与其他人是一样的，他们似乎在说"你的想法不值得考虑，因为它们只是无稽之谈"。

我们确实知道，无论是从感官角度还是从意念角度而言，精神病患者可以完全沉浸在他们自己的世界里构建并执行诠释现实、接触其他人、接触他们自己的意义范畴和他们的自我评价观念的方式，这些方式是他们独有的。

采取适当的预防措施消除患者的疑虑很重要，他们往往认为，治疗师试图帮助他们远离导致他们遭受痛苦的行为和思维方式，实际上是以一种礼貌的方式使他们的核心心理建构（即"不是我无能，是他们要我犯错"）失效。

我的首批患者之中的一个人患有偏执型精神病，他有强烈的被迫害感。我试图对他使用"标准"正念方案。几次课后，他对我说："医生，这个地方有问题……我感觉不安全……他们一定会设法找到我……他们很强大……我认为他们也在影响你……"

我意识到他正在进入一种惊恐状态，这显然与我们在做的事不符，但事实是我的进度太快了，我的患者还没有准备好以一种他不知道的方式开始与某人建立联系。他不相信有人想要帮助他，但最重要的是他不相信自己。我专注于找出导致他产生妄想的根源，我的这种态度只会使他在漫长的痛苦岁月里形成的强烈的无能感和低自尊感加剧。

我们必须考虑到，这些患者的自身结构必然导致他们不断地处理妄想中出现的（也作为隐喻出现）与他们自己密切相关的概念（自动化想法和认知模式）。因此，至少在开始的时候，我们应扩展我们的不加评判的接纳态度，即不评判精神疾病体验本身的内容，向患者表明，他们认为正确的事值得我们倾听、相信和认真对待，就像我们对待任何其他人一样。

例如，如果我们认为（或注意到）患者听到的声音，或者他们的妄想性思维代表低自尊或低个人价值（如侮辱性声音），那么我们会试图突出这些方面，使患者为改变他们的态度做好准备，从而培养他们对自己更多的宽容和慈悲。在这种情况下，CBT的关注点不在于声音或妄想等症状，而在于它们所代表的东西。学习更慈悲的态度意味着帮助患者更加宽容地对待他们所认为的自己消极的一面并为自己的生活状况负责。即使是患有精神分裂症的人也可以学会更加爱自己，爱自己本来的样子。一旦他们这样做，将会体验到更加平和、宁静、轻松的内在状态。

为防止治疗过程中出现关系僵局（特别是在关系尚待巩固的情况下），治疗师应最大限度地关注患者的病史，让患者认识到我们愿意尝试了解他们身上发生过什么，以及正在发生什么。要把他们的（精神病性）体验放在他们的生活中去理解。可能的话，也应对其个人生活的关键阶段进行重构，这些会为我们更好地理解他们当前的问题提供一些有用的元素。

这当然要在一种对患者的感受及其遭受的痛苦充满慈悲、共情和真诚关心的氛围中进行。

与患者一起对妄想的内容进行分析可以使治疗师找到患者对自己、他人和这个世界的特定的功能失调性假设所存在的问题领域。

治疗师可以帮助患者把注意集中在他们自己身上，以便发现某些想法第一次出现时所发生的重要生活事件，以及其他对这些想法有维持和加强作用的事件。

因此，应当从患者的童年早期开始进行这种探索，探索内容包括：（1）与父母的早期关系中的依恋类型（亲子关系）；（2）"内部工作模式"的创建；（3）在几种元认知活动方面存在的缺陷。

患者可能尚未完全了解将要探讨的这些主题：患者如何看待自己、自己的个人价值、自己被爱和被接纳的能力、自己在人际关系方面的困难、他人针对患者表现出的行为，以及他人及他人的（一般性）行为。

此外，还应更多了解患者对自己疾病的看法（要确保关注"问题"而不是症状）、他们针对疾病做出的反应及相应的症状。

讨论这些问题可能会使特定的功能失调性假设浮现出来。一旦得到确认，它们无疑将有助于破译和更好地理解某些妄想和幻觉的内容，以及找出患者明显令人费解的行为的原因。

此外，由于患者的消极经历和他们对自己的消极信念常常会带来病耻感及随之而来的个人和社会适应问题，如孤立和社交技能缺乏，因此治疗师应鼓励他们识别自己的消极模式。借此，更为有效的假设和行为会被引入。

治疗师可以把正念融入认知行为疗法中，以和谐的方式开展这种探索和理解工作。初始工作应只在"妄想之内"（至少对某些患者）开展，这与经过广泛验证的 CBT 精神病治疗程序相一致，同时治疗师应摒弃任何认知减压技术。但是，治疗师可以关注妄想之后的情况，即妄想对患者情绪和行为的影响。

另一个可行的步骤是强调反刍思维（它不能解决问题，只会不断给患者带来更多压力和焦虑）与问题解决思维之间细微却又根本的差异，前提是治疗师要表现出对导致患者痛苦的想法和问题及他们私人真相的关注和兴趣，同时确保永远不让他们感觉到自己被评判或被嘲笑。此外，治疗师还应表现出接纳和分担患者的困境的意愿，要与患者一起寻找与其进化过程中的重要时刻重新建立关联的感觉。

治疗师可以这样对患者说：

> 我明白你告诉我的事情对你来说是一个难题。目前你似乎还没有办法解决它。虽然你曾试图寻找方法，但是不停地想它们是没有意义的，你会感到更加担忧、苦恼和焦虑。学会分散注意力，随它们去吧。当你做好准备的时候，你可以再关注它们。我知道这不是一件容易的事情，如果我自己也有同样的问题，我也会一直想。但是，平心而论，我知道这样做是没用的。在这一问题上，正念可以帮助你。

妄想可以包含患者的一生及其所有问题，因此，妄想思维可能是患者尝试理解世界如何运作的唯一途径，同时又可防止其身份的最深层核心裂成碎片。因此，在他们具备新的理解能力之前，不要让他们觉得自己信奉的东西毫无价值，这样做是有风险的。

治疗师应当对患者的精神状态和行为表现出一种非评判的、正念的态度，这有助于培养他们的自尊和个人价值感。

由于妄想会引起极大的不适感，患者可能会感到非常紧张和焦虑。而巨大的压力反过来又可能导致复发或症状加重，因此对反刍思维和无法马上解决的问题感到无所适从对他们没有任何益处。有效的做法是把焦虑控制在最低限度，同时增强接纳和容忍焦虑的能力。

我们认为，在这个阶段，患者会更愿意暂时把某些想法放在一边，更清楚地意识到如果他们没有被这些想法压垮，而只是在一天中给予它们更小的空间和更少的时间，那么他们的痛苦就会减少。

我们这样做是为了实现以下几个目标：

- 缩小患者因孤独感、不被理解或对其思维方式的负面评价造成的与其他人之间的距离；
- 分享他们的"个人真相"，创造针对其个人真相一起努力的机会；
- 对于他们长期经历的问题，培养他们找到实际的解决办法的希望；
- 让他们越来越愿意接纳认知解离这一观念，因为认知解离不要求他们放弃妄想背后代表其存在本身的任何一部分自己和自己的历史。

提出改变

一旦建立了良好的治疗关系，患者就可以感受到治疗师的亲密感及其真诚的帮助意愿，就有可能与令人不安的想法和情绪状态脱离。

如前所述，不要要求患者更多或更少地觉察到自己的病态。事实上，从治疗角度看，如果他们能毫不犹豫地、大胆地、自由地谈论自己的妄想和幻觉，那么这就是一种成功，至少是一个良好的结果。事实上，患者常常害怕自我暴露，他们可能担心他人会因为他们"奇怪"的想法或他们体验到的不同寻常的感官现象而对他们做出负面的评价。他们也会因为被称为"疯子"而感到羞愧或尴尬。生活告诉他们，他们的想法会让他人变得不信任和敌对，因此他们会受到威胁，受到口头的甚至是身体上的攻击。事实上，强迫住院治疗往往是因为患者依照他们对世界的看法行事，或者是因为他们试图确认那些声音的存在或将之与他人分享。他们怪异（有时不安）的行为的确让周围的人感到恐惧和困惑，因而他们也会感觉受到威胁。

因此，对这些患者，治疗师首先要做的是让他们相信他们可以自由地与我们交谈，因为我们认为他们的想法与任何其他人的想法是一样的、合理的。卡罗拉·佩里斯（Carlo Perris）认为向患者及其家属传达一种"用解决问题替代治疗症状"的方法非常重要。

CBT 中用于治疗精神病的正常化方法代表了治疗的概念基础：患者的妄想信念和幻觉在所有个体中很常见，区别仅仅在于数量。因此，就像任何其他类型的想法一样，妄想会引发情绪和行为反应，继而成为导致个体不适的根源。

尽管人们普遍认为，许多问题无法立即被解决，也无法以期望的方式被解决，但我们仍有可能找到适当的策略将持续存在的悬而未决的问题引发的压力降至最低。

毫无疑问，妄想和幻觉及其引起的情绪和行为后果是精神病患者最大的问题。随着时间的推移，患者会发展出自己的方式应对或回避它们。事实上，药物治疗和社会心理干预通常都是为了消除或至少显著减轻症状。但其结果却适得其反：有些情况下，患者的症状反而加重了；有些情况下，效果不明显或根本没有效果，而且还会出现新的适应不良行为和不愉快感觉。因此，如果患者能够学会一种新的应对方式，如果能让他们明白他们体验到的紧张和不安通常不是由症状引起的，而是由他们对症状的反应引起的，这将会对治疗大有裨益。

一个典型的例子就是患者害怕并抗拒住院治疗。很多情况下患者被要求住院治疗不是因为复发，而是因为患者对那些声音做出反应的方式（打扰他人、伤害自己或他人等）。

因此，治疗师应当向患者解释，他们问题的核心不是某个症状，而是他们回应症状的方式：声音或想法没有自主控制现实的能力，因此它们不能伤害他们，也不能伤害其他任何人。

我们要求患者对其症状、感受和感觉进行准确描述并注意自己随后的反应。他们一定会注意到他们的某些行为是他们对某些现象做出的反应，旨在对这些现象进行某种控制。例如，药物、酒精或物质滥用反映了他们有降低由困境引发的高度紧张和焦虑的需求，而听从这些声音可能会使患者在面对最终的可怕的后果时感到安心。

换句话说，患者会逐渐觉察到自己对声音或压力念头的反应，但他们会被提醒不要反抗而只是注意到它们，因为它们会自己流走，会逐渐变得不那么激烈并最终消失，就像所有其他感觉一样。即使我们愿意，我们也不可能阻止情绪，但患者可能从来没有机会体验到这一点。

治疗师需要向患者解释正念是什么，以及正念如何帮助他们应对压力体验。练习正念可以帮助他们不被不断遇到的表象、不寻常的想法和不愉快的感受所压倒。事实上，没有任何方法能阻止事情进入我们的脑海，所以真正的挑战是学会尝试不抑制情绪（它们注定会消失），学会以另一种方式与它们建立联系：专心地应对感受和知觉，甚至是不愉快的感受和感觉；对它们充满好奇，而不是反对或回避它们，或者试图使它们消失。鼓励患者带着好奇心认真地观察他们的感受和知觉会使他们看到这些感觉是如何不断变化的。事实上，人们会发现声音并不会持续很长时间。

在解释了正念之后，治疗师应邀请患者花一些时间关注自己的呼吸和身体。治疗师不需要讲授，只需要引导他们提高觉察水平。这样一来，患者的注意力就会被温和地带到他们的所有感觉上，患者不反对任何一种感觉，不管这种感觉是否愉快。治疗师应提醒他们，当他们在应对感觉或可能出现的任何其他事情时，只需不加评判地注意到它们，如此一来压力就会减小。实际上，患者的确能够如其所是地、有觉察地接纳幻觉体验，他们能够做到不附着于幻觉内容，而是与之保持足够的距离。如果他们能记住自己的生活目标和计划，并把注意力集中在自己的幸福感和满足感上，那么他们将逐渐认识到，尽管有不寻常的感官体验，他们一样可以实现自己的人生目标。

我们强调坚持自己的价值观和核心人生目标的重要性，因为这可能是一个能使患者不再沉溺于反刍思维或连锁反应的有效工具。如果患者能记住对他们来说很重要的东西（人际关系、获得并保持某种程度的自主性、经济独立等），那么他们会感觉更有动力专注于那些有助于他们实现目标的行为，而不是让自己的选择和行为遵循妄想的冲动。因此，对于在这一方面还没有明确想法的患者，治疗师必须帮助他们确定自己想要实现的目标。

我们再次强调整合目标导向的 CBT 方案的重要性，因为患者的生活常常因为目标难以实现而令其不满意。

训练解决问题的能力有助于患者避免对他们认为无法解决的问题采取回避策略。实际上，一旦学会如何更好地容忍最初的焦虑和不适感，他们就能体验到人们通常体验到的必要技能，于是就能用适当的策略一次解决一个障碍。这将培养他们的自尊心和个人价值感，并进一步激励他们继续接受治疗。根据这种观点，即便是简单的社交技能培训，在经过适当修改后就可以成为一个有效的工具。

此外，从理论上讲，个人价值感和掌控感的增强可能反过来又会增强自尊心，从而减少患者的孤独感和无归属感，这是由缺乏对日常生活最常见的方面的分享导致的。

为实现这一目标，治疗师可以首先训练患者识别并放弃那些仅仅旨在控制其情绪状态的策略，随后，训练他们识别并接纳所有想法或他们讨厌的感受，即以一种去中心化的方式觉察到它们，而不是努力抑制它们。这将有助于患者注意到，长期以来关注症状如何干扰了他们的生活。

患者不仅会沉浸在自己不愉快的感觉中，还会因自己感觉到了不应感觉到的东西而责备自己。不接纳是导致痛苦成倍增加的原因，而患者的这一信念"症状有一种无形的力量，无论如何我也要抑制它们"又会使痛苦增加。这会引发内心的挣扎，加重孤立感和常识的丧失，导致患者与现实脱节的水平呈螺旋式上升，并成为患者不能与人分享的痛苦主题。

向患者提供上述关系体验是促进这种认识的一种方式，即自我接纳是他们在寻找内涵和意义的过程中缺失的一环。患者在尝试接受不愉快的感觉和不寻常的感官体验的过程中可能会遇到阻碍，患者可能确实很难"放下一切"（即停止思考"想法"和"声音"的内容），因为他们可能认为放弃抗争会带来消极的后果，或者他们可能已习惯于坚持这样的看法，他们害怕失去他们生活中的一些基本元素。

治疗师需要与患者讨论这一事实，即接纳并不意味着回避问题或被动顺从那些他们认为导致自己痛苦的原因。相反，治疗师要鼓励他们按照现实本来的样子接纳它们。接受感官范围内发生的一切意味着"这是我此刻的体验和现实"，这一不可回避的事实可以成为发展非评判性思维的良好基础。自我接纳显然会受到来自消极自我信念的阻碍。正念还可以帮助人们提高对自己的反应性评判的觉察。正如情绪反应一样，这些反应性判断也可以被视为可理解的和短暂的：可以把它们看作那个来来去去的自我的一部分，但实际上并不是自我。

因此，个体有"坏想法"并不意味着个体是坏人，这只意味着"在这个特定的时刻，由于某种原因，我有这些想法"，这些想法终将消失，将被其他想法取代。它们不能决定我的存在方式和我的行动，如果我愿意，我可以避开它们。

事实上，有些患者觉得他们很难对精神病性体验保持正念态度。

我们能为他们做什么？

保罗·查德威克（Paul Chadwick）认为，我们应该提醒他们，他们感受到或感知到的一切注定是要消失的，同时也要认可他们对任何感受、感觉或反应的去中心化觉察，鼓励他们保持与身体的联结，特别是与呼吸的联结。

然而，患者仍有可能再次感到自己失败了，感到他们的缺陷使他们跟不上课。这反过来又可能助长他们不断做出消极自我评判的倾向。因此，必须强调一个事实，即试图达到对不愉快感受及随后身体感觉的接纳状态，实际上是一个要遵循的过程，而不是一个要达到的目标。

治疗师应当慢慢地、逐渐地把患者引到觉察的道路上，要不断鼓励他们坚持不懈，以免他们感到灰心。任何困难（如被侵入性思想或声音分散注意力）都将被正常化并被分享。

我们不妨邀请患者故意让自己暴露于他们怪异的想法或令人不安的感官体验中，并要求患者尽量不改变、控制或理解它们，而只是有意识地注意它们。

之后，治疗师还可以通过认知解离过程帮助患者放下这些想法的字面内容。要再次提醒他们，想法没有任何直接改变现实或决定我们行为的力量。

想法只是想法。解离技术的本质是习惯于按照其本质看待想法和感受（只是体验），而不是根据它们意味着什么（结构化现实）。

身体破碎感

这些患者的另一个常见问题是他们的破碎感和破坏感，主要是身体存在感方面的改变。据报道，在高度紧张的人际环境中，人们对躯体构图的看法发生了改变。例如，在高度情绪化的家庭中，交流总是无法顺畅地进行，这种交流方式的特点是采用不恰当的语气和内容表达强烈的敌意和批评。这导致患者不断感受到危险甚至身体威胁，在心理创伤或身体创伤患者中，这样的临床表现具有解离状态的结构和防御意义。

此外，这些患者的认知缺陷往往会损害他们快速且正确地解码语言的能力，所以他们寻找意义的唯一方法就是坚持相信来自自己的身体感觉和情绪状态的东西：感到害怕或恐惧，以及他们无法解释的强烈的身体感觉。这些感觉反过来又成为进一步感到恐惧和担忧的原因。如此一来，他们最初的警觉状态就会被放大。

因此，患者很可能会构建多个（而不是一个完整的）自我心理表征，因此他们身体的碎片感可能被作为隐喻用来映射某种他们无法用其他方式表达的东西。

事实上，他们先从身体开始寻找内涵和意义是有益的，这可以帮助他们与身体建立一种更为正念的关系。

一旦患者学会以一种不同的方式与自己的身体建立联系，变得更能觉察到他们的共同感觉（包括愉快的感觉），他们就更容易改变其与紧张的、不愉快的感官体验的关系。

案例

　　有一名患者，我们可以称之为约翰，患有严重的偏执型精神分裂症。他生活在社交孤立且关系受损的环境中。他唯一可以从事的活动就是健身，而且他也一直热衷于健身。他的父亲反对他只对健身情有独钟，试图鼓励他扩展自己的兴趣、爱好，这引发了激烈的家庭争吵，约翰受到了严厉的批评。在这些激烈的争吵结束之后，约翰立即感到非常焦虑和痛苦，同时也强烈地感受到危险和威胁。他还说他越来越感到身体有一种分裂感："好像我的身体会分裂成碎片一样"。他再也感觉不到身体了，也不知道它在空间中的位置。他感到自己的血液从血管中消失了，"好像有人把它吸走了"。一段时间后，他看到他的父亲"变成一个怪物……一种吸血鬼"。那时候，他什么都做不了，只能逃跑。家人找到他后，发现他总是处于混乱状态。

　　事实上，当处于压力之下时，约翰无法破译自己强烈的紧张和焦虑，因此，他基于自己对恐惧及与受威胁相关的身体感觉的误解构建对生理身份的心理表征。他的精神病性结构导致他构建了一个世界及具有内在一致性的意义，这可以为他选择采取什么样的行为提供必要的解释。

　　通过设法把注意力集中在自己的身体上，捕捉并增强来自身体任何特定部位的各种感觉和时时刻刻充分觉察到对身体的感知，患者可以把注意力从那些令人恐惧和崩溃的想法上转移开，正是这些想法和感觉妨碍了他们与现实建立充分且顺畅的关系。

　　这种集中注意力的过程不仅仅是一种心智练习，更重要的是，个体可以借此发展一种新的自我意识。自我统一性和稳定性较弱的患者将从"身体扫描"或"正念行走"中受益。他们被邀请注意正在发生的一切、他们感知到的一切，以及身体的各种感觉；他们被要求注意即将发生的事情并专注于他们感知到的事物的心理表征，只是注意，不加评论。

　　这将促进"具身化"过程，恢复被支离破碎的感觉所威胁的躯体感，培养更有能力的、更稳定的自我意识，保护他们的自我免于分解和崩溃。否则他们只能通过妄想的方式赋予事件以意义。

　　人作为一个处于运动中的单一有机体，由感知所有感觉的能力维系着，这种能力给人一种印象，即身体的不同部分相互连接并可以相互交流。这些患者报告的碎片感不仅是一个抽象的想法，还是一种真实的身体感觉。尝试一种新的、更具觉察的运动方式，以一种新的方式与周围世界建立联系有助于改变人们的"存在方式"。

事实上，关于身体的一切都可以被结合起来从而产生自我觉察，即存在。然而这种自我觉察并不局限在一个由躯壳限定的边界内，身体可以成为与他人联系的一种方式："我是身体"表明身体是一个主体，可以与其他作为主体的身体相遇。与之相反，"我拥有身体"表明身体是一个客体。在精神病患者构建的僵化意义中，身体是暴力的对象，并且对来自自我以外的任何事物都是被动的。关于这一主题的更多论述，请参阅梅洛 - 庞蒂（Merleau-Ponty）在 1945 年发表的论文。

由于能够体验到幸福感及一种不同的感知自我的方式，通过有意识地使用上述练习而产生的身体感觉和形体存在有助于增强患者的自尊心并带来一种赋能感。一旦具备了专注和觉察的能力，个体就不会再被不断涌入的想法带走。换句话说，专注于自己和自己的身体是一种与破碎感相反的体验。专注于身体可以带来一种安全感和完整感，它可以成为一种应对日常压力事件的资源。对自己的情绪和感觉进行觉察也是在按其本质定义它们（即它们只是感觉），这样个体就不必诉诸妄想等替代性解释，以免再次分裂成无法解释、难以言喻的一堆混乱。

在临床表现稳定后，约翰欣然参加了精神病患者 CBT 计划，其中当然包括一些正念课程。由于他喜欢体育活动，他对侧重身体的活动表现出特别的兴趣。"身体扫描"专注于呼吸和身体，"正念行走"专注于身体与环境的相互作用，通过这些联系他慢慢地对自己和身体功能有了新的认识。尽管情绪状态的变化使得他的身体感觉也发生了变化，但是意识到潜在的身体完整性为他提供了新的认知方式，使他能够更加自信、更加安心地继续接受心理治疗。

方案调整

针对精神病患者的基于正念的治疗策略已经实施。

查德威克列举了使用调整版正念方案的一些例子，特别强调了正念在处理声音而"不是摆脱这些声音"方面的有效性。

从一开始我就明确指出，正念不是帮助患者摆脱声音、想法、表象等。学习正念的目的是练习对它们做出回应的另一种方式，学会接纳这些体验，学会与它们共处，而不再感到被它们困扰、统治、支配，甚至被它们压垮。

我们完全同意查德威克对标准方案进行调整以适应这种患者的特征。

他们看起来的确难以忍受时长通常为 20~45 分钟的冥想课。在这段时间内，他们的注意力飘来飘去很正常，因为他们倾向于被外部刺激（特别是听觉刺激）和内部的反刍思维干扰。事实上，这些患者的常见认知缺陷之一是他们把注意力集中在内部或外部对象上的能力。这会增加患者暴露于"声音"的风险，而这些"声音"尚未被理解和适当处理，它们反过来可能会引发焦虑，从而导致一种已被证明有可能引发妄想和幻觉的压力状态。因此，冥想本身可能会变得异常困难和紧张，从而妨碍患者继续参加后面的课。

10 名患者参与了实验的第一阶段。在上了约 25 分钟的短课后，其中一位患者说：

> 医生，一切都很奇怪：前几分钟我感觉很平静，能够按照你的指令去做，然后我听到一个声音告诉我不要那样做。它说你欺骗了我，如果我一直这样呼吸，我会激活我头脑中的装置。我很害怕。

这个例子说明，如果不采取必要的预防措施，就连冥想体验也可能进入患者的妄想世界中。考虑到在精神病患者中使用 CBT 存在的困难，在开始练习前，治疗师应该采取预防措施。

查德威克介绍的另一个非常有用的调整是避免在课堂上出现长时间的沉默。在练习过程中，治疗师应给予患者简短的指导，这样才能不断刺激他们的注意力，防止他们陷入（妄想）推理或反刍思维，妄想和反刍思维会增加而不是减少他们的疏离感、无归属感及与现实世界脱节的感觉。

出于同样的原因，不建议患者在家里练习冥想，特别是在治疗开始时，在患者还不具备足够的元认知、去中心化和自控技能的情况下。与治疗师共享冥想体验的另一个理由是，其中的关系成分可以被视为患者增强共享感和归属感的方法和机会。患者独自在家中练习时，家庭环境并不总是能提供那种宁静的、充满理解的氛围，这会使他们面临被指指点点和被评判（"那个行为古怪、神神叨叨的人"）的风险。这样的话，他们又会觉得自己是异类了。

因此，我们认为参与团体练习是开始治疗的最佳方式，但要等到治疗关系在个体治疗环境中得到巩固、治疗师对患者的可能性有适当了解之后。最重要的是，患者必须能够完全信任对话者，而且其临床稳定性水平必须达到一定的标准。

在提供这种新体验时，治疗师必须注意进度不要太快，而且只有在对其性质和预期结果进行了充分解释之后，这项工作才可以开始。

如果治疗师鼓励患者在家中进行一些简短的练习，那么也应将这种心理教育方法进一步推广至其家庭成员。

在适当的时候，可以让那些似乎与现实保持着良好的接触但难以专注于呼吸（因为任务太抽象）的患者专注于自己的行为；可以让他们带着更多的觉察进行一些日常活动，尤其是那些让他们感到愉悦、充实和满足的任务。例如，治疗师可以建议他们更加专注于他们正在做的事情："现在我在走路""现在我正在摸门把手""现在我把牙刷靠近我的嘴"等。

这具有双重效果。第一个效果是这能帮助他们学会如何认识自己，以及如何毫不费力（因为太难的任务可能会导致失败，从而进一步削弱其个人价值感和自尊心）地把注意力集中到他们想关注的地方。第二个效果是这能让他们发现如何以简单的方式照顾自己、重视日常琐事，并且以这种方式为自己树立一个新的、更积极的形象（"我能为自己做点什么并由此获得满足感"），而不必对自己说必须改变或做一些不同的事情，患者只需要注意并重新评价他们已经自发地在做的事情。

换句话说，就是接纳自己本来的样子及自己做的事，无论自己是什么样子，无论做事的方式是什么。

至于如何消除那些声音，我们发现 MBCT 的第四次课提供的建议非常有用。

该方案包含一个"声音正念"时刻，旨在通过正念练习提高对声音的觉察（见本书附录）。为防止患者卡在声音内容上（声音内容会触发情绪和行为反应），我们请他们把注意力集中到声音的物理要素上，如音调、音质、音高、音长，以及它们的节奏。这会促使患者做与他们通常所做的（回避或害怕声音）相反的事，其目的是唤起他们的好奇心，让他们以不同的方式观察声音、捕捉细节，找出他们以前从未注意过的声音的某些方面，从而做到专注于当下、不做任何评判，只是注意到它们。一旦发现自己开始琢磨声音的意义，患者应轻轻地将注意力转回到声音的感官特征上，同时不因没有正确做练习而责备自己。

这有助于患者改变其处理错误知觉的方式。他们会认识到，他们不是必须忍受声音，他们还可以决定是否把声音放大、是否观察声音。

此外，这一练习还可以被用来强化这一观点，即重要的是过程，而不是结果。设法让患者放弃必须把事情做好这一想法，同时指出只要去做就好，这是从行动模式向存在模式转变的新的一步，而存在模式本身也是正念觉察的对象。

临床表现的异质性

如前所述，在规划治疗方案时，治疗师必须考虑症状和表型的极端异质性。有结构性妄想但没有正式思维障碍或幻觉的患者，与有幻觉成分或社交功能低且（或）高度认知障碍的患者会呈现出不同的问题。

在我们看来，团体治疗的目标始终应该是改善临床状况，因此团体构成不应当参差不齐，这会使得团体成员相互接纳和分享更加困难，会增加患者的异己感、无归属感，以及对被批评或被评判的恐惧。

在一次团体练习结束之后，一名患者问是否可以私下和我谈谈。

> 医生，当我试图专注于我的身体和呼吸并释放每一种与那些声音有关的不愉快的感觉时，我感到尴尬和焦虑。因为我认为我的体验对其他人而言是完全未知的且不太容易理解。所以我想如果这让我这么紧张，也许这对我不好。

如果我们试图帮助患者养成一种以正念方式与所有体验（包括一般的精神病性体验）保持联系的习惯，我们应当明确，这是一个目标，而不是一个要求，而且我们必须让患者处于一种能够实现这一目标的状态中。

按照这种观点，将有相似症状的患者分到一组是有益处的，因为这会使他们较少遭受批评和尴尬。

如果所有成员有相同的感官体验或相同的问题，即人际关系方面的问题（如倾向于有被害想法），那么他们更有可能不加评判地接受他们当前的体验。

我们不应忘记，即使在最好的情况下，这些患者的疾病自知力也是不稳定的，所以我们不能指望他们总是能接纳有关其想法和体验的起源和性质的解释。

换句话说，对于许多患者来说，我们眼中的精神病性体验对他们而言是不言而喻、不可辩驳的体验，这也是他们认识现实和解释事实的唯一途径。

另一个不容忽视的问题是，这些患者可能会失去时间感和空间感，甚至会失去身体边界感。因此，对是否要求一个患者在练习中闭上眼睛进行评估很重要。闭上眼睛的替代方法是把注意力集中在胸部的某一点上，或者把一只手放在胸部或腹部，这样可以帮助他们感觉自己的身体和呼吸。

最后，对于那些上完几次短课后仍容易陷入妄想状态或出现异己感增强的患者，可以建议他们把注意力集中到他们前面那个人胸部的运动上，并尝试与他们的呼吸保持一致。

DV-SA 问卷

我们邀请患者完成了一个自评问卷（Delusion and Voices Self-Assessment Questionnaire，DV-SA），它是关于患者对妄想和声音的主观看法的问卷，该问卷是我们与意大利国立卫生研究所（Italian National Institute of Health）合作开发和验证的。我们的目的不是获得量化的精神病理学评分（评估妄想或幻觉最终存在与否），而是让患者把注意力集中在他们对声音或其他（妄想）信念的反应上。

实际上就是让患者就某一个想法（妄想）回答一些问题。

这个想法多长时间出现一次？这个想法让你感觉如何？这个想法在多大程度上影响了你与他人的关系或干扰了你的日常行为？

这些声音你每隔多久听到一次？你认为它们是别人的声音吗？它们让你感到紧张，还是让你感觉良好？它们会主宰你吗？你会服从这些声音吗？它们在多大程度上妨碍了你与他人的关系和你的日常活动？

治疗师也可以填写 DV-SA 问卷，以了解其答案与患者答案的一致程度。这样做的目的是更好地了解患者，改善治疗师与患者之间的协调程度，使治疗效果达到最佳。治疗师的所有假设并非都符合患者的实际感受或想法，尤其是当患者有沟通问题或害怕自我暴露时。而这会阻碍关系的协调化，妨碍治疗师把握构成患者内心世界的一切。

DV-SA 问卷既可以被用作诊断工具，也可以被用作治疗工具，它可以明确患者与触发因素之间的初始距离，这是朝着去认同和去中心化觉知迈出的重要一步。

结语

长期以来，治疗师想尽一切办法试图使"奇怪"的征兆和症状消失，这一直是治疗师与精神病患者的治疗关系的核心。其结果是临床医生感到沮丧和无能为力，而这种状况也不可避免地会影响病程本身，导致该疾病被归为不治之症。

然而，CBT 和正念的核心是人，是了解和理解人的所有表现，而不是为这些表现寻找解释。

也许，这增加了建立一种新型治疗关系的可能性，这种关系首先必须是人性化的，必须建立在对通常非常艰难的生活和体验进行比较的基础上，不管这些体验是真实的还是虚构的。无论是什么样的痛苦，无论痛苦在多大程度上渗透到我们生活的各个方面，痛苦仍然是真实的、自然的，因此也可以被分享。

我们的研究仍需临床证据的支持，但是，如果我们能设法鼓励患者学会如其所是地、不加评判地接纳事物，那么患者也许很快就会学会接纳自己和他人。借此我们就帮助另一个人走出了一个注定暗无天日、无法接近的私密领域，帮助他们把孤独和异己感抛在后面。

第 19 章

正念减压疗法与慢性疼痛管理

杰奎琳·加德纳－尼克斯（Jacqueline Gardner-Nix）

> 疼痛不仅仅是身体的问题，它是整个系统的问题。
>
> ——乔·卡巴金
>
> 现在是医学界承认另一半系统的时候了。
>
> ——杰基·加德纳－尼克斯（Jackie Gardner-Nix）

在初级保健中，疼痛是一种常见的主诉，在全科医生的患者中有 **20%** 的人报告有慢性疼痛。**20%** 的成年人和 **50%** 的老年人患有慢性疼痛。慢性疼痛被定义为"间歇性或持续性疼痛超过 6 个月，或者超过某一损伤的正常愈合时间"，慢性疼痛会影响患者的身心健康。这种疼痛感导致的失能可能与伤残程度不匹配，患者可能伴有抑郁和焦虑。尽管有镇痛剂和外科手术，但传统西医治疗疼痛的效果不佳。阿片类药物有时被用于治疗慢性疼痛，但是已有文献表明这些药物有副作用，而且药效会随着时间的推移而减弱。因此，许多患者已经转而使用其他方式控制自己的痛苦。

研究表明，心理因素（如情绪变化和焦虑）可以改变疼痛感。一项有关运用心理干预治疗慢性下背痛的元分析表明，心理干预在减轻下背痛患者的自述疼痛、疼痛相关困扰、抑郁和失能方面有积极的疗效。该研究还表明，在短期和长期的随访中，包括心理干预在内的多学科综合性方案在提高疗效方面优于其他治疗方案。

有研究显示，疼痛感与疼痛区域的影像学研究结果（如 **CAT** 扫描等）没有相关性，那么大脑是如何感知疼痛的？大脑又是如何允许或消除疼痛部位的疼痛反应（如炎症、神经刺激和肌肉痉挛）的？这些问题值得人们思考。诺伯特·布斯（Norbert Boos）等人表明，病理检查结果与腰痛症状无相关性，腰椎间盘突出症在无背部疼痛患者中与有背部疼痛患者中一样普遍。S. D. 博登（S. D. Boden）等人表明，无腰痛个体的腰椎MRI 扫描也会存在异常。为什么有些人会遭受慢性疼痛多年是一个未解之谜，而更让人难以理解的是有研究发现，继承了儿茶酚 –O– 甲基转移酶基因变体的人有一种感受到更多疼痛的遗传倾向，而有些人对疼痛的耐受力更强。此外，过去（如在童年）有受虐经历的易感人群易在成年晚期患愈合不良和慢性疼痛。

为了解哪些因素会影响慢性疼痛的易感性，其他疾病领域中将心理社会因素与疾病易感性联系起来的研究可能会提供一些启发。S. C. 科巴萨（S. C. Kobasa）提出一个问题：同样承受有压力的生活事件，那些生病的人和没有生病的人有什么区别？她研究了 161 名中高级管理人员后发现，那些不生病的人一般更顽强，对自己更负责，对环境的态度更为积极，更有意义感和内在控制感。安尼卡·罗森格伦（Annika Rosengren）等人的研究发现，压力、焦虑和抑郁与肥胖、胆固醇高和血压高一样，增加了心脏病发作的风险，这也加深了人们对心理对身体健康的影响的理解，而这也许能进一步说明为什么心理干预对涉及慢性疼痛的疾病如此重要。

斯蒂芬·布吕尔（Stephen Bruehl）等人发现，特质愤怒和愤怒风格（愤怒和郁怒）与人们对急性和慢性疼痛刺激的敏感性及对阿片类药物的反应之间存在相关性。詹姆斯·W. 卡森（James W. Carson）等人报告称，缺乏宽恕与患慢性腰背痛的可能性增加有关。卡森等人报告了一项对为期 8 周的爱心冥想课程进行的试点研究，43 例慢性下背痛患者被随机分至研究组或常规护理对照组。结果表明，研究组患者的疼痛和心理困扰明显降低。

马文·N. 巴厘基（Marwan N. Baliki）等人也表明，长期背痛的人的 fMRI 成像显示其前额叶皮层活跃，这是对疼痛恐惧的表现，而且患者遭受疼痛的时间越长，大脑的这一部位就越活跃，这被称为累积记忆。玛吉丽·米勒康（Magali Millecamps）等人表明，D– 环丝氨酸似乎使大鼠不再受到疼痛的困扰，即使通过丘脑体验到的身体疼痛只是部分减少。消除情绪痛苦还降低了动物受伤部位的身体敏感性。D– 环丝氨酸已被用于治疗人类的恐惧症。

上述研究表明，针对慢性疼痛体验所涉及的高级认知中心进行治疗可能比针对疼痛感觉或疼痛警惕性和注意力进行治疗更加有效。这些报告有助于揭示正念和冥想影响慢性疼痛体验的可能的方式。

正念减压疗法与疼痛

卡巴金报告了运用正念减压疗法（MBSR）治疗 51 名慢性疼痛患者的效果，主要疼痛类别为背疼、颈部疼、肩膀疼和头疼。65% 的参与者的疼痛等级至少降低 33%，50% 的参与者至少降低 50%。此外，有 76% 的参与者报告情绪障碍至少减少 33%，62% 的参与者报告情绪障碍至少减少 50%。该研究的一个缺陷是没有对照组。

卡巴金等人的一项后续研究比较了参加 10 周正念课程的慢性疼痛患者和接受传统治疗（包括神经阻滞和药物治疗）的患者。在以下指标上，对照组没有改善而正念组显著改善：焦虑、沮丧、当下的疼痛、消极体象及由疼痛引起的活动抑制。在正念组中，与疼痛有关的药物使用量减少，活力和自尊心增强。在 15 个月后的随访中，除了传统治疗组的当下疼痛这一指标恢复到干预前水平，两组的疗效保持不变。

卡巴金等人后来报告称，225 名参与者的医学症状和心理症状的显著减少一直持续到完成该课程 4 年后。问卷回收率在 53% 至 70% 之间，20% 的人表示已形成"新的生活观"，40% 的人表示有能力控制、忍受或更好地应对其疼痛和压力。这项研究的一个缺陷是回答问卷的人更有可能是已经获益的患者。

研究发现，正念冥想可以在心理和生理方面大大改善慢性疼痛。桑德拉·E. 塞弗顿（Sandra E. Sephton）等人对 91 名患有纤维肌痛的女性进行的研究显示，与对照组相比，正念冥想干预组的抑郁症状明显减轻，并且这些效果在研究结束两个月后仍保持稳定。当研究人员把抑郁症状分解为认知亚型和躯体亚型后发现，MBSR 显著减少了干预组患者中两种类型症状的发生率。

大卫·萨古拉（David Sagula）和肯尼斯·G. 莱斯（Kenneth G. Rice）研究了MBSR 在丧亲过程中对慢性疼痛患者的影响。他们比较了 39 名 MBSR 参与者和 18 名等待治疗或正在接受其他疗法的对照组参与者。在悲伤的最初阶段，正念组的进步明显比对照组更快，并且抑郁和状态焦虑明显减少，尽管正念组与对照组在悲伤的最后阶段和特质焦虑方面没有区别。

玛丽·简·奥特（Mary Jane Ott）等人调查了正念课程对癌症患者的有效性的相关文献，指标包括抑郁、疲劳、睡眠和身体参数，但是只发现一篇会议摘要测量了正念对疼痛的影响。该研究的对象是 10 例接受干细胞 / 自体骨髓移植并长期住院的患者。他们发现在干预后，患者的疼痛明显减少，幸福感、放松感和舒适感增加，研究还发现大多数人在出院 3 个月后仍在使用正念。

玛格利特·普莱斯 – 奥甘（Margaret Plews-Ogan）等人报告了一项试点研究，30

例（其中女性23人）慢性肌肉骨骼疼痛患者被随机分为干预组、按摩组和标准护理组。干预组连续 8 周每周参加一次 MBSR 课程，按摩组每周接受一次按摩，标准护理组每 3 个月进行一次药物调整。疼痛评估使用的是数字疼痛量表和 SF-12 评分（简短生活质量问卷）。在 MBSR 组，在为期 8 周的课程开始之前有 3 人退出，尽管他们参加了所有问卷调查，只有 5 人参加了 8 次课中的 7 次，一人仅参加了 3 次课。按摩组只有一人退出，标准护理组有 2 人退出。尽管所有组都有疼痛减轻的趋势，但是在第 8 周时唯一一个疼痛评分下降达到显著性水平的组是按摩组，其数字疼痛量表评分平均降低了近 3 分，但是到第 12 周时该效果没有保持。就生活质量得分而言，到第 8 周时，按摩组和 MBSR 组的心理健康得分均显著提高，而标准护理组则没有。到第 12 周时，只有 MBSR 组的心理健康得分的增长得以维持，此时已经停课 4 周。

伊丽莎白·K. 普拉达（Elizabeth K. Pradham）等人报告称，31 名患有类风湿性关节炎长达 6 个月的女性在完成 MBSR 课程及随后为期 4 个月的维持课程之后，与随机等待控制组相比，其心理困扰显著改善（减少了 35%），但疾病相关指标没有显著变化，患者也未报告疼痛改变。

纳塔莉亚·E. 莫罗内（Natalia E. Morone）等人报告了 MBSR 课程对 37 名 65 岁及以上老年疼痛患者的影响，这些人被随机分为积极干预组和等待控制组，在积极干预组参加课程 3 个月后，对所有人进行测试。积极干预组每周平均有 4.3 天进行冥想，每天平均冥想 31.6 分钟。结果表明，他们对自身局限的接受度大大提高，身体更加有活力，身体功能得到改善。在另一篇文章中，莫罗内等人使用扎根理论和内容分析法对 27 名参加 MBSR 课程的老年疼痛患者的日记进行了定性研究，结果表明他们能够通过专注于任务、通过以正念的方式调整使疼痛加剧的活动的节奏来减轻疼痛，他们对加剧疼痛的情绪加工有了更深入的理解。

但是研究表明，正念和冥想等心理干预措施也会对生理产生影响，这很可能促成了课程参与者所体验到的改善。涉及免疫系统指标的研究显示，参加正念课程与乳腺癌和前列腺癌患者的病情改善有关，与接受放松、催眠和冥想指导的 HIV 阳性男性患者的 T 细胞计数增加有关，与正常工作者对流感疫苗的反应改善有关，此外还与银屑病病灶清除率增加有关。在参与这些课程后，慢性疼痛患者的损伤部位的炎症和神经不稳定性可能改善，从而使疼痛减轻，愈合加速。

基于正念的慢性疼痛管理方案

我们探索了基于 MBSR 开发的正念慢性疼痛管理（MBCPM）方案的有效性。我们对该方案进行了修改，以更好地适应那些被转诊到多伦多的两家教学医院的疼痛管理诊所的患者。

大多数正念研究存在的一个问题是缺乏随机对照组。我们认为随机化将使研究偏向那些病情较轻、参与动机较高且愿意等待几个月的人。由于疼痛严重（一般人群的"通常"疼痛评分为 6 分 /10 分，0 分代表无疼痛，10 分代表极度疼痛）的患者一般不愿意长时间等待一项不能快速解决其问题的干预措施，因此课程开始前的退学率很高。为此，我们使用了非随机等待控制组。

课程为期 10 周，每周 1 次，每次 2 个小时，地点是多伦多的两家教学医院，或本地医院通过远程医疗联系的患者。有些课程将现场听课患者和远程听课患者混合在一起，而有些课程则将他们分开后分别进行培训。事实证明，使用远程医疗将居住在农村地区的患者纳入进来非常重要，因为长途旅行会使疼痛加剧，而压力也会加剧疼痛。

针对慢性疼痛的正念干预

最初的课程以呼吸为重点，向参与者介绍正念、冥想与放松的区别。参与者在初期只做时长为 5 分钟的冥想，他们可以选择任一姿势。如果身体疼痛，他们可以躺在地板上做，也可以整堂课都站着。课程内容还包括生活习惯培养，如饮食、运动、睡眠和人际关系，以及卡巴金在《全灾难人生》中描述的态度。每次课都会围绕本周主题进行小组讨论或集体讨论。光盘中提供冥想录音，由课程辅导者讲解，其中包括 30 分钟的身体扫描（从第 3 周开始），身体各部位被划分得很细致，与疼痛患者高度相关。在身体扫描期间，鼓励他们在扫描身体的疼痛部位时，观察情绪变化及疼痛强度和性质的变化，同时观察是否存在在心理上将其删除或忽略的倾向。这往往会随着时间的推移而改善，尽管有些患者报告称，为注意到自己已经"收回"身体的那些部分，不得不在使用其他冥想方法后再回到身体扫描。

我们要求患者每天在家中跟着 5 至 30 分钟的录音进行冥想，鉴于疼痛的原因，鼓励他们使用舒适的冥想姿势。此外还使用了卡巴金的湖泊冥想和高山冥想录音。有些冥想把疼痛形象化，并指导患者减轻疼痛。例如，他们可以把疼痛想象成一个冰块，全神贯注于冰块，然后开始观察冰块融化。我们认为，长于 30 分钟的冥想不适合慢性疼痛患者，它们可能会降低患者对课程的接受度。

我们用正念动作取代了瑜伽。大部分动作基于哈他瑜伽，大都可以站着完成，但有些需坐着完成。我们鼓励学员相信自己的判断，判断自己能做什么和不能做什么。行走冥想通常被留作家庭作业。我们建议，如果患者在水中移动时疼痛减轻，应考虑将行走冥想变成游泳冥想，正念动作也可以在水中进行。如果患者出现激动、焦虑、惊恐、闪回，或者感到压力增加或总是打瞌睡，我们通常建议患者优先选择正念动作或行走冥想。

家庭作业包括：观察自己的评判（而不是仅仅注意并评估）倾向；确定哪些因素加剧了疼痛，哪些缓解了疼痛，既要注意身体因素，也要注意情绪因素；以正念方式完成简单或平凡的任务（如淋浴、清理橱柜、看茶包散开），然后在小组作业中进行描述；以正念方式做一顿饭、吃一顿饭，然后也在小组作业中进行讨论。在课程后半部分，我们要求参与者提供艺术作品或拼贴画，将其对疼痛的想法表达在纸上或 3D 结构中。如果他们愿意分享，我们会在课上讨论艺术作品的象征意义。有些人喜欢记日记而不是画画。家庭作业还包括阅读卡巴金的《全灾难人生》，特别是关于态度、压力、疼痛及各种冥想类型的章节。

在开课的第一年，由于当天的出勤率很低（显然是由于恐惧），所以没有在后段课程中安排为期一整天的静修。参与者可以重修课程，他们也经常这样做。辍学率大约为 33%，10 次课中参与者参加 4 次及以下算作辍学，现场班的辍学率高于远程班。

案例 1

一名 39 岁的男性工人被转介来治疗疼痛。他在 1989 年受伤后曾经做过 4 次背部手术，并且获得了"工伤赔偿"。他自述的疼痛评分为 8~9 分 /10 分。最初他在疼痛门诊每天服用几种药物。他被推荐参加 MBCPM 课程，每周需开车一个半小时来上课。当我们能够将远程医疗与他的社区连通时，他可以远程重修这门课。第一轮课程结束时，他发现自己能够处理好近亲关系，而之前他总是觉得近亲关系很麻烦。同时他开始减少用药。在第 2 轮课程期间，他能够停用药物，开始跑步以锻炼身体。3 年后，他开始从事非体力劳动工作。他每天都会冥想，有时一天几次，每次 10 至 40 分钟。

案例 2

一名 38 岁汽车装配线女工在手术切除颈椎两个海绵状血管瘤 1 个月后被转诊到疼痛诊所。她的头痛持续且剧烈，疼痛评分为 8~9 分 /10 分。CT/MRI 结果为阴性。由于三环类抗抑郁药和抗惊厥药物无济于事，她先后尝试了所有阿片类药物。在接下来的 2 年里，她增加了阿片类药物的剂量以用于镇痛。她行走时需要用助行器，易患肺炎，需要吸氧，晚上使用持续气道正压呼吸机，在家中有专人护理。

她在用药情况下疼痛评分通常是 7 分 /10 分。她通过远程医疗完成了两个疗程的基于正念的 MBCPM，两个疗程间隔 4 个月。在第一个疗程中，她的用药需求稳定下来，这对她来说并不寻常，因为她大约每隔两个月就报告对阿片类药物的耐药性。第二个疗程开始 6 个月后，她用药的剂量减少，她不再需要吸氧，走路不再需要助行器，也不再需要专人护理，她"通常"的疼痛评分为 3~4 分 /10 分。她报告说自己每天冥想 30 分钟，如果隔几天没做，她的疼痛评分就会上升，身体功能也会下降。

第二年，她与丈夫离婚，成了 2 个孩子的单身母亲。她报告说，当她的前夫在场时，她的疼痛评分会上升。

2 年后，她说服雇主允许她重返工作岗位，她在汽车厂接受了再培训，鉴于她的感官受损，这样做比较安全。她仍在坚持做冥想练习，每天使用身体扫描。

效果研究

我们假设，经过 10 次课程，与对照组相比，治疗组参与者的疼痛等级、疼痛灾难化及痛苦程度（PRISM 测试）会整体下降，生活质量会提高。我们也研究了不同性别的反馈，我们的假设是，治疗组中的女性在这些方面比男性有较大改善，因为这是从先前文献中可以观察到的倾向。在我们的疼痛诊所和培训班人群中女性占 70%，这与文献中的报告是一致的，即男性较之女性更不愿意报告疼痛，而那些寻求疼痛管理的男性报告的情绪障碍比女性更严重。

最后，由于我们当时是通过远程医疗向加拿大安大略省的偏远地区提供培训课程，我们比较了现场听课参与者和通过远程医疗听课参与者的学习效果。

我们对 233 例非癌症慢性疼痛患者进行了研究，其中包括 178 例女性和 55 例男性，现场听课组 95 人，远程医疗组 79 人，等待对照组 59 人。

　　疾病类型包括背痛、头痛、面部疼痛、关节炎、纤维肌痛和"其他"。除对治疗组整体进行分析外，还对 87 例慢性背疼或颈部疼痛患者单独进行了分析。

　　此前的研究发现，疼痛灾难化是痛苦和残疾的重要预测指标。在 MBCPM 期间，这些分数似乎是对变化最为敏感的指标。随着时间的推移，远程组和现场组的总体疼痛灾难化均显著改善。现场组和远程组的疼痛放大水平和无助感均低于对照组，而远程组的反刍思维也少于对照组。疼痛灾难化水平的显著降低在男性患者和女性患者之间没有差异，在背痛患者和其他类型疼痛患者之间也没有差异。

　　正念和冥想疗法的确在生理功能、总体健康、活力、社交功能和心理健康评分等方面显著改善了患者的生活质量，这些结果与塞弗顿等人以纤维肌痛患者为被试的研究结果一致。在生活质量评价中身体方面的疗效不如心理健康方面成功，这表明 10 周时间不足以观察长期疼痛患者身体方面生活质量的变化。远程参与者与现场参与者受益一样多，虽然在课程开始时他们的身体方面的生活质量显著低于现场参与者。这可能是因为，现场参与者必须应对大城市的交通和停车，如果残障太严重无法应对此类挑战，他们不太可能报名参加该课程。性别或疼痛类型（背疼相对于其他疼痛）不同，疗效没有显著差异。

　　据报道，满分 10 分的疼痛量表评分下降 2 分应被视为具有临床意义，但研究者们没有分析这种下降对残障、情绪和感知痛苦的影响。患者报告称用正念"重塑"其疼痛，我们观察到在疼痛评分仅略有变化的情况下，残障水平有所降低。在本研究中，各组的"通常"疼痛评分不同：到课程结束时，现场组患者的"通常"疼痛明显改善，尽管与对照组相比，平均疼痛量表评分仅降低了 1 分，远程组疼痛得分没有显著改善。在治疗组中，男性在第 1 周和第 10 周的"通常"疼痛等级低于女性。背部疼痛患者与其他类型疼痛患者之间也存在显著差异：最初，背部疼痛患者对"通常"疼痛的评分明显高于其他类型疼痛患者，在第 10 周再次测量时，这种差异仍然存在，尽管"通常"疼痛程度随着课程的进行确实有所降低。

　　PRISM 测试是一种视觉或触觉工具，旨在评估疾病及疾病或其症状的侵入性和控制性给患者带来的痛苦负担，并已在类风湿关节炎和狼疮等患者中进行了效度检验。我们最近验证了将该工具用于慢性疼痛人群的效度。我们给患者一张 22 厘米 × 22 厘米的纸，左下角有一个黄色圆盘（直径 7 厘米）代表"自我"，然后又给患者 5 个圆盘（直径 5 厘米），分别代表疼痛、工作、伴侣、家庭和娱乐，要求患者将这些圆盘放在距离"自我"圆盘的相应位置，来描述这些影响因素对其生活的侵扰性或重要性。放在靠近"自我"圆盘位置的圆盘被认为是患者生命中的重要方面。自我圆盘中心和其他圆盘中心之间的距离（以厘米为单位）提供了定量参数。如果治疗有效减轻了因疼痛引起的痛苦，那么"疼痛"圆盘与"自我"圆盘之间的距离就会增加，而其他圆盘可能会靠近"自我"圆盘，前提是它们代表个人生活的积极方面。对非疼痛圆盘，只能根据患者生活的具体情况进行解释。

研究发现，总体而言，现场组和远程组的 PRISM 疼痛评分相对于对照组均存在显著差异。疼痛给男性和女性带来的痛苦有显著差异。第 1 周，男性的"疼痛"圆盘和"自我"圆盘之间的平均距离大于女性，这表明在开始治疗之前疼痛给男性带来的痛苦较少。如果情绪障碍与痛苦相关，那么这与尼尔·罗伯特·福勒（Neil Robert Fow）和劳拉·史密斯 - 塞米勒（Laura Smith-Seemiller）的判断正好相反。在第 10 周，男性和女性"疼痛"圆盘和"自我"圆盘之间的距离显示出相似的显著改善。背部疼痛患者在疼痛引起的痛苦方面与其他疼痛类型患者有所不同。在第一周，其他疼痛类型患者遭受的痛苦似乎少于背部疼痛患者。尽管两组均有明显改善，两组之间的差异在第 10 周再次出现，这表明慢性背部疼痛患者报告的痛苦大于其他类型慢性疼痛的患者。

正念课程的一个有趣效果是，通过使用所收集的用来研究 MBCPM 课程有效性的平行数据，验证了 PRISM 测试用于慢性疼痛人群的效度。在评估聚合效度方面，第 10 周时比第 1 周时相关性更好。这表明患者要么在第 10 周时对这一测试更熟悉，要么更注意研究的参数对"自我"的影响。

正念在慢性疼痛管理中的未来

正念培训的一个主要部分是在当下接受疼痛和残障，不为恢复到患病之前的状态而挣扎。兰斯·M. 麦克拉肯（Lance M. McCracken）发表了许多论述，讨论接纳在慢性疼痛中的作用及不顾疼痛重新参与生活中重要活动的意义。海斯发表了关于接纳承诺疗法有效性的研究，该疗法结合正念训练患者不顾疼痛进行有价值的活动。麦克拉肯和克里斯托弗·埃克莱斯顿（Christopher Eccleston）报告称，疼痛强度与身体功能没有关系。但是那些报告称对疼痛接受程度更高的人，在首次评估后 3.9 个月再次评估时，其在情绪、社交和身体功能方面更好，使用的药物减少，工作状态更好。他们的研究对认知行为观点提出了质疑，认知行为观点遵从的假设是，如果减少对疼痛的关注和觉察，那么疼痛对生理和情绪的影响就会减少。而实际上，接纳与更好的功能和情绪结果相关，而不是减少对疼痛的觉察和警觉。

除了接纳，研究还发现，由于过去压力事件而导致的压力反应增强和恢复较慢的倾向似乎会伴随疼痛的持续。戈尔曼和加里·E. 施华兹（Gary E. Schwartz）在 30 多年前描述，冥想练习加速了压力反应的恢复。

这些发现可能会使我们对疼痛管理方案在减少疼痛感（如根据数字量表）方面的作用以及疼痛减轻程度与临床改善之间的关联产生怀疑。有关接纳的文献也表明，应当前瞻性地跟踪标准干预（手术、药物）引发的疼痛强度降低，以监测情绪和功能改善是否得到保持、是否持续改善，以及几个月后是否又回到干预前的水平。将来疼痛量表可能用处不大，而慢性疼痛接受问卷（Chronic Pain Acceptance Questionnaire，CPAQ）、慢性疼痛评估量表（Chronic Pain Values Inventory，CPVI）和 PRISM 测试等工具可能更有用。

急性身体疼痛是一种警告，说明身体某个部位出现故障和损坏。慢性疼痛同样也可能是一种警告，即身体或精神在某种程度上受到了太久或太激烈的挑战，不能保持良好或应付超过一定程度的身体或情绪压力，这可能是累积的结果。在美国，这是致力于消除疼痛的 10 年，即使是慢性疼痛也应该被视为一种症状，它警告患者生活中有些东西需要改变。在未来疼痛管理中，正念和接纳承诺疗法的这些干预措施可能会更多地被用于疼痛管理。

第 20 章

肿瘤学中的正念干预

琳达·E. 卡尔松（Linda E. Carlson）

劳拉·E. 拉贝勒（Laura E. Labelle）

赛拉·N. 加兰（Sheila N. Garland）

马里恩·L. 哈钦斯（Marion L. Hutchins）

凯瑟琳·伯尼（Kathryn Birnie）

> 我认识到虽然我不能改变恶性肿瘤，但我可以改变对它的感受和应对方式。
>
> —— 西尔维娅（Sylvia），一名癌症患者

癌症的影响

消极影响

癌症是全世界首要疾病死亡原因之一，2005 年有 760 万人死于癌症，占死亡总人数的 13%。随着癌症治疗成功率的提高，越来越多的患者能够长期生存。尽管生存率数据越来越乐观（在北美，目前有多达 65% 的患者生存期超过 5 年），但是拿到癌症诊断报告并经历癌症治疗仍然让许多人感到恐惧和害怕。

事实上，癌症的诊断与治疗通常会带来高水平的情绪困扰。尽管最近靶向治疗和

生物治疗的发展使治疗效果提升、副作用减少，但是癌症及其治疗会带来许多身体症状（如恶心、疲劳、疼痛、脱发）及身体外观的暂时和永久变化。由于癌症治疗的过程漫长，而且可能会令人虚弱，患者正常的生活轨迹被破坏，恐惧、困惑、焦虑和愤怒这些情绪反应很普遍。癌症不仅仅影响患者本人，而且也在情感上给患者的家人和朋友带来负面影响。不幸的是，这种压力的增加发生在我们迫切需要情绪和身体资源帮助应对疾病的时候。

在完成基础治疗后，许多患者仍然很痛苦，需要心理社会照护。癌症幸存者中普遍存在焦虑、抑郁、疲劳和睡眠问题。很大一部分幸存者都报告了对癌症复发、性问题和身体形象的担忧。疾病复发的威胁及未来生活计划的改变会给患者造成很大的心理压力。对癌症相关压力的适应涉及心理和行为应对反应（如对拿到癌症诊断报告的认知和情感反应），后者可能会影响心理功能及癌症相关症状的严重程度。因此，旨在增强应对压力的能力和改善生活质量的社会心理干预措施对癌症患者和癌症幸存者具有巨大的潜在益处。

积极影响

心理肿瘤学领域的临床医生和研究人员通常会优先考虑在癌症诊断后识别和减少不良心理反应的重要性。这是可以理解的，因为我们的目的就是减少患者及其家人的痛苦。然而，最近人们对癌症体验的益处产生了浓厚的兴趣。被诊断出患有癌症可以推动人们重新考虑生活中的优先事项、寻找癌症诊断的意义，乃至整个人生的目的和意义。研究结果表明，尽管身体健康水平和身体机能下降，但有些癌症患者仍呈现出积极的社会心理变化，包括精神性增强、更加珍惜生活，以及对另一半抱有更积极的看法。

发现或积极寻找癌症诊断和随之而来的生活变化的益处或积极影响，这种经历被称为创伤后成长（Posttraumatic Growth，PTG）。虽然对 PTG 的研究仍处于早期阶段，但研究表明，与年龄和受教育程度相当的健康对照组相比，癌症患者的 PTG 水平更高。患者报告对他人有更多慈悲心，愿意更坦诚地表达自己的感受。此外，患者及其伴侣都报告称，个人力量感增强，生活有了新的可能性。

PTG 与其他积极结果相关，如生活质量的提高、心理适应、积极的情感及身体不适和功能障碍的减轻。此外，研究表明有必要向患者提供可能促进其 PTG 的干预措施。社会心理干预措施能够增加癌症患者的可感知益处，可以帮助个体适应疾病及其后果。

　　因此，对癌症患者的治疗既要能够减轻与癌症诊断和治疗有关的令人痛苦的症状，也要致力于增强患者及其家人把癌症经历作为促进个人成长的契机的能力。正念减压疗法（MBSR）有可能为癌症患者及其家人在这一方面创造机会。

正念减压疗法

简介

　　正念冥想是一种涉及每时每刻对内部体验和外部体验（包括思想、情绪和身体感觉）进行非评判性觉察的技术。正念冥想已成为一种越来越受欢迎的减压工具，被用于改善与多种临床疾病（包括癌症）相关的症状。最近，人们对正念冥想在健康方面的潜在益处的兴趣源于一些治疗方案的出现，这些方案是由马萨诸塞大学医学中心减压诊所的卡巴金及其同事提出的 MBSR 发展而来的。MBSR 是一种团体干预措施，包括正念冥想和温和瑜伽，旨在缓解压力、痛苦和疾病。该疗法在性质上不同于其他形式的冥想（如基于咒语的冥想），其目的不是达到放松状态，而是通过练习正念培养对自我和关系中的自我（ self-in-relationship）的洞察力和理解力。在不评判、接纳和耐心的大框架下，它教导个体将注意力集中于呼吸、身体感觉，以及最终进入其意识领域的任何事物（如想法、感觉）。尽管正式正念冥想是在闭上眼睛同时坐着、站着或躺着进行的，但个体也可以在进行日常活动时开展"非正式"的冥想练习。目前世界各地的医疗机构都在实施 MBSR 项目并加以评估，以满足人们对有效心理社会护理的需求。

总体疗效

　　研究表明，MBSR 可能对与多种慢性临床疾病和精神疾病有关的症状是有效的。在一项关于 MBSR 的健康益处的元分析中，保罗·格罗斯曼（Paul Grossman）等人确定了 20 项符合质量标准或相关性标准的研究并进行了分析。在这 20 项研究中有 10 项采用了随机对照研究设计，6 项研究采用了各种形式的主动控制干预来说明治疗的一般效果或非特异性效果。总体而言，评估心理和（或）身体健康变量的对照和非对照研究显示了相似的效应量（d 大约为 0.5）。这表明正念干预对改善躯体症状（如慢性疼痛）及提升应对日常的烦恼和困难、严重的疾病或压力的能力具有较强的作用。治疗效果达到标准差的一半（d = 0.5）就可以认为治疗对于症状改善有临床意义。格罗斯曼等人得出结论，尽管目前关于 MBSR 对躯体症状的疗效的证据存在方法上的严重缺陷（包括缺乏随机对照研究），但是已有研究结果普遍支持正念训练对心理健康和身体健康有益这一假设。

　　另外有两篇分别对 MBSR 相关文献进行概念分析和实证分析的综述文章，这两篇综述都将正念培训作为一种临床干预措施进行分析，并讨论了与研究相关的概念和方法问题。这两篇综述的作者得出的结论都是，正念干预可能对一些疾病的治疗是有效的。然而，贝尔强调有必要开展方法可靠的研究来阐明这些干预措施的有效性，而毕夏普则表达了"谨慎乐观的态度"：其结论是，有一些初步证据支持对正念干预进行进一步评估。

汤姆贝克癌症中心的正念减压课程

　　鉴于被诊断出癌症后患者会经历高水平的情绪困扰，而且越来越多的证据表明 MBSR 在其他患者群体中具有疗效，这种干预似乎非常适合在汤姆贝克癌症中心（Tom Baker Cancer Centre，TBCC）实施。TBCC 的 MBSR 课程是以卡巴金及其同事提出的课程为模型并根据 TBCC 的临床情况加以调整和标准化后形成的。正如迈克尔·斯佩卡（Michael Speca）等人所述，TBCC 提供的 MBSR 课程旨在为癌症患者提供一个机会，使他们觉察到自己对压力的反应，从而通过学习和练习冥想技术形成更健康的压力反应。该课程的核心是正念冥想练习。课程指导者建议患者：对个人体验持非评判态度；按事物本来的样子观察和接纳事物；在冥想练习及日常生活中保持耐心；对事物不强求，放下目标导向的姿态；对不可控制的结果顺其自然。同时，指导者为患者做出示范。指导者鼓励团体成员在其康复过程中发挥积极作用，并教给他们多种自我护理方法，以提高他们在管理压力方面的能力感。两名指导者为患者提供了一个安全的支持性团体环境，患者对自己患癌经历的分享促进了技能的提高。

　　该课程为期 8 周，每周一次，每次 90 分钟，另外在第 6 周和第 7 周之间的一个星期六有一次 6 小时的密集培训。课程包括三部分：课程讲解、体验式实践和团体活动。课上讲解和学员手册中涵盖的主题包括：（1）压力对身心健康的影响，包括压力导致的心理和生理症状；（2）情绪、认知和行为的模式及其如何影响压力反应；（3）正念冥想和正念生活的基本内容。通过在课上和家中进行体验式练习，参与者学习应用课堂上讲授的正念原则。在团体课上，教师指导参与者进行体验式活动，包括各种类型的正念冥想（如坐姿冥想、行走冥想）和舒缓的哈他瑜伽。瑜伽被当作练习正念（行走冥想）的一种方式，而不是一种体育锻炼。教师鼓励参与者每天练习45分钟冥想和瑜伽。课程为参与者提供了冥想导引光盘以辅助课后练习。在每节课上，教师会组织一些小组活动，鼓励参与者分享自己进行冥想练习的经验和遇到的挑战。当参与者遇到问题无法有效进行练习时，教师和其他相关人员会提供建设性的反馈和支持以帮助参与者解决问题。教师鼓励团体成员之间进行支持性互动。

TBCC 在提供 MBSR 课程时会考虑几个具体的问题。对疾病类型、疾病的发展阶段及接受不同治疗所涉及的不同身体和心理问题保持敏感至关重要。因此，癌症患者参与课程的时机是需要考虑的重要因素。在干预前的访谈中，中心工作人员会与患者讨论课程形式和时间安排，以及有关疼痛、疲劳、恶心、行动不便和其他影响参与动机的因素，并鼓励患者与治疗医生讨论关于参加 MBSR 的任何问题。有些患者觉得治疗过程非常艰辛，在此期间参加 MBSR 非常困难或根本不可能，而有些患者觉得在接受治疗的同时可以充分参与。对患者的期望和患者对安全的担忧进行适当的管理通常能帮助身体虚弱的患者充分参与课程。例如，在教授瑜伽内容时强调身体局限，即指导者会根据需要对标准瑜伽体式（姿势）进行修改，以确保个体的舒适和安全。许多患者认为该课程可被用于应对日常治疗需求，例如，等待预约，忍受静脉穿刺、化疗或放疗，以及应对令人不舒适的检查和扫描。而有些患者认为，该课程在肿瘤治疗结束后特别有帮助，因为在治疗结束后，他们有时会感觉自己被治疗团队"抛弃"了，而且经常因为担心复发而感到烦恼，同时为如何过上真实的生活并融入主流社会等问题而苦苦挣扎。

针对肿瘤患者的正念减压疗法实证研究

量化研究结果——症状减轻

MBSR 在肿瘤学领域中的应用正在得到越来越多的信任和关注。有关 MBSR 与肿瘤学的几篇文献综述表明，尽管相关研究仍处于早期阶段，但 MBSR 作为改善癌症患者心理功能的辅助疗法可能是有效的。在该领域发表的第一项研究是我们开展的一项随机对照实验，研究了 MBSR 对门诊癌症患者的压力和情绪障碍症状的影响。与对照组相比，在干预后，MBSR 参与者的情绪紊乱症状、紧张、抑郁和愤怒显著减少，而活力明显增加。与对照组相比，课程参与者的压力症状也明显减少，包括压力的外在临床表现、唤醒的心肺症状、中枢神经系统症状、胃肠道症状、习惯性压力行为模式、焦虑、恐惧，以及情绪不稳定。另外，在整个课程期间进行更多的家庭冥想练习与压力症状和整体情绪障碍症状的减少有关。一项为期 6 个月（包括干预组和对照组）的随访研究表明，在随访评估中参与者保持了从课程中获得的心理方面的益处，而焦虑、抑郁、愤怒和易怒这几个方面的改善最大。

对 MBSR 改善门诊癌症患者睡眠质量效果的评估也提供了可喜的结果。不同的研究发现，睡眠障碍在癌症患者中的发生率为 40%~85%，这清楚地表明睡眠对癌症人群来说是一个问题。一项有关 MBSR 课程对异质癌症患者群体睡眠质量的影响的研究显示，根据匹兹堡睡眠质量指数（Pittsburgh Sleep Quality Index）评估结果，参与者的整体睡眠障碍显著减少，主观睡眠质量提高。在课程结束后，参与者报告平均每晚多睡 1 个小时，这被认为具有临床意义。此外研究还观察到压力、情绪障碍和疲劳症状减轻，压力和疲劳症状与睡眠质量的相关与预期一致。

在一项关于 MBSR 对睡眠影响的早期研究中，肖娜·L．夏皮罗等人比较了 MBSR 课程和"自由选择"主动控制法对乳腺癌患者的睡眠不佳状况的影响。根据患者每日的睡眠日记，MBSR 组和对照组参与者的睡眠质量均表现出显著改善。报告更多正念练习的 MBSR 组参与者在那些与痛苦相关最高的睡眠质量指标上（即在睡醒后感到精力恢复）有显著改善。

其他研究团队在肿瘤患者中应用了改编版 MBSR，相关的观察结果补充了上述发现。丹尼尔·A．蒙蒂（Daniel A. Monti）等人进行了一项随机对照实验研究，以评估专为癌症患者设计的基于正念的艺术疗法（Mindfulness-Based Art Therapy，MBAT）的效果。MBAT 将正念冥想和艺术疗法结合起来，旨在减少患者的困扰，改善患者的生活质量。该研究的参与者是患有不同癌症的女性。与对照组相比，MBAT 参与者的情绪困扰显著减少，总体健康水平、心理健康水平、活力和社交功能得到改善。在为期 2 个月的随访评估中，参加 MBAT 的益处得以保持。另一个研究团队提供了质性试点研究数据，这些数据证明将正念技术纳入心理教育课程对患妇科癌症后出现的性问题存在潜在益处。最后，多项评估 MBSR 改编版的研究已在学术会议上发表，这表明MBSR 在肿瘤患者中的临床应用在持续开展。

量化研究结果——生物学影响

除改善心理功能外，MBSR 还被认为会影响癌症患者可能出现的生物系统失调。我们的团队评估了 MBSR 对早期乳腺癌和前列腺癌患者的免疫、神经内分泌及自主功能的影响，这些患者均结束肿瘤治疗至少 3 个月。参与者填写了旨在评估生活质量、情绪状态和压力症状的问卷，并提供了血液样本用以测量免疫细胞的数量和功能。在干预前和干预后，研究人员还测量了唾液皮质醇（每天 3 次）、血清硫酸脱氢表雄酮（DHEA-S，一种肾上腺的类固醇产物）和唾液褪黑激素。结果显示，患者的总体生活质量、压力症状和睡眠质量有显著改善。尽管淋巴细胞或细胞亚群的总数没有明显变化，但是细胞因子白介素（IL）-4 的 T 细胞产量增加，干扰素 γ 减少，而自然杀伤细胞分泌 IL-10 的水平下降。患者在免疫功能方面的这些改变与他们的行为模式由抑郁模式转变为一种与健康免疫功能一致的行为模式有关。此外，大约 40% 的患者的日间皮质醇分泌状况从异常的倒 "V" 型变为更健康的 "V" 型。这种变化是由于某些参与者在下午和晚上皮质醇水平降低。生活质量的改善与下午皮质醇水平的降低有关。总而言之，尽管缺乏对照组限制了研究的解释力，但研究结果表明，MBSR 课程会朝着与健康功能更一致的方向改变癌症患者的免疫和神经内分泌特征。

最近，有一项针对同一组乳腺癌和前列腺癌患者的 1 年随访研究发表。我们发现，在这一整年中，患者在压力症状和生活质量方面的改善一直保持着。此外，在这一年中患者的皮质醇水平持续下降，并且唾液皮质醇水平与压力症状相关，那些压力较小的患者的皮质醇值也较低。另外研究还发现，免疫系统值（特别是促炎性细胞因子）在持续调节，这通常被视为免疫系统稳定的标志，免疫系统可能一直在对癌症产生适应不良的炎症反应。最后，随着 MBSR 课程的推进，参与者的收缩压值也逐渐降低。血压下降是一个好现象，因为血压升高是心脏病的最佳预测指标。

我们团队进行的一项使用对照组的研究证实了上述最后一个发现。初步研究结果表明，MBSR 对女性癌症患者的静息血压具有积极影响。参与者是 29 位女性癌症患者（主要是乳腺癌），它们在进入研究项目前至少已完成治疗一个月，她们或是立即参加 MBSR 课程，或是等待下一期课程。在为期 8 周的课程学习期间，两组参与者每周在家中测量静息血压。对于参加研究时基线收缩压相对较高的参与者，MBSR 课程参与者在 8 周内的静息收缩压的下降幅度显著高于对照组。此外，MBSR 课程参与者自我报告的压力、抑郁、反刍思维症状减少且正念注意力觉察增强。这项研究证实了我们先前的发现，即参加 MBSR 课程可能会有效降低静息血压。观察到的收缩压的降低具有临床意义，这与服用降压药或体重减少 10 公斤引发的血压下降相当。在同一项研究中，初步数据表明，与对照组相比，MBSR 参与者在接受公开演讲这一紧张性刺激后，收缩压恢复似乎更快。这项持续进行的实验的初步结果在研究结束时是否仍然成立尚待观察。由于血压水平可预测心血管疾病的发病率和死亡率，因此 MBSR 可能具有改善癌症患者健康状况的潜力。对其中许多人来说，癌症治疗对心脏产生的副作用增加了他们患心血管疾病的风险。

在另一项包括生物结果的研究中，戈登·A. 萨克斯（Gordon A. Saxe）等人评估了饮食干预与 MBSR 的结合对前列腺特异抗原（PSA）水平的影响，PSA 是前列腺癌患者肿瘤活动水平指标。对 10 人试点样本的观测结果表明，经过 4 个月的联合治疗，PSA 的增长率减缓。更大规模的随机对照实验的结果也许能检验饮食干预与正念相结合的干预措施是否会改变前列腺癌患者的 PSA 水平。

量化研究结果——积极的心理影响

关于 MBSR 课程对 PTG 等正向结果的影响的研究尚处于早期阶段。艾瑞克·L. 佳兰德（Eric L. Garland）等人比较了 MBSR 干预与基于创意艺术的课程（"康复艺术"）对癌症患者的创伤后成长的影响。随着课程的推进，MBSR 参与者的 PTG 显著提高。这项研究初步表明，未来有必要对 MBSR 对癌症患者的正向心理结果的影响进行研究。

量化研究结果总结

总体而言，MBSR 被认为具有潜在的临床价值，可作为治疗癌症患者的重要方式。但是，我们需要重复包括阳性对照组和长期随访的随机对照实验。除生物学指标外，今后在研究中纳入积极（例如，我们希望增强的指标，如 PTG）和消极（例如，我们希望降低的指标，如抑郁）心理结果指标，也许能够从广度和深度上促进我们对项目开展过程中发生的改变的理解。将 MBSR 与针对癌症患者开发的其他社会心理干预措施（如支持 – 表达疗法）进行比较的研究及拆解研究有助于确定该课程的关键要素。布朗和莱安报告称，在 MBSR 干预过程中，正念的增加预示着压力和情绪紊乱症状的减少，对此作者援引了有关正念在癌症相关结果中存在中介作用的新兴研究。奥特等人指出："需要进行更多的研究来解释中介因素，以更好地理解正念冥想和 MBSR 的独特益处。"

质性研究结果和个案概念化

对参与者体验的质性理解可帮助制定适合患者的 MBSR 课程，使之在癌症诊断、治疗和康复期间更好地为患者提供帮助。近期一项质性研究的结果支持并丰富了定量研究结果，表明 MBSR 课程对癌症患者的心理和情感方面具有积极影响。研究者对参

加了 TBCC 为期 8 周的 MBSR 课程后又继续参加每周一次的免预约 MBSR 课程的 9 名
癌症患者进行了访谈。研究者使用扎根理论分析方法对来自半结构化访谈和焦点小组
访谈的数据进行了分析，以确定与患者在生活中增加冥想后体验到的影响有关的主题。
数据展现了以下主要主题：（1）接受改变；（2）自我控制；（3）共同体验；（4）个人
成长。这些信息被用来发展一个关于 MBSR 改变癌症患者之机制的理论。

个案研究

以下个案研究是一项在 TBCC 进行的大规模质性研究的一部分。研究人员对最近
完成 8 周 MBSR 课程的癌症患者进行单独半结构化访谈。访谈的目的是探索在之前的
多个问卷调查中发现的感兴趣的题项，这些问卷旨在评估心理功能的积极方面和消极
方面，问卷调查分别在 MBSR 项目实施之前和之后进行。这些问卷包括慢性病治疗功
能评估 - 精神健康量表（Functional Assessment of Chronic Illness Therapy-Spiritual Well-
Being Scale，FACIT-SP）、创伤后成长量表 - 修订版（Posttraumatic Growth Inventory-
Revised，PTGI-R）、压力症状量表（Symptoms of Stress Inventory，SOSI），以及心境
状态量表（Profile of Mood States，POMS）。前后两次问卷调查的结果总体上存在显著
差异的题项是访谈的重点，在这些题项上表现出变化的患者被选为访谈对象。所有参
与者都签署了知情同意书，该研究得到了卡尔加里大学医学院联合健康研究伦理委员
会（Conjoint Health Research Ethics Board）和阿尔伯塔省癌症委员会（Alberta Cancer
Board）的批准。之所以选择西尔维娅这个病例作为个案，是因为它说明了在癌症治疗
和康复中应用 MBSR 方面常见的新兴主题。

个人背景和疾病背景

西尔维娅是一名 50 岁的女性，和同居伴侣住在一起，没有孩子。她接受过 13 年
教育，做过 31 年中层管理者。2006 年 2 月，西尔维娅被诊断患有 I 期乳腺癌。她接受
过两次手术，其左侧乳房的病变组织被切除。从 2006 年 8 月开始，她每天接受放射治
疗，持续了 5 周。放射疗法是利用电离辐射控制恶性细胞，放疗本身是无痛的，但会
引发各种各样的急性或慢性副作用，包括皮肤反应（如发红、疼痛）及疤痕引起的皮
肤弹性降低。手术和放疗后，西尔维娅开始了长达 5 年的辅助疗法，通过干扰雌激素
的活性降低疾病复发的概率。辅助疗法的副作用类似于更年期常见症状，如潮热和月
经不调。副作用的性质和程度因患者而异。

2006 年 10 月，放疗结束后不久，西尔维娅参加了为期 8 周 MBSR 课程。在刚参加课程时，她认为自己很熟悉与癌症有关的压力，并希望该课程能帮助她应对这些与癌症相关的体验。西尔维娅称自己"需要"支持，并且表示该课程是她自己找到的，因为她不知道还能从哪里寻求帮助。

研究结果

通过质性访谈收集到的主题通常是关于减少的压力症状、有所改善的情绪，增强的精神联系感，以及从癌症经历中感知到益处。这些主题包括聚焦于当下的觉察对识别和应对挑战的重要性、应对挑战的自我效能感的发展、接纳事物本来的样子的重要性，以及学会对不可知或不可控的结果采取释然态度。

参与 MBSR 课程后，西尔维娅对当下的觉察力似乎提高了，这影响了她对自己的感受。

> 我原来一直不知道我们总是想着过去和未来，我不知道我们的思绪会跑到那里去，真的是这样。我的意思是说，自己以前连这都不知道让我有些不好意思。但是，当你活在当下时你对自己的感受与你想着过去或想着未来时是完全不同的。我们真的应当活在当下。

西尔维娅似乎在应对压力方面有了更高的自我效能感。

> 我明白了人有压力时对事物做出反应只会伤害自己。因为我记得在过去，在我对事物做出反应后，它仍会在我的体内沸腾、溃烂。而现在，我能把它放下了。当我处在压力情境中时，我会先深呼吸，先思考，然后再去处理它，这样事情就没那么糟糕了。

西尔维娅承认，过去她有时会感到抑郁，参加这个课程使她的情绪有所改善。

> 我认为我比以前好多了，我能更好地与自己相处了，我知道这都是因为冥想。要不是学习了冥想，我不会有任何改变。参加课程几个月后，我就感觉到了变化。我觉得我得把这些变化归功于冥想。

她表示她对癌症复发的恐惧减少了，她感到即使癌症复发她也能应对。

> 过去我总是想着癌症，并为此感到抑郁……但我现在不这样了……如果它复发

的话，我觉得自己已经做好了准备。在参加这个课程之前我肯定不是这样……现在我明白了我不能改变癌症，但我可以改变我对它的感受和应对方式。我现在好多了。

西尔维娅还特别描述了她在态度上的转变——最初她一直想知道是什么导致了自己得癌症，而在参与这个课程之后她接纳了自己的癌症经历。最终她感到可以不再纠结于自己为什么会得癌症这个问题了。

> 得了癌症之后，我就不断地问自己"我能从中学到什么"，我得癌症一定是有原因的……我要弄清原因，这样我就可以做出一些改变，我执着于要弄清原因……有很长一段时间我认为这是我应对癌症的唯一一方式，所以我总是想着这件事，并为此感到抑郁……现在它变得不再重要了，我为什么会得癌症不重要了。

西尔维娅表示她对于当下发生的一切的接纳程度提高了。

> 因此，我学会了活在当下，并把它运用到每一天的生活中——当我感到有压力时，甚至是在路上遇到堵车时，我对自己说："我现在就在这里，这就是我要去的地方。我等会儿再担心去杂货店的事。"我比过去更容易接纳事物了。

西尔维娅的话也表明，其 PTG 水平显著提高。她描述了在参与该课程后自己产生的与癌症经历有关的积极变化，并将应对癌症经历的特定技能的获得与参加 MBSR 课程联系了起来。

> 我一直知道我应该从自己的癌症经历中学到一些东西，但我一直不知道它是什么——我从不知道。而我现在觉得我学到的（也许是从这个课程中学到的）就是欣赏事物，慢慢生活。我觉得过去我总是非常忙碌，总是控制着一切，你知道，我确实很专横。现在我认识到我不能改变癌症，但我可以改变我对它的感受和应对方式。

从访谈中我们可以清楚地看到，课程中的许多主题与西尔维娅学习 MBSR 的体验是相匹配的。西尔维娅特别想知道为什么自己会得癌症，以及癌症是否会复发。对于癌症幸存者来说，患病经历中固有的不确定性通常是较困难的问题之一。西尔维娅的评论为该课程如何帮助患者（即使在未来充满不确定性的情况下）找到内心的平和提供了一些启示。通过冥想练习，她比以前更能忍受不确定性和不可控制性。

西尔维娅在此次质性访谈中的回答只代表一名患者对 MBSR 课程对正向指标和负向指标影响的看法，但西尔维娅的看法与其他患者是一致的。总体而言，这些访谈表明患者在多个方面的改善，他们更加热爱生活，应对问题的自我效能感增强。鼓励患者采取接纳和放下的态度似乎有助于患者的 PTG，减少压力和情绪困扰。根据质性分析，正念练习与患者对癌症经历（及其对日常功能的影响）更为健康的态度之间似乎存在着紧密的联系。

结语

对于癌症患者及其家人来说，癌症诊断带来的困扰和其他负面反应都是很常见也是预料之中的体验。在很多情况下，对过早死亡的恐惧及对癌症治疗过程中疼痛和尊严丧失的恐惧都是很自然的，也是有充分理由的。尽管这类体验会带来一些障碍，但是癌症患者不仅能够适应如此巨大的生活压力，甚至能因此而茁壮成长。我们回顾了 MBSR 可能对癌症患者及其家人有益的理论基础，概述了有关 MBSR 缓解各种不良后果（包括压力症状、焦虑、恐惧、睡眠障碍和抑郁）之功效的临床研究。我们用证据表明，MBSR 有助于提高患者的整体生活质量，使患者在困境中寻求益处的能力以及通过创伤而成长的能力得到提高，包括生活的意义感和目的感增强，容忍不确定性的能力提高。除了这些心理方面的益处，患者通常还表现出对多种昼夜节律系统（如细胞因子表达、皮质醇分泌和血压）生物调节的改善，这些系统对促进健康和体内平衡至关重要。我们介绍的研究既包括量化研究也包括质性研究，其目的不仅为了更好地了解 MBSR 对癌症患者的效果，还为了更好地了解有助于解释 MBSR 如何及为何对该群体有效的潜在机制。我们团队及其他人的未来研究不仅应有助于人们进一步了解 MBSR 的全部作用，而且还应深入了解"如何"及"为什么"这两个有趣的问题。

具体教学内容和体验式练习详解

我们的 MBSR 课程的第 3 周（"身心智慧与疗愈"）和第 4 周（"自主神经系统的平衡"）的教学内容在对家庭练习进行集中讨论并解决相关问题后，还描述了我们对压力的自动身体反应、情绪反应和行为反应，同时还介绍了我们如何以正念方式回应我们的体验。图 20.1 和图 20.2 说明了这两种应对模式在情绪、认知、行为和生理方面产生的短期和长期影响。此外，还让参与者还填写了一份压力症状 – 自评清单，以使他们了解压力可能影响情绪、感觉和行为的方式（见图 20.3）。

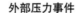

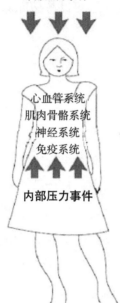

外部压力事件

心血管系统
肌肉骨骼系统
神经系统
免疫系统

内部压力事件

压力反应
下丘脑
垂体
肾上腺

急性觉醒过度
血压上升
脉搏加快

内化
压抑压力反应

失调
慢性觉醒过度
高血压
心律不齐
睡眠障碍
慢性头疼或背疼
焦虑

抗争或回避警报反应

崩溃
生理或心理筋疲力尽
失去欲望或热情
遗传素质
心脏病
癌症

物质依赖
毒品
酒精
香烟
咖啡因
食物

自伤行为
过度工作
过度活跃
暴饮暴食

适应不良的应对方式

图 20.1　对压力的反应

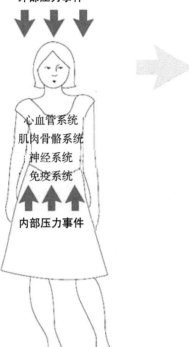

外部压力事件

内部压力事件

心血管系统
肌肉骨骼系统
神经系统
免疫系统

正念
评估想法、感受和感知到的威胁
觉知
放松

压力反应
下丘脑
垂体
肾上腺

可能有觉醒
但也能觉知到肌肉紧张、呼吸

觉知整体环境
情绪焦点策略
问题焦点策略
看见新的选择
更快地恢复心理平衡与体内平衡状态

获得安宁与心理平衡

图 20.2　对压力的回应

压力症状 – 自评清单

请检查一下在上一周你是否经历以下压力症状：

生理症状

☐ 头痛	☐ 睡眠困难	☐ 心跳加速	☐ 消化不良
☐ 头晕	☐ 坐立不安	☐ 腹痛	☐ 背痛
☐ 疲乏感	☐ 手心出汗	☐ 肩颈紧张	☐ 耳鸣

行为症状

☐ 吸烟	☐ 夜间磨牙	☐ 张扬跋扈	☐ 酒精滥用
☐ 强迫性嚼口香糖	☐ 强迫进食	☐ 批判态度	☐ 不能把事做好

情绪症状

☐ 哭泣	☐ 不能承受压力的感觉	☐ 紧张，焦虑
☐ 愤怒	☐ 无聊，对事物失去兴趣	☐ 孤独
☐ 急躁，即将爆发	☐ 没理由地难过	☐ 觉得无力改变
☐ 容易情绪低落		

认知症状

☐ 很难清楚地思考	☐ 优柔寡断	☐ 健忘	☐ 思绪不定
☐ 缺乏创造力	☐ 不断忧虑	☐ 失忆	☐ 失去幽默感

精神症状

☐ 空虚	☐ 受难的感觉	☐ 愤世嫉俗
☐ 失去意义	☐ 寻求魔法	☐ 冷漠
☐ 怀疑	☐ 失去方向	☐ 需要证明自己
☐ 不能宽恕		

其他相关症状

☐ 孤立无援	☐ 回避	☐ 缺乏亲密关系
☐ 偏执	☐ 拒绝开口	☐ 利用他人
☐ 怨恨	☐ 性欲降低	☐ 和朋友的联系减少
☐ 寂寞	☐ 唠叨	☐ 大肆挥霍
☐ 不信任感		

图 20.3　压力症状 – 自评清单

　　在第 3 周和第 4 周，指导参与者进行一系列觉察呼吸的体验式练习。这些练习与每次课必有的基本坐姿冥想和瑜伽姿势一起教授。这些练习被称为"迷你"正念练习。"迷你练习"是专注于呼吸的技术，旨在帮助参与者减轻焦虑和紧张感。"迷你练习"可随时随地进行，不会引起他人的注意。例如，在遇到交通堵塞时，在感觉不堪重负时，在等待医生时，在排队时或感到疼痛时，都可以进行"迷你练习"。指导参与者以正念方式进行缓慢的腹式呼吸，然后使用各种技术专注于呼吸模式和觉察（见图 20.4 至图 20.8 ）。

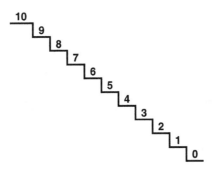

图 20.4　平衡迷你呼吸练习 – 计数法 1

（一边呼吸一边从 10 数到 0，每次吸气和呼气均算作一次呼吸，就像爬楼时数楼梯一样。第一次深呼吸时对自己说 "10"，第二次说 "9"，以此类推。）

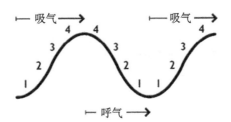

图 20.5　平衡迷你呼吸练习 – 计数法 2

（吸气时缓缓数到 4，呼气时再缓缓数回 1，重复多次。）

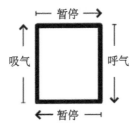

图 20.6　平衡迷你呼吸练习 – 保持法

（每次吸气后暂停几秒钟，呼气后再暂停几秒钟，这样重复几次。）

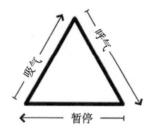

图 20.7　放松迷你呼吸练习 – 呼气后保持法

（三角式呼吸。深吸一口气，再全部呼出，暂停，即在呼气后保持一会儿。）

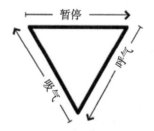

图 20.8　唤醒迷你呼吸练习 – 吸气后保持法

（倒三角式呼吸。呼气，再深吸一口气，暂停，即在吸气后保持一会儿。）

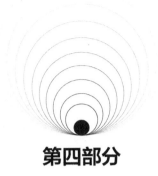

第四部分

针对特定环境与人群的正念干预

第 21 章

个体临床环境中的正念干预：咨询室内的正念

保罗·R. 富尔顿（Paul R. Fulton）

> 我想请你对心中所有未解之事保持耐心，试着去热爱这些问题，就好像它们是锁上的房间，或者用陌生语言写成的书。不要去寻找那些问题的答案，现在你找不到答案，因为你还不能接纳这些答案。我想说的是，接纳这些问题，接纳一切事物。也许在未来的某一天，甚至在不经意间，你就会找到问题的答案。
>
> ——雷纳·马利亚·里尔克（Rainer Maria Rilke），《给青年诗人的信》

　　我在十几岁时开始研究佛教和西方临床心理学，当时几乎没有可用的资源。大多数出版物都是概述性和理论性的。与许多人一样，我只能自己摸索。20 世纪 80 年代初，我与一群志同道合的人组成了一个研究小组，当时，将心理治疗与冥想相结合的想法仍然不那么受欢迎。冥想被认为是一种新时代的自助方式，充满了异域色彩，因此我们只能默默地在主流研究的边缘徘徊。

　　在整合这两个学科的早期努力中，正念的大部分影响来自治疗师自己的实践，对患者来说，它是一种不知名的、看不见的、有力但透明的背景。然而，随着正念的日益普及，患者对使用正念的接纳程度提高。在我自己的从医实践中，很多对冥想感兴趣或者已经有一定基础的人会向我寻求帮助。虽然我很少建议患者冥想，但现在如果我觉得合适，我就会向他们推荐，我不再像在临床生涯早期时那样谨小慎微了。如何向患者介绍冥想，这一问题几乎已不再是问题了。

由于最近发表的文献激增，并且其中有很多都为正念的临床疗效提供了实证支持，因此正念得到了人们的重视。年轻一代的临床医生获得优质正念指导的机会越来越多。为了方便开展正念研究，人们把从佛教实践和文献中衍生出的正念概念进行了梳理和完善。为了进行有意义的临床试验，人们对实验条件进行定义，以提炼出正念中的"有效成分"并控制无关变量。因此，大部分现有文献重点关注基于既定步骤的正念使用，并以结构化的方式应用于定义明确的人群。

在上述研究中确定的有效方法可能无法被直接转化为个体治疗方案。患者和治疗师在面对面使用这些概念和技术时会发生什么？针对这一问题，本书提供了部分答案。在本章中，我通过个案实例，从第一人称的视角讨论这一问题。我将根据自己从实践中学到的经验、从研究中获得的启示，以及近 35 年的冥想练习经验，说明正念是如何以一些相对非程式化的方式影响治疗过程的。

请注意，我在本章中对"正念"一词的使用不那么精确，它被用于指代从正念练习和学习中获得的一系列方法、观点或观察结果，而不仅仅是注意力的重新定向或心理训练。

正念在心理治疗中的应用连续谱

当我结束了为期一天的面向心理健康领域的专业人士的正念培训课程时，一位年长的精神科医生，也是我以前的同事，向我走来，他满脸困惑地问道："什么是基于正念的干预？"令我尴尬的是，我仍然不清楚答案是什么。我认为问题在于，尽管人们为得出一致的、简洁的正念定义付出了很多努力，但是由于它的适用范围很宽泛，所以定义仍然不明晰。在临床环境中，正念的概念很快就失去了精确性，因为其影响可以在各个层面上看到。对这些层面进行的描述能够像地图一样为我们提供指引，使我们在讨论正念时知道自己在说什么。

正念与心理治疗的交集可以被描述为一个连续谱，一端是"内隐"端，在这一端，治疗师进行正念练习，但患者看不见。在另一篇文章中，我也讨论过连续谱的"内隐"端，并将之描述为正念练习对治疗师的心智的改变，以及它借此对治疗所做的贡献。我认为正念可以帮助治疗师培养一些心理能力和品质，如注意力、情感容忍力、接纳、同理心、舍心、对不确定性的容忍力、对自恋倾向的洞察力，以及对幸福的可能性的看法。治疗师个人进行的正念练习将在多大程度上影响治疗结果？这一问题刚刚开始受到实证研究者的关注。

从连续谱的一端向另一端移动时，对正念的使用变得越来越明晰和外显，比如将正念的概念融入心理治疗中，或者在心理治疗中明确加入特定的正念技术。格默将该连续谱上的某些节点描述为练习正念的心理治疗师、受正念启发的心理治疗和基于正念的心理治疗。然而，该连续谱的"外显"端并不止于此，因为许多患者会进行冥想，也许是一开始为参与治疗做准备，也许是将它作为治疗的辅助措施，也许是将它当作与治疗并行的一种觉醒活动。

当然，正如以下临床个案所表明的那样，任何一个一维连续谱都无法充分描述心理治疗与正念在生活中的融合方式的多样性。本章将重点讨论在个体临床环境下正念对内隐 – 外显连续谱的不同层面的影响。

除了连续谱，我们也可以用一个维恩图描述正念和心理治疗之间的关系，两个圆圈分别代表心理治疗领域和正念领域，每个圆圈都有各自独特的目标和效果范围，两个圆圈重叠的部分就是正念导向的心理治疗（见图 21.1）。

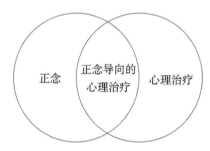

图 21.1　正念与心理治疗之间重叠的部分就是正念导向的心理治疗

然而，当治疗师是一个冥想者时，其所有的活动——无论是进行精神分析、开展正念认知疗法，还是洗衣服——都受正念的影响。这可以用包含这两个圆圈的第三个圆圈来表示（见图 21.2）。

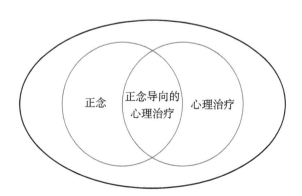

图 21.2　临床医生练习正念时的心理治疗

正念：重新定义痛苦的机会

什么是基于正念的心理治疗？人们发现这很难界定。将正念与心理治疗结合起来其实很简单，我们只需精心设计基于正念的治疗技术。例如，我们可以教授"三分钟呼吸空间"、有助于培养接纳的可视化方法，也可以设计旨在把情绪作为正念对象的技术。

但是，我们不能把正念简化为一类干预措施或一类技术，我们必须在更大的背景下理解正念。正念是一套理解系统的方法论基石，关注痛苦的本质和幸福的本质。随着时间的推移和实践的发展，我们自己会变成那套理解系统。如果全心全意地去实践，正念会与我们所做的一切（包括临床工作）密不可分。正念表现为一种注意的品质、一种持有体验的方式、一种对道德行为的承诺，以及对要走的道路的理解。所有正念应用方法的共同点是（引导患者）转向体验（面向体验），而共同治疗因素是与体验的关系的改变。

正念的一个主要贡献是其对痛苦及解脱的本质的表述，它与传统临床术语描述痛苦的方式不同。在医学模型中，痛苦被视为潜在的疾病、发育的停止、心理创伤，或者在思想、感知或行为方面习得的错误。相应的治疗方法通常是确定并治疗潜在的疾病，以此减轻痛苦症状。而正念所依据的佛教观点认为，痛苦是不可避免的，痛苦之所以出现是由于我们错误地按照我们的喜好操纵我们的体验。也就是说，在大大小小的行动中，我们一直在努力抓住令人愉快的东西，摆脱令人不愉快的东西。用佛教术语说，这就是执取（grasping）。由于大多数经验都带有效价色彩，因此进行控制的努力几乎是永无休止的。从这一点来讲，痛苦是普遍的，其运作方式是相同的，无论是哪种假定的潜在疾病，无论我们对怎样的特定条件做出反应。它可能表现为明显的痛苦，也可能极其微妙地表现为不安或不满，甚至在很富足的时候。执取也表现与我们的想法和心智建构相认同的倾向，我们赋予其超出实际的真实性和持久性。当我们执着于那些变化无常的东西时，痛苦就会产生。将痛苦理解为源自我们为控制或掌握而做的努力，为我们从根本上重新定义患者的痛苦提供了机会。

正念及其对心理治疗的影响

当患者来看病时，对于症结在哪儿，以及必须改变什么、丢弃什么、获得什么才能解除痛苦，患者不可避免地会有自己的假设，在许多情况下甚至是坚定的信念。通常，这种构想本身就是障碍。莉迪亚的案例可以说明这一点。

莉迪亚自己也曾是一名治疗师，她这次来这里接受治疗是因为之前给她治疗了10 年的治疗师搬走了。最近她选择了离婚，现在她正在自己选择的领域努力重建自己的生活和事业。多年来，她一直担心自己会孤独终老，会被排斥、被孤立，这使她感到困惑。她认定自己出了问题，并认为自己的命运就是最好的证据。她之前的治疗侧重于发现和修复问题。她用情绪化的口吻进行的严苛的自我询问，就像自己身处宗教家庭一样，这使她仍然很容易陷入自我怀疑和绝望的恶性循环。我问她是否确定自己出了什么问题，她说她还不确定。她以前的治疗尚未触及最深处。我问她真正想要的是什么，她对此很清楚，她希望自己更快乐。我问她在试图分析自己的问题时她有哪些感受，她说感觉非常糟糕。鉴于她渴望得到快乐，而这种询问让她感到很痛苦，我问她是否考虑过不再自我询问。莉迪亚吓了一跳。毕竟，聚焦于问题是她能想出的唯一方法，而且她（毫无根据地）认为，这最终将是她的救命稻草。我向她提出了建议——鉴于她迄今为止的经历，当她下次再发现自己陷入这种漩涡时，她要留意自己的感觉，如果感觉很糟，就尽可能停下来，转移自己的注意力，然后看看这样做之后感觉如何。她被这个主意吓坏了。接下来的几次会谈旨在了解她的怀疑的本质。有些怀疑来源于她早年在分析性心理治疗方面接受的专业训练。莉迪亚承认她的努力可能适得其反，她会考虑换一种方法。而我的上述建议成为我们共同的工作方案。当她开始沿着那条陡峭且令她痛苦的斜坡下滑时，她能够注意到并阻止自己下滑。我们共同开始把这个方法应用于她生活的其他方面。她开始变得更善于快速识别自己的心理习惯，并会就下一步怎么办做出抉择。例如，当她发现自己在抱怨不得不将一堆文件进行归档时，她注意到自己的烦躁情绪，自发地认识到引发痛苦的原因不是归档本身，而是她的想法。她仍然会进行自我反省，但是她试图反省的内容从寻找缺陷转移到了思考当前心理活动对其幸福感的影响。转移注意力是否意味着放弃寻求真相？这一问题现在变得无关紧要。她解放了自己，这是一个很大的收获。这种心理重构涉及几个要素，它们应归功于正念。首先，医学模型固有的特点是处理疾病的方法或是修复或是消除，而正念提供了另一种选择。正念不注重分析或解释痛苦的内在含义，而是把重点转移到务实的调查上，即以真正开放的心态判断什么会带来解脱、什么会带来更多的苦难。在此过程中，莉迪亚把注意力转移到了她当下的体验上，而不是把精力投入到对熟悉故事的无效复述上。

这涉及另一个应归功于正念的要素，即我们所做的会得到有效的练习和加强，就像钢琴家的技能通过排练得到磨炼一样。而我们停止做的会逐渐被削弱，甚至最终可能消失。当我们向患者指出他们所做的（无论是想法、言语还是行动）正在得到练习和加强时，这为评估这些行为对其幸福感的影响提供了新的依据。

安德鲁的例子很好地说明了这一点。安德鲁是个非常有爱心的人，他对自己容易不耐烦或愤怒感到担忧，他认为这是失败和道德缺陷的表现。每次愤怒时，他既会遭受愤怒本身带来的痛苦，又会遭受失去控制引发的自我判断的折磨。即使他认为自己的愤怒是有道理的，他仍因无法改变自己的反应而感到沮丧和无助，感到无法从这些愤怒事件中摆脱出来。我问他在回顾这些情节时是感到宽慰，还是会感到愤怒和耻辱感在持续，安德鲁说他感到更糟糕。我对他说，反复回顾就等于在练习，这会强化与愤怒和自我判断相关的路径，我还与他分享了这背后的一些神经生理学证据（正好他有与此相关的科学知识的背景）。我向他指出，反复纠结于愤怒事件和自己的反应就等于在不停地排练。我告诉他每一个与愤怒相关的情节都提供了一个以不同方式与自己的愤怒联系的机会，即一次进行新的练习的机会。安德鲁明白了这一点，他的心情马上好了起来。我建议他在做出反应之前，先练习将注意力集中到愤怒的主观心理体验和生理体验上。这样，他逐渐成为一名学习自己体验的学生，一个训练有素的观察者，他知道了愤怒在当时是如何被触发的。在此过程中，他学会了更多的反应方式。对练习的强调使他的愤怒不再被归到道德范畴（那样做只会让他感觉更加羞耻），并使它在愤怒出现时得到重塑。这是他做的一件事，而不是他的性格有缺陷的证据，也不是关于他是"什么样的人"的陈述。

当然，练习和学习的作用并不是正念所独有的。正念对这种常识性观察的贡献更多是可以用简单的方法进行培养的心理品质。我们通常认为相对固定的类特质属性，如慷慨、慈悲、愤怒、焦躁，甚至对我们的反应的感兴趣程度，都是在职培训的合理主题。我们往往认为自己是相对静止的，倾向于用僵化的、苛刻的方式定义自我。正念观察可以消除这一倾向，让我们以切实可行的方式努力成为我们想成为的样子。在实践中，关注"一个人做了什么"比关注"一个人是什么样"更可行。我们通常会对自己形成并持有某种固定观念，学会抑制这一倾向会给我们带来自由，这是我们以正念方式对我们的心理活动进行细致入微的理解的一个益处。

我们的患者的心理习惯通常是严苛的，是具有自我惩罚性的，莉迪亚和安德鲁都是如此。当莉迪亚熟练地进行自我分析时，当安德鲁陷入熟悉的罪恶感时，我让他们注意自己的心理特征。他们都感到不愉快，无论他们感觉这些活动对健康多么有益。当我指出，尽管他们的意图是好的，但这些习惯显然是有害的，两个人就都明白了。他们有权以慈悲的眼光审视自己的行为，这是给予或拒绝自我照护的一种形式。围绕着"仁慈且有益于幸福"这一轴心（而不是围绕健康或道德维度）重构自己的心理习惯，为他们提供了更多进行探索的自由。在遇到困难时，每个人对自己的态度有何不同？在实践中（而不是在抽象的理想中）带着慈悲心对自己和他人构筑行为既是正念的方法，也是正念的结果。

请注意，我们在上文中引用的例子中都没有教授冥想或正规的心理训练，也没有向患者提及正念。这些"干预"是基于治疗师的理解和个人经验，治疗师运用通俗的语言传达给患者。正念的作用也不一定是为关注当下而远离过去。卡罗尔的案例能说明这一点。

卡罗尔是一位经验丰富的冥想者，但在治疗方面还是个新手，她没有把情感生活方面的困惑告诉朋友，也没有告诉她那位善良但不善解人意的丈夫。没有人知道她在过去50年的大部分时间里遭受了什么样的情感折磨。卡罗尔的母亲是一个冷漠的妈妈，对婴儿或儿童完全不感兴趣，她对她很有天赋的女儿为让他人看到自己和接纳自己而做出的努力未做出任何反应。卡罗尔最不想让母亲失望，但她还是不可避免地失败了，因为她的母亲只想成为众人关注的焦点、聚会的中心。她的父亲很爱她，但也不容许卡罗尔表达任何不同意见，否则就会大发雷霆。她觉得自己好像不存在一样，她会在床上猛烈地摇晃身体，一遍一遍地喊"我确实存在"。尽管她在学术方面很有天赋，后来在事业上取得了成功，但无论是她本人还是她取得的成就都没得到父母的认可和鼓励。她感觉自己好像是个冒充者，并且学会了将自己藏在很有能力的外表之下以掩盖那种深深的反常感。她获得了博士学位，但是每一步都是一个巨大的挑战，因为她感到自己缺乏创作原创学术著作所需的自我主张权。这看起来不过是对自我能力进行自然表达，但对她来说却需要付出艰辛的努力去克服相应的内在阻力，就好像她一只脚踩着油门，另一只脚却踩着刹车。卡罗尔从事的是一项帮助别人的职业，尽管她善于社交，但是与人相处让她倍感焦虑和疲惫。在一段时间内，她避免与人进行不必要的接触。

卡罗尔选择我做她的治疗师是因为她知道我对冥想感兴趣，尽管我们很少讨论（也从未在工作中使用过）冥想或正念。但是，她的冥想经历对治疗至关重要。她已具备一定的忍受艰难情感经历的能力，这让她能够忍受治疗的头几个月。说出她之前否认的且从未说出的那些话使她感到恐惧和羞愧，这让她浑身颤抖、泪流满面，在我们的会面结束后，她不得不在车里坐很长时间。她害怕会面，但也感到宽慰，这让她感到惊讶。我们一起学习调整治疗节奏，使其易于管理。她的勇气给我留下了深刻的印象。

卡罗尔的情况与莉迪亚不同。莉迪亚需要人帮她把注意力从个人经历调查上转移开，这是她之前参与的治疗的特点。而卡罗尔需要接受自己的过往，以便能够进入并重新拥有自己的故事，她这是在给予自身真实的经历应有的尊重，之前她曾经试图否认自己的经历。否认不愉快的经历是传统治疗的做法，尽管有些冒险。有一次我问卡罗尔是否觉得自己的经历具有真实性。她思考了一会儿说，她感觉自己在静默冥想中遇到的直接呼吸体验是真实的。虽然佛教冥想通常被描述为试图阐明自我的虚幻本质，但在冥想中卡罗尔找到了定位自我、通向自我的方式。她熟悉佛教的"无我"学说，但她明确地说："不是这样的。"我和她都知道她需要栖息的自我与佛教心理学描述的虚幻自我是不同的，我们也知道这两种活动都是真实有效的。

卡罗尔的人生旅途充满危险，我深信，要不是多年的冥想练习培养的勇气和毅力，她肯定无法承受。冥想练习使她对自己变得更加真实，这抵消了她的不真实感。冥想的这种贡献永远不能被简化为一套技术、一套方案或一种观点。冥想也不是心理治疗的替代品。在冥想中，她熟练地找到了一种自我照护的方式和一种在情感生活中生存的源泉。虽然正念不是一项被明确应用于治疗的技术，但作为她个人背景的一部分，正念是其治疗过程和生活中必不可少的组成部分。

明晰化

有些基于正念的治疗方法及其基本原则更接近连续谱的明晰（"外显"）端。我经常与患者分享一些直接或间接来源于佛教传说的建议，这取得了良好的效果。

伦纳德是一家大型家具公司的区域销售副总裁，他对在公司总部进行的半年度销售情况汇报感到恐惧，因此总会准备过量的幻灯片和讲稿。我向他推荐了 MBSR 课程，他从中获益良多，但是对这些会议的恐惧仍使他彻夜难眠。我对他讲了一位禅宗大师的训诫，总共就六个字："人生转瞬即逝。"从年度销售会议回来后，伦纳德兴高采烈地告诉我，他带去的唯一讲稿就是他在便笺簿上写下的这六个大字。伦纳德对报告内容了如指掌，可奇怪的是，他准备的大量讲稿只会加重他的焦虑感。这几个字提醒了他销售汇报在他的人生中应占据的位置，这对他来说是一种解脱，他做了有史以来最好的一次销售报告。对人生转瞬即逝的思考没有加重他的焦虑，而是减少了销售业绩给他个人带来的恐惧感。他能从更广阔的视角看待这件事。

安德鲁经常不知道什么时候纠正下属比较合适，也不知道如何区分他是在巧妙地行事，还是在带着怒气说话。

我向他建议，在面对这种不确定性时，可以使用我直接从佛陀语录中选取的三个问题。第一个问题是"我想说的是真的吗"，如果它们不是真的，那就不要说。如果它们是真的，可以问第二个问题"说这些是否有益"，如果想说的话既是真实的又是有益的，就可以问第三个问题"说这些话的时间、地点是否合适"。向自己提出这些实际问题除了促使人们花时间进行反思（这有助于抑制冲动反应），还提供了一种（说话）不伤害他人的方法，从而避免愤怒和攻击性加剧。

佛教中的巧妙处理情绪的方法不同于"精神发泄""摆脱"或"宣泄"这些临床概念。愤怒或敌意被视为有害的，无论是针对他人，还是（通过评判和自我拒绝）针对自己。在正念状态下充分了解困难情绪固然重要，但在言语或行动中表达困难情绪时要格外小心，以免激发愤怒。这种对当下困难情绪的充分觉察与言语或行为约束之间的微妙平衡是佛教心理学中的一种成熟的练习。

玛格丽特曾是一名教师，但现在因童年受虐经历的累积负面效应而失能。她曾一再要求邻居不要在自家小院里遛狗。一天，她听到附近有消防车的警鸣声，当她走到院子里时，却发现身边到处是狗粪。她被激怒了，于是她把狗粪涂抹在了邻居家的门廊、大门和户外的儿童玩具上。然后，她被自己的所作所为吓坏了，于是打电话给诊所挂了急诊，而我当时在诊所替她休假的治疗师值班。她"表达"愤怒的方式使她震惊不已，她吓坏了。在会面过程中，我问她，尽管现在极其愤怒，她是否曾对哪个人亲切友善。她发现自己对一位卧病在床的年迈的邻居比较友善。我建议她考虑为这位邻居做点什么。我们约了第二天再会面。再次来到诊所后，玛格丽特告诉我，她给那位年迈的邻居送去了冰淇淋，在此过程中，她打破了自己的愤怒魔咒。她问我："你是怎么知道的？"后来，她与养狗的那位邻居就彼此的所作所为进行了沟通，并以一种友好的方式消除了隔阂，在极度恐惧中这是根本不可能完成的。

据说佛陀曾说过，恨绝不能止恨，唯有慈爱方能止恨。这不仅是一个崇高的口号，更是一种对待困难情绪的实用方法，困难情绪不应被隔离在文学中供人远观。这是一种对待内在体验的实用方法，有助于培养内在和外在平和。在言语或行为中抵制针对自己或他人的源自愤怒的行动就是慈悲的做法，它与逃避、孤立或压制的做法不同。就像佛陀提供的大多数修行方法一样，仿佛都鼓励人们去看它是否能给自己带来精神上的安宁。

在以上案例中，治疗师都邀请患者把注意力转向自己的体验本身，如其所是地完全接纳它，这样做并不是因为他们喜欢或不喜欢它，而是因为它是"真实"的存在。这样做传达的一个微妙的暗示是，我们不需要被治愈、被修理或者被去除什么东西，这些不是康复的前提。减轻痛苦可能不容易实现，但这比治愈更容易实现。当痛苦不再被视为失败、缺点或疾病的证据时，痛苦可能会变成拥抱更多生活的机会。这种惊人的重构指出了痛苦逐渐变得不再那么令人痛苦的方式。

结语

这几个案例中的治疗方法没有照搬治疗手册中的干预措施，但它们本质上并不深奥也不神秘，它们来自对人类痛苦的普遍的潜在动力的理解。书籍可以提供宝贵的指导，但是作为治疗师，当我们以自身体验测试其效用时，开展正念干预的方法和定义自然就会出现。我们对自己思想的特殊规律进行的持续研究是创造性发现的源泉，正念对治疗的潜在贡献数不胜数，在我们与患者接触的每一个瞬间，正念都可能会产生新的作用。当我们逐渐明白自己是如何陷入困境的，以及如何才能停止这种伤害性活动时，我们也能明白其他人是如何陷入痛苦的循环的，尽管他们内心渴望得到解脱。当我们对这条道路有了体验式的理解时，无论对正念的使用是心照不宣式的，还是将它作为我们与患者之间的治疗协议的明确组成部分，我们都将更有能力为患者走向健康提供指导。到那时，我们作为治疗师所做的所有工作都会成为基于正念的干预。

第 22 章

面向儿童的正念：处理困难情绪

特鲁迪·A. 古德曼（Trudy A. Goodman）
苏珊·凯瑟·格陵兰（Susan Kaiser Greenland）

> 只有善良是有意义的，只有善良能够系住你的鞋子……只有善良，从茫茫人海中抬起头，说它就是你一直找寻的，然后它像影子或朋友一样跟随你到每一个地方。
>
> ——娜奥米·希哈卜·奈（Naomi Shehab Nye）

在佛教心理学中，困难情绪被定义为进驻心灵的力量。如果把你的心灵想象成盆里的水，那么情绪就是风。当风吹过时，水面泛起涟漪，而下面静止不动的水是看不见的。如果你凝视水面，你的倒影会因涟漪而变得模糊。破坏性情绪会让你很难看清水面，它们会引发波动，你也许会在随后的波动中感到失落和困惑。正念练习帮助你看清并平复情绪波动，让你的心灵清晰地倒映在水面上。这是我们和儿童谈论他们的感受的一种方法。

在本章中我们讨论正念如何帮助儿童理解他们情绪上的痛苦。我们提供了一种叫作"紧急刹车"的方法帮助儿童放松对困难情绪的控制，以更加正念的方式应对这些情绪。我们之所以选择"紧急刹车"作为该方法的名称，是因为在面对困难情绪时，儿童和他们的导师（治疗师、教师、父母，以及其他相关人员）常常想要逃跑。"紧急刹车"是一种用正念解决痛苦情绪或体验的渐进式方法：停下或减速；让身体平静下来；记得同时观察你的内部和外部正在发生什么；带着善意和慈悲心采取正念行动。

本章是由两位观点不同的作者合作撰写的。特鲁迪·A.古德曼于 1995 年与他人共同创建了冥想与心理疗法研究所（Institute for Meditation and Psychotherapy），并于 2002 年创建了 InsightLA，它是一个致力于正念教学的非营利性组织。特鲁迪有 25 年的心理治疗师工作经验，曾在各种各样的治疗环境和家庭正念项目中对儿童进行正念教学。苏珊·凯瑟·格陵兰于 2000 年与他人共同创建了 InnerKids，它为从学前班到高中的孩子开设正念课程。她与多名教育者和治疗师合作，对传统的正念练习进行改编以适应儿童或青少年的发育水平和非宗教环境。我们希望，本文能够通过汇集来自正念、心理治疗和课堂经验的见解为有关儿童正念觉察的新兴知识体系做出贡献。

正念与儿童

正念的传统目标兼具实用性和治疗性。通过在体验发生的瞬间对其进行清晰而敏锐的观察，个体可以使心灵从情绪的折磨中解脱出来。这个过程本身可以训练注意力、促进情绪平衡、培养慈悲心。正念非常适合儿童，因为它具有体验性，而且还可以很有趣——练习正念就像在做实验一样。我们可以邀请孩子们"过来看看，亲自尝试一下"。

有研究者指出，"以正念为导向的儿童疗法（或教育）的独特之处在于，它既增强了儿童也增强了治疗师自己一次又一次地回到当下的能力和以开放的心态、非评判的态度专注于自身体验的能力。"与儿童一起练习正念的目的是，通过各种与其发育水平相适应的方式发展和增强他们"带着好奇心和仁爱关注其内部体验及外部体验"的能力。这一过程使儿童逐渐能够进行温和的内省，能够在当下仔细观察生活体验。最终，他们学会客观地看待：（1）内部过程，即他们倾向于如何行动及如何做出反应；（2）外部互动，即他们如何与他人互动，包括设定界限和管理冲突；（3）自己、他人与环境之间的联系。苏珊所教的一名五年级学生艾略特的来信说明了这一过程。

> 我很容易发火，正念帮助我冷静下来。在测试时，我对有些问题感到恼火，不再专心。专注于呼吸让我回到正轨。我把猴子赶走了（猴子指"猴子思维"，即思维和情绪在脑海中摇摆不定，就像丛林中的猴子在树与树之间跳来跳去一样）。

通过正念练习，艾略特观察到他的内部过程（容易发火）和外部干扰（不能专注于测试），然后在内部体验、外部体验和正念之间建立了联系（对呼吸的觉察帮助他冷静下来，重新集中注意力）。

"公正的旁观者"视角

对正念一词，不同的人有不同的理解。但是在佛教中，正念（或全然专注）出现在最初的感知中，它是在概念性思维接手之前的短暂的开放性觉察。莎拉·杜林（Sarah Doering）说过："正念是心灵的观察力，是觉察的积极方面。正念出现于非语言、前语言性的一瞬间，那是一种不加思考的清晰的观察。在这一瞬间，观察对象尚未被分离出来，它仍是生活过程中的一部分。"这就是正念境界。所有正在发生的一切都被准确地反映出来，就像被映在一面清晰的镜子中一样。正念就是不带强烈感情、不带偏见地反映当下的一切。

注意力的品质是正念的基础，它与执行功能（控制并有目的地运用自己的心理技能的能力）有重叠的部分。正念能增强执行功能，而执行功能也能增强正念水平。几项试点研究在青少年和 4 岁儿童中证实了这一点。加利福尼亚大学洛杉矶分校的正念认知研究中心（Mindful Awareness Research Center）最近完成了两个试点项目，研究正念对青少年和学龄前儿童的注意力的影响。在注意缺陷 / 多动障碍（ADHD）青少年中进行的一项小型试点研究发现，参与者在选择性执行功能测试（具体来说，它是一种测量抑制或冲突注意的测试）中的成绩有所提高，自我报告的 ADHD 症状有所减轻。在加利福尼亚大学洛杉矶分校幼儿保育中心进行的一项较大规模的随机对照研究中，数据显示，学龄前儿童参加苏珊创办的 InnerKids 正念项目可以使其执行功能得到改善，尤其是工作记忆、计划与组织能力、整体执行功能，以及新出现的元认知。尽管这些还只是初步研究，但这些结果令人鼓舞。

然而，稳健的执行功能本身并不是正念。注意力品质或个体的视角至关重要。在给孩子们讲授时，苏珊把这种心态描述为好奇心和善良。杰夫瑞·施瓦兹（Jeffrey Schwartz）博士用了一个更为正式的术语——"公正的旁观者"——描述这一态度，它是"你的大脑中能意识到'我'（观察者）与'我的大脑'（想法或感觉）之间的差异的那个部位"。在与儿童一起练习正念时，苏珊将这种视角称为善良、公正的旁观者。这种视角可以帮助儿童对识别情绪（"我很生气"）和观察情绪（"我知道这种愤怒的感觉"）进行区分。通过明确区分识别和观察，儿童开始理解某种情绪不一定是对他们自己的反映，它只是反映了他们当下对正在发生的事情的感觉。从一个善良、公正的旁观者的角度看待情绪并不意味着让儿童从其体验中走出来或游离于体验之外。相反，这种方法帮助儿童建立对自己能力的信心，使他们看到自己能够完全置身于自己的体验中，同时观察它到底是什么，并尽可能清晰、完整地看到它。

处于恐惧或压倒性情绪中的孩子经常无暇顾及手头的任务。苏珊的一个学生萨拉就是一个例子。苏珊的课程是这样开展的。

在正念课上，我们使用非宗教的、适合儿童年龄的练习和游戏，以提高儿童对内部体验（想法、情绪和身体感觉）、外部体验（其他人的想法、情绪和身体感觉）及未融合在一起的两者的觉察。该课程为期 8~12 周，每周一次课，每次课包含三个标准环节：第一个环节和最后一个环节包含内省练习，中间环节包含促进学生每周学习目标达成的活动和游戏。该课程旨在使儿童逐渐接受时间越来越长的内省练习。这是通过逐渐延长第一个环节（包括短暂的坐姿内省）和第三个环节（包括躺着进行的改编版身体扫描或注意力练习）的练习时间来实现的。随着第一个环节和第三个环节时间的增加，包含更侧重目标导向练习的第二个环节的时间相应地缩短。这种动态的课程结构使得学生进行内省练习的时间能够逐渐地、有组织地增加。

最近，苏珊在一所公立学校开设了 InnerKids 正念觉察课程，该学校位于一个为遭受家庭暴力的母亲和儿童设立的安置所内。萨拉是正念觉察班上的一名 10 岁的学生。

萨拉安静又好学，总是积极地参加课堂讨论、正念活动和游戏。萨拉在安置所中是个领导者，经常在操场上和家里帮助年龄比她小的学生和孩子。很难想象她是极端身体虐待和性虐待的受害者。

萨拉无法参加正念课程的第一个环节，因为她太害怕了，她无法在其他人在场的情况下躺在地板上。她对在公众面前躺下充满恐惧，这是可以理解的，这种恐惧使她失去了勇气，她无法专注于其他任何事情。在这里，萨拉的经历并不罕见，这清楚地表明，痛苦情绪甚至会妨碍最基本的活动。

与萨拉合作的第一个挑战是帮助她识别自己的恐惧及从善良、公正的旁观者的角度看待恐惧，即便只是短暂的瞬间。在数周的时间里，苏珊将正念"紧急刹车"融入她对萨拉的教导中。首先，苏珊鼓励萨拉在恐惧发生时停止自己正在做的一切，然后只是对恐惧进行观察。苏珊没有要求她躺下或进行另一个不那么令她恐惧的内省练习。对萨拉来说，能够建立起这种联系，即认识到她的恐惧是由躺在教室的地板上引发的，就足够了。

最终，萨拉建立起了这种联系，并能够通过呼吸觉察练习使自己的身心平静下来。一旦感到平静一些，她便会记起每次课上躺下进行内省时，她都会产生这些情绪。在为期 12 周的课程结束时，萨拉能够以正念的方式行动了——通过理解自己的感受，她带着慈悲心，小心翼翼地与其他同学一起躺下。在进行身体扫描时，萨拉始终无法闭上眼睛，也无法放松身体。但是她克服了恐惧，与同伴一起躺在地板上。萨拉通过练习正念和慈悲心找到了这样做的勇气。

萨拉的案例说明，在与患有创伤后应激障碍的儿童相处时，有一点需要特别注意：必须认真考虑是否使用情绪泛滥，尤其在教室里。导师必须善于识别情绪泛滥即将出现的信号。在临床环境下，安全性和灵活性也非常重要。当注意力因创伤性记忆和强烈的情绪而变得不稳定时，导师要为孩子提供支持，帮助孩子把注意力从对内在感觉的觉察转向对外部世界的觉察。

将情绪视作访客

对儿童来说，困难情绪有时强烈且真切，对年幼的儿童尤其如此，此时他们尚处于具体形象思维阶段。儿童可能会陷入痛苦的情绪状态，因为他们认为痛苦情绪是永恒的，是他们本身固有的一个方面。儿童常常被一种感觉困扰，以至于立即采取行动，他们无法想象可能还有更客观的观点。佛教的教义说，万事皆无常，它的意思是一切事物都会改变，没有一个事物会保持不变。这一教义对儿童尤其有帮助，当导师把它具象化时，儿童很容易识别并理解这一概念。对无常有着深刻理解的导师能够从内到外向儿童示范如何把情绪作为无常状态与之联系。通过练习正念，儿童和他们的导师可以一起看到，在不断流动、不断变化的溪流中，情绪如何伴随着每一时刻的体验而出现。通过与一位从无常视角看待事物的导师建立的关系，儿童能够学会把困难情绪作为短暂的情境性事物来体验，而不是作为其本身固有的永久状态。

在佛教心理学中，对情绪的一种描述是：它是暂时的或偶然的心灵访客。情绪被认为是健康的（通向明智的行动和幸福）或不健康的（导致不明智的情绪表达，随之带来痛苦）。我们承认这种对待情绪的观点过于简单，因此建议只把它作为一种应对复杂情感过程的实用性治疗方法应用于那些把情绪拟人化后更容易清晰地观察心理痛苦的儿童。

如果让儿童独自应对，或者导师因不知如何提供帮助而感到畏惧或愤怒，那么伴随着社交生活中不可避免的痛苦而出现的负面情绪就会被放大并对儿童造成伤害。在这种情况下，儿童和导师自然会尽量避免这些负面情绪（即"紧急刹车"），这样就赋予他们一种他们本不具备的权力。从"紧急刹车"的角度来看，情绪是正面还是负面的都没有关系，我们以相同的正念方式对待它们，只把它们当作心灵的整合性的、动态的活动，即生命的表达。但是，当情绪失调时，它们就会使人们对心智及其对象的觉察变得模糊不清。

将困难情绪及其造成的问题比喻成访客（虽然这些访客不受欢迎），可以使儿童和他们的导师通过以下方式思考心境和情绪的许多方面及改变它们的可能性。

- 情绪是短暂的，就像访客一样来了又走了。正念导师的作用就是帮助儿童缓缓地进入体验，帮助他们识别自己的情绪并阻止自己把情绪表现出来，同时观察情绪是如何变化的。这一点非常重要。

- 通过在导师的陪伴下尝试有目的地注意，儿童可能会发现，他们可以控制自己对情绪的反应。虽然儿童无法选择自己的感受，但是在导师的指导和支持下，他们可以学习并练习新的应对方式。

- 我们可以选择如何招待"访客"；儿童可能无法阻止"访客"的到来，但是在他人的帮助下，他们可以选择是否邀请它们留下。这可能会开辟新的可能性。儿童可以和导师一起反思：他们愿意和这个特殊客人待多久——打一场比赛的时间？一次彻夜狂欢的时间？他们会让它进来掌控一切、引发问题，甚至是阻碍自己的成长吗？

- 注意未被不受欢迎的"访客"打扰的时间。在这种时候他们能够放松地做自己。儿童可以与其导师确认这些时间，甚至是一起为此庆祝。这些似乎什么都没有发生的时刻可以成为安静地用非语言方式共享注意和联系的机会。

上面提到的"安静的非语言共享"是教授正念的一个重要方法，在使用该方法时导师不必说一个字。通过保持专注、安静的临在，导师可以具身化正念，并示范如何在现实生活中使用"紧急刹车"。将正念具身化也可能是帮助导师与孩子保持协调的有效的方法。丹·西格尔（Dan Siegel）指出："随着这种联系的发展，我们开始对彼此的状态产生共鸣，并因我们之间的联系而发生变化。协调可以说是治疗性改变的核心。"协调表现为在导师看来儿童感觉到安全、舒适和安心。通过陪伴儿童，通过待在儿童身边看着他所有的"访客"来来往往，导师在儿童潜在的、与生俱来的清晰思维与智慧中将信任具身化。随着对导师的信任加深，儿童能更好地整合导师的积极观点，并将之内化为自己的观点。

在下面的案例中，特鲁迪在她对一个男孩挑衅行为的回应中亲身示范了正念。

泽维尔是一个 7 岁的小男孩，因与老师作对并在学校打架而接受心理治疗。泽维尔是一个完美主义者，一旦出一点小错，他就会生气地毁掉他的作品。他来治疗时手里拿着他的课后零食：一大盒果味麦圈。他很聪明，看起来很友好，也很顽皮。但是当他不能随心所欲时，他立即就崩溃了。他变得怒不可遏，表达出对自我的强烈不满。不出意外的话，泽维尔的行为接下来就会失去控制，把麦圈扔得满屋子都是。当这种情况第一次发生时，他和特鲁迪都惊呆了，他们看着地毯上五颜六色的麦圈。泽维尔明显对自己在扔麦圈的行为中所表现出的攻击性感到害怕。他的态度变得充满敌意，他故意激怒特鲁迪。

看着满地五颜六色的果味麦圈，特鲁迪突然明白了为什么这个家教严格的小男孩非得把他的宝贝零食扔得到处都是。泽维尔是独生子，在他生活的环境中，他的每一个错误都会被发现，他每一次犯错都会受到惩罚。突然间，特鲁迪觉得很滑稽——办公室一团糟，可是当麦圈四处飞的时候，这变成了一个"紧急刹车"练习；他们停下来，在事情发生时看着它发生，然后平静下来，记起这一团糟不是什么大事。完成这前三步后，当他们带着一种友善的态度把麦圈打扫干净时，泽维尔在以正念的方式行动，同时他们理解了泽维尔为何如此行事。

特鲁迪的正念和友善的态度使泽维尔感到足够安全，他甚至可以谈论他在"不听话"时挨的打。学校顾问找人帮助泽维尔的妈妈，又为泽维尔找了一个治疗团体，在那里他可以改善与同龄人的关系，发展自我调节行为。这个例子说明，导师的慈悲心、正念和幽默使一个害怕又愤怒的小男孩说出了自己的真心话。

我们知道，为了保证儿童及其同伴的安全，为他们设置一些限制很有必要。通过把正念具身化，导师既可以确立规则，也可以传递对某个儿童的共情，接纳他原本的样子，而无须纠正他、拯救他或改变他。导师可以和儿童一起使用"紧急刹车"，帮助他们建立自我慈悲和理解的能力。

由于儿童深深根植于家庭系统，所以儿童在正念治疗中获益多少在很大程度与父母的参与度有关，这一点并不难理解。父母对自己的内心生活及孩子的内心生活的反思能力也可能是孩子对父母的依恋安全感的重要预测指标。因此，要从系统的角度看待对儿童应用正念这一问题。如果有可能，治疗师从一开始就应当要求父母参与进来。遵照这一原则，目前在加利福尼亚大学旧金山分校进行的一项有关儿童肥胖的实验研究邀请了成人看护者（无论他们自己超重与否）参与。试点干预措施将正念饮食觉知训练（MB-EAT）扩展至儿童及其父母。该研究使用了针对该人群进行改编的 MB-EAT 和 InnerKids 项目，并有意地选择了根植于家庭单元的前青春期儿童。该研究的首席研究员米歇尔·梅特鲁斯 - 斯奈德（Michele Meitrus-Snyder）从有限的试点经验中得出的结论是，从共同正念体验中收获的相互理解能够促进父母与儿童之间关系的改善。

尽管"紧急刹车"运用起来很简单，而且对全家人适用，但是要把这种稳定且温和的存在方式具身化并不容易。佛教冥想导师、心理学家杰克·科恩菲尔德（Jack Kornfield）说过，"正念练习的一个重要部分是我们应通过想法、感受和行为将正念具身化，并为此负责。"对你自己的正念负责，学会以身作则，是向儿童传递慈悲正念技能最有效的方法。

如果你还没有开始练习正念，我们建议你慢慢地尝试，让自己切身体验一下正念的感觉。最早对正念的临床应用进行教学和研究的卡巴金博士说：

> 首先，对于感受到身体发生微妙变化的感觉（在日常生活中它们经常被忽视），我们开始接受了。我们觉察到自己的物理位置和身体动作，进而将心智和身体同时带到同一个地方。令人惊讶的是，心智很少与身体在一起，在此时此地，它常常在其他地方思考其他事物。通过把正念真正地具身化，我们就能打开所有的感官，观察到直接的感官体验，"感受"触觉、声音、气味、视觉等非语言世界。

这些增强感官觉察的技术通过实际的觉察强化正念技能。如前所述，正念既是练习的方式，也是练习的目的。正念练习本身最能增强正念！对于那些不熟悉这一原理的人，我们列出了一些指导原则。

- 要认识到正念学习也存在学习曲线。正念能力的培养需要练习，洞察力和慈悲不是通过强迫就能获得的体验。
- 你的可信度来自你通过耐心地、一次又一次地练习正念而切身感受到的清晰感和温和感。
- 随着你不断进行正念冥想练习，你对自己正在治疗的儿童的洞察力会自发地出现。你会发现你的直觉变得更加敏锐，而且你也更愿意相信它。
- 你越是熟悉这一过程，就越能以适当的方式创造性地将其介绍给你正在治疗的孩子。
- 向在该领域做过开拓性工作的其他人学习尽可能多的知识。

在心理治疗中使用"紧急刹车"

一个叫马努吉的 12 岁女孩时常遭受焦虑和痛苦的折磨。三年前，马努吉的父亲出狱后没多久，他们全家移民到了美国。她的父亲是一名政治犯，马努吉正在上学的时候，有一天她被人拿枪指着头从家中带走了。在接受特鲁迪的治疗前不久，她去探望住在中东的表亲，在这期间当地爆发了战争。这使马努吉感受到强烈的恐惧。

马努吉哭着告诉特鲁迪，她不敢入睡，因为床上可能会有蜘蛛；她不敢和朋友一起吃午饭，因为玉米饼可能有毒；她不能在外面吃饭，因为会有昆虫掉进食物里。蔬菜沙拉会让她想起一种有毒的植物，一种人一旦触碰就会死亡的植物。在她看来，就连母亲为她准备的食物也有可能是变质的。她 T 恤上的小点可能是危险的……她用阿拉伯语哭诉着，她的母亲在一旁帮她翻译。

通过与马努吉的恐惧和悲伤情绪产生共鸣，特鲁迪走进了她的世界。特鲁迪将恐惧称为"访客"，它在父亲入狱时跨入了他们的家门。

当恐惧来临时，她们一起练习"紧急刹车"：停下来，放慢脚步，在恐惧中平静地呼吸，并记住恐惧到访了。不需要言语，仅仅是愿意来，愿意敞开心扉，就能让马努吉和治疗师保持协调一致，并开始以正念的方式行动，改变她与恐惧之间的关系。

特鲁迪继而转入积极的正念和慈悲心内部练习：她的注意力与她的体验和马努吉的体验保持协调一致。特鲁迪有意营造了一种充满慈爱的氛围，帮助马努吉保持一种稳定的状态。一名正念导师能够将自己专注于体验的能力传递给孩子。马努吉开始看到恐惧可以存在，她可以在感到焦虑的同时不失去自己的正念能力。恐惧不再掌控她的想法、感受和选择。她可以平静地恢复平衡和自信。

当她们坐着交谈时，特鲁迪问马努吉的情况，她现在用英语回答道："我谈论恐惧越多，恐惧消失得就越多，我的感觉就越好。"她的声音更加平静、低沉，她不再哭泣。马努吉现在放松了，身体搭在母亲的大腿上，头靠着沙发扶手。她的母亲是一位敏感的冥想者，也是一位善解人意的家长。她静静地抱着马努吉，房间里宁静而祥和。特鲁迪鼓励她的母亲抱着马努吉不出声，"就好像你在冥想一样"。她们一起静静地坐着，马努吉似乎在吸收房间中明显可以感觉到的平和。这次会面就以这种方式结束了。

下一次会面时，马努吉满脸泪痕和怒气，她躲在母亲身后，不愿意进来。马努吉不高兴是因为她认为来这儿谈论自己的恐惧会让恐惧再次回来，实际上她的恐惧感在上周有所减轻。见到特鲁迪后再次感受到恐惧会让她感到绝望，她对母亲带她来这儿感到很生气。

在周末的大部分时间里她都没有感到恐惧。当恐惧来袭时，马努吉的母亲就会想起"紧急刹车"，她把女儿抱起来放在自己的大腿上。马努吉安静地坐着，在母亲正念冥想的怀抱中入睡，第二天早晨醒来时她不再感到恐惧。

特鲁迪大声反馈道：恐惧是不是在试图保护马努吉免受当前的危险——恐惧是不

是在试图保护她不让她长得太快？她点了点头。她是不是害怕上高中？她是不是害怕身体变成熟？马努吉告诉母亲，她希望自己能让这个世界停下来，她想去别处待一段时间，然后再回来。

此时，特鲁迪开始教授马努吉正念冥想，目的是让马努吉停下来并专注于当下，使她能够观察恐惧的来来去去。马努吉学会了觉察的身体姿势，觉察自己有节奏的吸气和呼气。当有想法浮现在脑海中时，马努吉能够将注意力轻轻地带回到呼吸动作上。她们一起坐了 8 分钟，冥想结束后马努吉竖起了大拇指。她能够注意到自己的思绪何时从自己正在做的事情上溜走，能够在做专注呼吸练习时感到放松和平静。马努吉面带微笑，脸色红润，她第一次看起来这么开心。

再一次会面时，马努吉看到特鲁迪时很高兴，她让母亲出去散步，这样她们就能单独待在一起，这在以前从未出现过。在母亲精心营造的正念氛围中，在导师的指导下，马努吉在学着控制自己，让自己保持冷静。

最后一次会面时，马努吉设身处地地想象当她遭受如此巨大的情感痛苦时，她的父母多么难过。她描述了自己是如何从过去的恐惧和失去童年时期的家园的痛苦中恢复的。"搬到洛杉矶对我来说是一个巨大的打击。它背后的故事及后来的故事使我意识到自己已经变得多么坚强。如果你受到了伤害，你会痊愈的……当你意识到这里有什么、那里有什么时，你的思想就会变得坚强，变得健康，仅仅是这些就可以治愈创伤。我就是这样克服我的恐惧回到现实生活中的。"

会谈结束时，马努吉表现得十分正念！她做了一个双手支撑式倒立。这是一个很好的象征，她学会了用平衡、自我效能感和自信应对她的被颠覆的世界。

在会谈结束后一年多的时间里，马努吉不再感到恐惧和焦虑。大约 18 个月后，马努吉变得有些焦虑，于是特鲁迪再次与她会面。马努吉的父母认为焦虑是她自己的问题。他们不愿意承认他们的家庭过去遭受的创伤与丧失仍然对他们彼此之间的关系及他们的新生活存在巨大的影响。在他们找到解决方法之前，马努吉可能会继续受到恐惧的威胁。

儿童工作指南

- 指导与具身化
    - 当成年人将正念具身化后，儿童就能够更有效地建立自己的正念技能。长期保持正念练习是从事这项工作的前提。

- 导师必须具备其所教授的正念练习的实践经验。许多人用吹纸风车教儿童呼吸觉察，但是要想有效地使用这一练习，我们必须知道如何将其运用于不同的学习目标——如何使用纸风车训练专注力？如何用它训练完全开放的觉察？如何用它舒缓身体？如果我们能熟练地使用这项练习，它可以帮助儿童感受所有这些体验——专注、觉察和平静。

- 正念具有关系性、适应性和联结性。共享注意力与关怀能够提高导师和儿童获得平和心境、保持清醒头脑的能力。

- 练习正念需要花费时间，这样才能获得益处，而且其益处并不总是很明显。耐心是整个过程的核心，而耐心是通过专注于正念练习本身而不是某个特定目标培养出来的。朗尼·策尔策（Lonnie Zeltzer）曾说："远离对结果的追求往往有助于减轻儿童的痛苦。"

- 练习

  - 正念教导儿童注意并标记情绪，注意是一种有效的工具，它可以帮助你觉察到情绪并将其视为偶尔的访客。

  - 从学龄前期到成年期，我们可以根据不同的年龄和发展水平设计相应的正念游戏和活动。

  - 由于儿童的注意力持续时间通常较短，而且他们的记忆力可能还未发育完全，我们会进行一些持续时间较短的反思练习，并且不断重复。

  - 在和儿童练习正念时，趣味性是关键。如果活动无趣、不好玩的话，年幼的儿童不会合作。

  - 不是每个人都适合做正念觉察练习。如果内省练习让儿童感到不舒服，那么在这种情况下坚持让其练习就是方法运用不当。

  - 单独的呼吸觉察对各个年龄段的参与者来说都是一个非常有价值的工具，如果治疗师教授得当，它本身就是一种正念练习。

  - 在课堂环境中，让儿童陷入沉思或深刻的内省状态是不恰当的。导师必须注意学生的状态，如果某个儿童看起来很难静坐，或者变得情绪低落，那么恰当的做法是让他缓缓退出内省练习，转而进入一项更为活跃的练习。

- 慈悲心

  - 在使用正念方法训练儿童的专注力的同时，还要训练友善与关怀（慈悲心），即让儿童学会如何用慈悲心包容自己和他人。

- 通过具身化对自己和他人的慈悲，导师向儿童展示了一个过程，这个过程可以帮助儿童在洞察力和勇气的基础上发展与困难情绪的新关系。

- 家庭系统

让儿童的父母了解你的治疗工作的每一个方面并尽力配合很重要。我们建议在教给儿童正念技术之前和之后分别开个家长会。我们经常在每次课结束时给孩子一些提示（或家庭作业），父母参与家庭练习会很有帮助。

结语

"紧急刹车"勾画出一个渐进的正念过程，帮助儿童从杂乱的布满困难情绪的复杂网络中解脱出来。这是成长的必经之路。"紧急刹车"邀请孩子们停下来，使他们的身心平静下来，并记得在痛苦情绪出现时保持正念状态。在这一过程中，儿童只有在花时间反思并深刻感受到内在和外在体验之后才会行动。"紧急刹车"提醒他们带着善意或慈悲心完成这一过程。

教授"紧急刹车"最有效的方式是将语言方法和非语言方法结合起来，而治疗师自己的正念练习经验是从事这项工作的基本前提。治疗师练习正念多久后才有资格教孩子？人们就这个问题进行了激烈的辩论，目前还没有明确的答案。但是我们知道，要想具身化或示范"紧急刹车"，治疗师必须从内心理解这项工作是如何根植于正念的，并且明白向儿童传授正念的目的是教育、治疗和服务。在 InnerKids 提供的树形图（见图 22.1）中，（代表课程的）大树的树根深植于觉察练习中，树干代表服务，它是在家庭、学校、临床环境或社区环境中开展儿童工作的基础，同时也默默地为治疗工作提供支持。

sati（正念）一词在梵语中的意思是"记得"。在工作中，我们提醒孩子们要"记得——记得注意，记得时时刻刻注意自己内心和周围发生的事"。正念觉察的最初时刻稍纵即逝，很容易被忽视。通过教导孩子记得注意，我们提醒他们珍惜并延长对前语言时刻的注意。这些时刻在出现时，往往未被注意到，或者被遗忘了。

记得反复练习正念会促成导师与儿童的改变。对导师来说，他们将有机会深入了解儿童的体验，而儿童将有机会感到被深入地观察与理解。这种非概念性认识方式对所有体验都有深远的影响，其内在的潜能在于它会改变儿童和导师与他们各自的情绪、关系及世界相联系的方式。

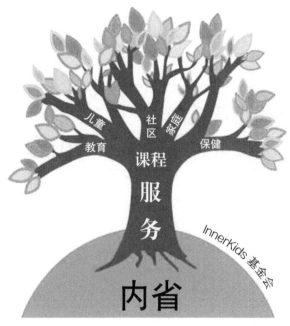

图 22.1　树形图

我们没有灵丹妙药减轻儿童在面对痛苦情绪体验时所受到的折磨，但是我们已经看到，即便是最基础的正念练习也对儿童的生活有着显著的影响。与许多事情一样，这最好由孩子来总结。

关于正念我学会了一件事情，那就是当你感觉不好时，也许你可以呼吸，吸气然后吐气，这就是我所学到的。

——露西，InnerKids 二年级学生

第 23 章

老年关怀中的正念：
向体弱老人及其照护者传授正念

露西亚·麦克比（Lucia Mc Bee）

> 我们能提供的最重要的干预是我们自己，真实的自己。在每一个时刻关注另一个人，感受我们之间的联结，并通过言语和非言语的方式传达这种感受。

自 1979 年以来，正念减压疗法（MBSR）已被引入许多社区和机构，并被应用于不同的人群。人们都明白这一告诫：参与者应能理解并遵循指令，他们的注意力能持续较长的时间，能投入这一体验，能进行某种形式的练习。本章将讨论为那些通常无法满足上述条件的人群提供的团体和个人干预措施。

尽管 MBSR 有规定的干预措施和工具，但这些干预措施的核心在于教师的熟练运用和教师的意图。"正念的核心"或正念的基本要素不是工具，这就好比指向月亮的手指不是月亮本身。教师的技能源于个人正念练习，这就是所谓的熟能生巧。对于身体虚弱、认知衰退的人群，开展治疗的关键在于对技能的适应性改变及教师对正念的具身化。

自 1995 年以来，我一直向体弱老人及其照护者提供正念老年照护（Mindfulness-Based Elder Care，MBEC）团体培训，大多数时候这些培训是在养老院进行的。在保留正念的核心意图的同时，我对 MBSR 模型进行了或多或少的调整。在 MBEC 团体培训中，参与者学习冥想、温和瑜伽和正念技能，并讨论将这些技能融入日常生活的方法。MBEC 团体培训和正念练习帮助人们培养对生活每时每刻的觉察，使他们能够更加专注、更加平静地面对疾病、痛苦和亲人的离世。我希望本章能够鼓励读者自己向体弱老人及其照护者提供正念培训，同时考虑针对患有严重认知障碍的和身体残疾的年轻群体对正念培训进行调整。

老龄化引发的护理需求

K. 金塞拉（K. Kinsella）和 V. A. 韦尔科夫（V. A. Velkoff）在 2001 年报告称，世界上 65 岁及以上人口的数量在以每月近 80 万的速度增长。婴儿死亡率降低、出生率上升及死亡率下降使人们估计这一趋势将持续下去。此外，在 65 岁以上的人口中，增长速度最快的人群是 80 岁以上的人。人口数量增加未必能使我们的生活质量提高。老年人患慢性疾病的比例及经历多重丧失的比例高于其他年龄段人群。认知健康与身体健康一样，也会对老年人的生活质量产生深远的影响。国际研究表明，在 65 岁以上的人群中，每 10 人中有一名痴呆症患者，而 80 岁以上人群中每 5 人中就有一名。据估计，目前全球共有 2400 万人患有痴呆症。到 2040 年，这一数字将增至 8100 万。

疼痛和压力会影响老年人的生活质量。养老院中的体弱老人更容易遭受疼痛的折磨。对一所养老院的老人的研究发现，71% 的成员至少出现过一次疼痛主诉，而 34% 的成员报告持续疼痛。有研究人员对来自 14 家养老院的研究进行了回顾发现，养老院成员疼痛患病率从 27% 到 83% 不等。此外，朋友、家人、家庭和健康的多重丧失可能导致绝望和其他情绪问题。美国最近的统计数据显示，在社区老年人中，有 1%~5% 的人患有严重的抑郁症，但在需要家庭护理的老年人中有 13.5% 的人患有抑郁症，在住院老年人中该比率达到了 11.5%。

疾病和残疾对一个国家的财政、医疗保健服务和护理需求会产生重大影响。有些人预测，在未来，"预期健康"将与今天的预期寿命一样重要。老龄化人口的增长也对正式和非正式照护产生了影响。越来越多的研究表明，护理对护理人员的情绪和身体健康存在影响。这些人群需要多种工具和干预方式以保证其生活的质量。

在老年关怀中运用正念的理论框架

专门用于治疗的干预措施并不总是切合实际，特别是对于老年人。患者现在明白，慢性病也许不能被治愈，但可以得到控制。尽管患者疾病缠身，但也可以生活得很充实。老年人通常有复杂的、多重的身体残疾和认知障碍，他们需要一种多元的方法。单纯的药物治疗通常不能消除疼痛和痛苦，而且可能存在副作用。对老年人及其照护者来说，正念练习可以缓解衰老带来的多重损失。传统的治疗模式经常让老年人及其照护者感到无能为力。正念练习人人都可以参与，正念技能能帮助参与者提升幸福感。老年人的损失和残疾经常被提及，在正念练习中，他们看到的是自己的内在力量和资源。每天，老年人及其照护者都面临着丧失、疼痛和死亡带来的严重的精神问题。正念练习使个体能够与自己的精神生活重新建立联系，并形成新的意义和理解。此外，正念练习对于老年人及其照护者来说非常易于接受。

体弱老年人的照护者经常面临压力和与压力相关的问题。为老年人提供照护对照护者的身心都存在巨大的挑战。养老院的老人，无论是痴呆老人还是认知正常的老人，都能轻松辨别护理人员的身体和情绪状态。此外，心力交瘁的护理人员往往对工作不满意，并存在继发性健康问题。与衰老相关的慢性疾病、疼痛和残疾可能会导致护理人员产生无助感和沮丧感。

家人和其他非正式的无偿照护者也要承受与照护角色有关的压力，他们可能会感觉没有时间也没有能力应对自己的困苦。正式和非正式照护者必须面对自己对衰老、疾病和死亡的感受。正念减压课程提供的有时限团体培训和技能培训可以为应对护理压力提供重要的工具。

效果研究

人们已在多种环境下和多种人群中对 MBSR 进行研究。但是，很少有研究仅针对 65 岁以上的成年人，或者有严重交流障碍、认知障碍或身体残疾的人群进行正念培训。1978 年，约翰·E. 加里森（John E. Garrison）报告称，包括放松技巧、冥想练习和家庭作业在内的压力管理培训有助于减轻老年人的紧张感和焦虑感。1996 年，詹尼弗·莫耶（Jennifer Moye）和苏·汉隆（Sue Hanlon）报告称，面向养老院居民进行的放松训练可以增强他们的信心并减轻他们的痛苦。针对认知障碍老人的研究结果表明，最有帮助的干预措施具有重点突出、频繁且结构简单的特点。针对 65~85 岁老年人的每周一次、为期 6 个月的瑜伽课表明，与锻炼组和对照组相比，实验组参与者的幸福感、活力和疲劳感、平衡和灵活性等生活质量指标得到了改善。与正念培训相似，瑜伽实验组的课程不仅包括瑜伽姿势或体式，还包括冥想，此外还鼓励参与者在课外进行练习。

1996 年，我和其他人共同对一家养老院痴呆病房的老年人进行了培训，我们的培训方案是基于 MBSR 原则制定的，并根据老年人的实际情况进行了调整。培训结束后，工作人员注意到参与者的不安情绪和行为问题有所减少。玛西亚·沙列克（Marcla Shalek）和莎伦·道尔（Sharon Doyle）发现，痴呆症患者在参与放松团体培训后显得"平和，面带微笑"。在 2004 年发表的研究中，我描述了一项为认知和身体均衰弱的养老院老人提供改编版 MBSR 团体培训的研究。根据老人们的报告，在培训后他们感觉不那么悲伤了，疼痛感也有减轻的趋势。在质性访谈中，有 41% 的参与者表示放松感增强，并提到了"社群感"带来的益处。

A. 史密斯（A. Smith）为居住在社区的老年人提供了 MBSR 培训课程，这些人患有轻度认知障碍和身体障碍，课程长度略经修改。采用轶事记录法对六组参与者进行观察，研究结果并不一致，有些参与者（及其医护人员）报告从课程中受益，有些则报告没有从中受益。下一步可以针对报告受益者及报告未受益者之间的共性开展研究。史密斯还研究了三个接受正念认知疗法的培训团体，这些人均为 65 岁以上的老人，且至少有过三次单相抑郁发作，但无明显认知障碍。培训班教授改编版瑜伽动作。在培训结束一年后，有 62% 的参与者报告称培训"非常有用"。汤姆斯·R. 林奇（Thomas R. Lynch）、詹尼弗·Q. 莫雷斯（Jennifer Q. Morese）、塔玛尔·门德尔森（Tamar Mendelson）和克莱夫·J. 罗宾斯（Clive J. Robins）发现，与那些只接受药物治疗的人群相比，接受辩证行为疗法（DBT，其核心实践是正念）治疗的 34 名抑郁症老人（60 岁及以上）的抑郁症症状显著减轻。2005 年，黛博拉·A. 林德伯格（Deborah A. Lindberg）对过去 25 年中有关老年人、冥想的研究进行了回顾。她发现有研究报告了冥想对身体和情绪都有益处的证据，她还发现老年人（甚至是养老院中的老人）也能学会冥想练习。

针对护理人员的正念培训也可以使接受护理者受益。在一项研究中，研究者为西班牙体弱老人的非正式护理者提供了压力管理培训，其中包括认知重构、膈式呼吸和增加愉快事件（家庭作业）。研究人员采用了两种方式开展压力管理培训，一种是传统团体培训，另一种是最小治疗接触（Minimal Therapist Contact，MTC）。MTC 是指通过电话联系、简短会面、培训手册和视听材料为老人提供技能培训和支持。传统组参与者的焦虑和抑郁水平的降低幅度高于 MTC 组和对照组。

迄今为止，还没有任何实证研究能够证明对体弱老年人的非正式或正式照料者进行正念培训是有效的。林恩・C. 威尔德（Lynn C. Waelde）、拉里・汤普森（Larry Thompson）和德洛丽丝・加拉格尔 – 汤普森（Dolores Gallagher-Thompson）曾在一项研究中为 12 位痴呆症护理者提供一项 6 课时的瑜伽和（专注于曼陀罗的）冥想干预。参加培训的参与者的抑郁和焦虑程度明显减轻。

2005 年，我对养老院老人的非正式照护者进行了为期 8 周的 MBSR 培训，培训结束时及培训结束四周后的调查发现，干预在减轻压力和负担方面的效应量中等。有几项已发表的研究报告了针对患有慢性病或已到生命末期的多个人群的正式和非正式照护者进行正念培训的积极效果。

对养老院老人的正念护理

养老院中的老人需要应对创伤、失落、残疾、疼痛及危及生命的疾病。尽管对具有这些身体和认知限制的人开展传统 MBSR 可能难以实现，但该模型的修改后形式是可以被接受的。我发现老年人及其照护者通常能接受正念团体培训和干预措施，许多人表示能从中受益。在向那些认知残疾和身体残疾者传授正念的，我自己的正念实践经验非常关键。我还发现，在以语言和非语言方式传达正念时，灵活创新很重要。

养老院中的团体训练

如果将与老人合作的相关知识整合到教学实践中，那么在养老院进行 MBEC 团体训练很可行。我根据老年人可能存在的特殊性，如听力或视力不好、身体受限、信息加工时间较长及认知受损等，可以对训练内容和训练方式进行适应性调整。结果表明，课堂时间较短（大约一小时）且持续进行的团体训练要比有时限的团体训练更有效。对那些坐轮椅或有严重残疾的参与者我采用温和瑜伽练习。对体弱老人团体，我会设置更明确的目标，较少的灵活性。我教授的技能包括腹式呼吸、冥想、温和瑜伽和非正式正念练习，我也使用意象导引。

在机构中进行团体训练时所面临的环境方面的挑战也应被考虑到。我在养老院的就餐区和病房进行团体训练。有时我会使用芳香疗法和轻柔的音乐营造一种平静的氛围。团体讨论和相互支持对这一人群来说非常重要。我发现参与者常常不完成作业，但我仍鼓励他们在课外使用深呼吸和正念技能。事实证明，将重点放在能力而不是残疾上非常恰当且十分成功。养老院的老人经常在依赖性问题上苦苦挣扎，MBEC 练习提醒参与者他们仍能掌控什么。

痴呆病房中的正念

患有痴呆症的老年人经常表现出身体和语言上的躁动及行为问题。当前的观点将这些行为归因于尝试交流。尽管传统的沟通技能可能会因痴呆症而减退，但感觉依然存在。针对痴呆症患者的 MBEC，在支持性环境中为其提供安慰和技能。我在痴呆症病房提供的课程遵循简单、重复的结构，但具有应对不可预测事件的灵活性。课程通常从呼吸觉察开始，然后是腹部深呼吸。芳香疗法和音乐有助于在嘈杂的、人来人往的医院餐厅创造一个单独的空间。我口头讲解简单的坐姿伸展动作，并进行身体示范。在需要时我会动手协助参与者开展练习。我通常以引导冥想（身体扫描或意象引导）结束每一次培训，使用的语言简单且具体。我注重通过非语言方式传授正念练习，用肢体语言、语气、步调，以及面部表情传达接纳和关注。当我自信、冷静时，即便是不能执行指令或不能对课堂练习做出认知反应的老人通常也会做出积极的回应。

被孤立的老人

在养老院或社区，经常有老年人被孤立，这加剧了他们的痛苦。在养老院，有的老人由于病情不得不整天待在房间内，有的老人由于沟通问题或认知问题无法参加团体培训。在这些情况下，我会提供个性化冥想、正念及温和瑜伽动作指导。我会对瑜伽动作进行改编以适应坐轮椅或卧床不起的人。身体失能者尤其能接受改编的姿势，这些姿势提供了一个有力的信息，那就是卡巴金所说的，我们的对多于错。

处于生命末期的人也常常被孤立，关心患者的照护者有时会有一种无助感。MBEC 创造了一个支持性的环境，在该环境中，患者和照护者可以充分体验悲伤，同时也欣赏每一个时刻。我发现芳香疗法和手部按摩可以带来一种对患者和照护者都有益的正念体验。呼吸训练也可以促进交流。通过观察呼吸的节奏，我们可以与不能交流的患者建立联系——可以让自己的呼吸与患者的呼吸同步，从而建立一种联系。

出不了家门的老年人

电话正念团体训练

　　许多老年人被"限制"在家中。对于有些人来说，这虽然比住养老院要好，但可能会让人感觉孤独。通过电话会议，我为 8 位不能出家门的老人提供了 5 次减压课程，每次 50 分钟。我事先向他们邮寄讲义和指导家庭练习的磁带，以直观地向他们演示课程内容。在训练时我对正念技能进行口头讲解，之后参与者分享自己的问题和反馈。在后续的调查中，参与者报告称他们还在使用这些技能，尤其是深呼吸。其中一名参与者 C 女士说，在过去的 6 年中，"正念指导和你的精彩录音带使我活了下来，帮助我成为今天的自己。如果没有你的帮助，我肯定活不到 90 岁生日，也不会在我亲爱的儿子去世后有勇气去佛罗里达。"

使用录音带和光盘

　　在一个长期的家庭保健课程中，冥想磁带和光盘、身体扫描练习和其他正念练习对居家老人及其照护者有所帮助。社会工作者或护理人员首先就如何使用磁带和光盘提供指导。此后，居家老人及其照护者跟着磁带和光盘中的指导语进行练习。通过一起听光盘，一起做冥想练习，双方都受益。

正式与非正式照护者

正式护理人员

　　针对照护者的减压课程和正念培训既能使照护者受益，也能使被照护的老人受益。对跨学科护理人员开展的每周一小时的培训课程可以提供有关压力和压力管理的基本知识。培训的内容包括有关压力和身心关系的基本知识、简单的深呼吸、通过椅子瑜伽和站立式瑜伽进行的简短正念体验、引导冥想。我发现提供一些实用技巧和资源清单很有帮助，实用技巧有助于护理人员应对每天都会遇到的工作压力，资源清单可以为他们提供更多选择。

　　传统的 MBSR 课程需要更多的投入，尽管我们也可以对它稍作修改以提升参与度。我为大约 100 名护理人员提供了为期 7 周、每周一小时的传统 MBSR 课程。我鼓励参与者参加所有课程，并要求他们完成课后练习。后续调查显示，参加培训课程的单位的员工保持率为 100%，而且护理人员的满意度有所提高。

我还针对护理人员调整了正念和减压培训。我发现，最成功的课程是在员工有空的时候提供"短课"。这些短课在用餐区进行，持续时间大约为 15 分钟。参与人数并不多，护理人员随时可以加入和离开。虽然许多人对冥想和瑜伽比较陌生，但上述形式得到了他们的广泛接受和喜爱。护理人员经常报告说他们在培训课外也练习这些技能，甚至与家人分享这些技能。护理人员们表示："深呼吸是如此发人深省，令人放松，它使我更加能够觉察到自己""我很乐意在压力很大的时候花时间学习恢复平衡状态的方法""当我感到紧张和愤怒时，我知道如何控制自己了"。尽管护理人员的工作繁忙，正念培训还是持续受到他们的欢迎，这突显了在工作日程和工作环境中创造持续的参与减压培训的机会对护理人员和被护理者的重要性。

非正式照护者

向作为照护者的家人和朋友提供的正念团体培训也可以提供技能和支持。非正式照护者经常报告压力及与压力有关的疾病，然而他们经常发现他们很难照顾自己。正念团体培训鼓励在提供照护的同时照顾自己。培训时间为 1.5 小时，培训通常是在傍晚开始，培训地点是为缺乏自理能力的老人提供照护的场所。

许多参与者报告称，躯体主诉有所减少，对护理角色的满意度有所提高。照护者可以与亲人一起"活在当下"，而不是担心过去或将来。一名参与者说："与以前相比，我对压力的担心减少了。现在我考虑的是'乘风破浪'，而不是对'风浪'感到焦虑或'与之抗争'。我不再像以前那样感觉自己应该对丈夫的幸福负责。"

也有参与者报告称学会了应对压力的新方法，如在感觉心烦意乱时进行深呼吸。参与者体验到"群体性"也很重要，正如一名成员所说，"我认为最大的帮助是从团体中获得的能量。每个人似乎都想来到这里，都想参与和学习。"

实际问题

对教师的要求

MBSR 教授非正式和正式练习，如果参与者经常练习，将会对生活产生深远的影响。下面列出了一些针对体弱老年人及其照护者的正念治疗方法和适应性改编。希望为老年人及其照护者提供正念培训的临床医生应具有长期的正念练习经历、MBSR 教师培训经历和与老人一起工作的经验。从业者也可以考虑与具有互补专业知识的人合作。篇幅所限，本章不可能根据个体或团体的需求和能力详细列出干预措施的各种适应性调整。任何东西都不能替代教师的正念实践。我们能提供的最重要的干预是我们自己，每时每刻的真实的自己。我们需要感受我们与另一个人之间的联系，并通过语言和非语言方式传达这种感受。

正念进食

日常生活中的正念通常是通过进食觉察来教授的。教师给参与者几个葡萄干，要求他们慢慢地吃掉，在吃的同时观察身体的感觉、想法和情绪。他们不加评判地观察葡萄干。仅仅是通过放慢速度，集中注意力，参与者就可能发现自己对感觉的觉察有所增强。由于各种原因，有些老人可能无法跟随你的所有指令。他们可能吞咽困难或因病情被禁食某些食物。治疗师可以考虑不同的食物，甚至不同的活动，以便让尽可能多的老人参与这一体验。曾在医院培训过癌症患者的伊莲娜·罗森鲍姆（Elana Rosenbaum）描述了如何使用冰块获得正念体验。

团体讨论

在与养老院的老人进行团体讨论时，其中心话题自然是自身的病情和养老院生活带来的真实而直接的痛苦和困扰。老人们可能会感到无能为力，感到无法控制自己生活的任何方面。在 MBEC 团体培训中，我们讨论、学习与痛苦和困扰和平相处的新方法。老人们发现自己仍然具有某些能力，能够控制自己的感知，在面对不同情况时有更多的选择。团体讨论通常从某位老人抱怨必须等待护理服务、抱怨其他老人、抱怨食物或疼痛开始。我们不讨论如何解决这些问题，而是讨论如何把我们在培训中学习和实践的内容应用于这些情况。例如，如果某位老人因为需要排队接一杯水而感到沮丧，我们可能就会讨论他在等待时可以做什么。他可以进行深呼吸，或者练习冥想或伸展动作。转移注意力使老人们感到自己对以前那些会让自己感到吃亏和有依赖性的情况有更多的控制感。定性报告结果显示，团体成员认为团体体验是最有价值的方面。他们说："自培训开始以来……我就一直喜欢这个团体……我感到安静、放松，那是一种特别的感觉""我感到很振奋，我认识到我们所有人都有各自的痛苦，我们经常谈论彼此的情况，与他人在一起很重要"。

护理人员也报告称团体经历很有帮助。最初的主题通常是分享共同的压力源。但是，随着讨论的发展，护理人员开始分享他们如何使用正念技能应对这些压力。此外，护理人员会为彼此提供支持，提醒彼此在工作中实践正念。

腹式呼吸与呼吸觉察

我经常告诉团体成员，任何人都可以参加团体培训，只要他们还在呼吸。在一个强调老人的失能的环境中，我们需要让老人们记住自己仍能做什么。正念冥想通常始于对呼吸的觉察。对呼吸进行觉察不是尝试改变呼吸，参与者只需注意呼吸是快还是慢、是均匀还是不均匀、是深还是浅。腹式呼吸是有意引导的呼吸，我鼓励老人用空气填满腹部、双肋和胸部，然后将空气缓慢释放出来。老人们和护理人员都报告称，腹式呼吸是他们最常用的干预措施。它只需几分钟，人们随时随地都可以使用。腹式呼吸还可以为我们提供在紧张时刻进行深思熟虑的空间。

有呼吸问题的养老院老人可能很难进行深呼吸。我以此为契机谈论扩大边界问题。正念课程鼓励参与者探索自己的边界，借此参与者可以了解他们何时可以扩展它们，何时需要尊重它们。我以深呼吸为例说明了每天如何通过常规练习一点一点地进步。

冥想

老年人及其照护者最初可能对坐姿冥想很陌生，教师要进行指导和鼓励。教师要缩短规定的练习时间，同时鼓励参与者逐渐延长练习时间。我发现有认知障碍和身体障碍的老人能够参与冥想体验。在痴呆症病房，许多成员在教师简单讲解和示范后静静地坐着，闭着眼睛。

> 罗斯是住在养老院的一位 84 岁的老人，身体虚弱，家人来看她，有终生精神病史。妄想常常使她无法入睡，因为她深信有一群人企图伤害她。我和罗斯很熟悉，在培训课上我密切关注着她，以防潜在的负面影响出现。她很听话，每次培训她都按时参加。她说培训班的椅子比其他椅子都舒服（事实上，这些椅子与她做其他活动时坐的椅子是一样的）。罗斯经常在培训课上睡着，她说只有在这里她才能感到宁静。

温和瑜伽与正念运动

尽管严重失能，老人们报告称他们享受简单的瑜伽伸展运动。教师可以针对卧床老人和坐轮椅的老人设计简单的瑜伽动作和姿势。在教授某个姿势时，指导者可以先口头讲解，然后进行示范，在必要时动手提供帮助。此外，护理人员通常身体状况不佳，也不关心自己的身体。对于缺乏体育锻炼的老人及护理人员而言，瑜伽为他们提供了一种以新的方式体验自己的身体的绝佳机会。

针对卧床老人和坐轮椅的老人，我对瑜伽姿势进行了改编，使之更侧重该团体的能力，而不是残疾。例如，在做伸展双臂的动作时，我可能会说，无法使用双臂的人使用单臂也可以。如果双臂都无法活动，我会请他们专注于呼吸，想象在与我们一起伸展双臂。这些老人从不因为自己无法参加所有的练习而感到苦恼。相反，他们很高兴自己没有被排除在外。

对于坐轮椅的老人来说，站姿冥想和行走冥想可能不是合适的选择，教师可以向这些老人推荐"轮椅"冥想。对痴呆症老人，我经常使用正念动作，我将动作、音乐、意象和游戏结合在一起。坐着时，我们想象自己在行走，即想象自己在上下移动双脚，像在步行一样。我问他们想走向哪里，他们会说中央公园、百老汇、海滩。我还会问他们在那里他们会看到什么、闻到什么、感觉到什么、听到什么。我们可能会摆动手臂，或者转动头部。对于那些很少能够离开养老院的老人来说，这种体验是一种释放和回忆。

意象导引

如果引入得巧妙，这一练习不会让人逃避当前时刻，而会提供一个有力的隐喻，阐明向正念觉察转变的过程。我发现许多老人对意象（尤其是与大自然有关的意象）的使用有积极的回应。意象导引磁带甚至能使某些痴呆症老人平静下来。虽然这些老人不能听懂所有的话，但他们能理解里面的语气、节奏和一些简单的、具体的语言。"吸气时把空气吸到疼痛处，呼气时把空气连同疼痛一起呼出去"，像这样简单的练习也可以缓解疼痛。重要的是要平静地接纳所发生的一切。

身体扫描

身体扫描指治疗师使用意象导引指导参与者不加评判地观察身体。失能老人可能会敏锐地觉察到自己身体的局限性。身体扫描使我们能够按身体本身的样子观察它，而无须对它进行任何更改。同样，不明白所有指令并不会阻止痴呆老人参与练习。照护者也可能对自己的身体有不愉快的感觉，这一练习可以增加他们对自我的接纳和慈悲。

家庭作业

我的培训班中的养老院老人很少做正式的家庭作业。但是，他们确实报告称他们在课外使用深呼吸和重新措辞技能。有些老人不会播放光盘或磁带，护理人员就把设备设置好，鼓励老人开始练习。护理人员也无法坚持练习正式技能。许多人同时做两份工作，或者下班回家后还得护理家人。在照护者培训课上，我会教授一些在排队、驾车、乘公共汽车或地铁时可以练习的技能。在正式和非正式照护者培训课上，我们还讨论了照护者面临的具体压力，并提出了应对这些压力的策略和方法。

其他的考虑

在制定团体培训方案时，我们还需要考虑一些后勤问题和其他的实际问题。以下是我在过去 13 年中筹划和指导团体培训时遇到的一些问题。

环境

我们在机构内部进行正念团体培训时往往会面临一些困难。通常，我们没有安静或隐蔽的场所开展冥想团体培训。在养老院里，我在一个大型餐厅兼娱乐室的角落里进行团体培训。我们能听到扬声器的声音和警报声，有些不明就里的老人会贸然闯进来。有一次，培训正在进行，一名医生竟然进来把一位老人的轮椅推了出去！当我觉得开展培训太困难时，我提醒自己，这是许多老人每周 7 天、每天 24 小时所处的环境。如果他们能在团体培训中体验到身体的恢复和技能的增长，那么在培训之外这些可能会对他们有所帮助。护理人员团体培训也经常在餐厅进行，对有些团体我会使用芳香疗法和音乐营造支持正念练习的环境。

排除标准

考虑到正念技能的广泛的适应性，我们没有理由将任何可以安全参加 MBEC 的人排除在外。MBSR 培训通常会将有创伤史或虐待史的人排除在外。体弱老人的社会心理病史信息可能不完整，他们自己可能也无法提供信息。因此，教师应注意参与者对干预做出的言语和非言语反应，并做出相应的调整。

　　养老院中的老人可能有认知障碍或身体障碍，或者两者都有。除非老人无法参加团体培训，否则治疗师不应因身体障碍阻止他们参加适当的练习。有认知障碍的老人也应被包括在内，除非其行为对其他参与者具有威胁性或干扰性。我通常会允许一些干扰存在，我鼓励他们安静下来。如果干扰行为继续，我会让工作人员将其带到房间的另一端或房间外面。鼓励人们接纳团体中的其他人可以成为团体正念实践的一部分。

　　在我一开始思考向这一群体提供团体训练时，我不知道这些老人是否愿意接受这一新体验。后来我发现大多数老人对培训的接受度非常高，但也有一些老人明显不感兴趣。一位老人在讨论她的疼痛时说："给我一片药就行了。"

　　我也会考虑自己描述团体和正念练习的语言：我用"安静地坐着"描述冥想，用"轻柔地伸展"描述瑜伽，我把我们的团体称为"减压团体"或"放松团体"。在团体训练的过程中，我会把他们可能不太熟悉的语言融入进去，包括冥想和正念。

沟通交流

　　老年人的困难之一就是沟通不便。有的老人可能视力受损，有的老人可能听力不好，有的老人可能由于身体原因说话时轻声细语。参加团体训练是一个专注于优势的绝好机会！例如，我会坐到一位耳背老人的身旁，这样我就可以直接对着他或她的听力尚好的耳朵说话。在进行团体训练时我会四处走动，以确保与每一位老人进行交流。我经常会重复一位老人说的话，以便所有人都能听到。我发现动手和触摸对训练也很有帮助。

持续进行的团体训练还是有时限的团体训练

　　传统 MBSR 团体培训是有时限的团体训练。然而，就养老院的老人而言，我发现持续进行的团体训练更为有益。老人在养老院里面临许多挑战，保持练习和学习对他们来说很难。如前所述，老人们确实会使用某些练习，如深呼吸，但他们无法在课外练习其他技能。讲义等具体的提醒可以帮助参与者回忆正念练习。MBSR 对护理人员的长期有效性可能反映了有关 MBSR 的多项研究结果。但是，鉴于护理老年人的压力，补习性团体训练可能更有帮助。

结语

老年人口的爆炸式增长及与之相伴的慢性病的预期增长呼唤着应对这些问题的方法。补充与替代医学（Complementary and Alternative Medicine，CAM）的使用日益被接纳。弗吉尼亚·P. 蒂尔登（Virginia P. Tilden）等人采访了 423 名照护者，了解他们在进行临终护理时使用 CAM 的情况。死者年龄中位数为 57 岁，有 50% 的照护者报告称死者使用了放松技术。美国的另一项研究报告称，在 1997 年至 1998 年接受采访的 2055 名成年人中，有 20% 的人在过去一年中至少使用了一种身心疗法。冥想、意象和瑜伽是最常见的方法。在 2000 年，大约有 1000 名 52 岁以上的美国老人接受了有关 CAM 使用的采访，其中 31% 的 65 岁以上老人使用了冥想。

对正念培训进行的适应性改编使之有益于体弱老人，这从整体上为他们提供了能满足其身体、精神和情感需求的技能。此外，对照护者进行正念练习培训既影响照护者，也影响被照护者。未来的研究将对如何针对认知和身体受损人群及其照护者使用正念干预措施进行指导，并对相应的方法加以完善。在对有沟通障碍的人群开展研究时，其研究结果难以被量化，与其生活质量有关的结果也难以被量化，但这些困难不应阻止人们针对正念干预对老年人群的益处开展进一步研究。

第 24 章

住院环境中的正念干预

法布里奇奥·迪唐纳

> 只有平静的水面才能倒映出事物本来的样子而不扭曲它。
> 只有平静的心灵才能充分感知这个世界。
>
> —— 汉斯·玛格留斯（Hans Margolius）

在过去的 20 年里，在临床环境中使用正念干预变得越来越普遍，尤其是在门诊治疗中，特别是对那些问题不是很严重且不在急性发作期的患者。对于是否有可能将正念治疗运用于急性发作期的严重慢性精神疾病，以及正念治疗是否有效，存在着一些争论。然而也有一些证据表明，在住院环境中针对棘手问题采用基于接纳和正念的治疗方案是有效的，尤其是自杀青少年住院患者、边缘型人格障碍患者及精神病患者。同时，基于接纳和正念的治疗方案也能提升治疗团队的绩效。

请记住，正念疗法（如 MBSR、MBCT 和 ACT）很容易在团体治疗环境中应用，并且由于这种应用具有极好的成本效益比，所以这些干预措施特别适合精神病住院环境，尤其是专门治疗特定类型精神障碍的病房。这种治疗形式似乎有较高的接受度，就连高度不适或失调的患者似乎也表现出良好的耐受性。正如本章的后面将详细介绍的那样，基于正念的干预具有许多特别适用于短期住院治疗的特征。然而，在住院环境中使用正念治疗仍存在一些困难和障碍，这些挑战在门诊治疗中几乎是不存在的，因此在将基于正念的干预措施用于住院患者和住院环境时，我们必须遵循特定的形式对其进行重构。

基于作者在计划和实施针对精神病患者的住院正念治疗方面的个人经验，本章旨在说明通过将正念干预措施与传统疗法和治疗方案合理地结合起来，可以在精神病医院的住院病房对重症患者和棘手患者成功实施正念干预措施。更具体地说，本章将概述与住院正念治疗方案相关的障碍和挑战，同时提出一些克服这些障碍和挑战的指导原则。

为何在住院环境中实施正念干预

基于正念的训练是一种具有成本效益的干预措施，其原因如下。首先，临床经验和实证观察表明，一般而言，住院患者的问题越严重，就越有必要为其提供促进正念练习的环境。通常，这些患者需要进行的练习的强度高于门诊患者，如他们至少需要每天练习一次。其次，他们需要更多指导帮助自己学习正念练习方法，以及理解正念练习如何帮助他们学会管理自己的问题。在住院期间，如果所有治疗人员都采用基于正念的治疗方式，那么患者就可以生活在一个正念治疗环境中：在这种没有评判、没有压力，代之以宽容、情感认可和同情的环境中，患者会有一种平静感。因此，治疗团队的沟通方式和传达的信息应当与正念的原则（接纳、当下、此时此地、不评判等）相一致。

通常在住院环境中，病房环境可以被看作患者感到安全、被接纳、受到保护并得到照顾的"安全场所"。事实上，很多时候患者在入院后不久，甚至在开始任何治疗之前就开始好转了。要想让病情严重的患者熟悉并有效使用正念练习（很多人是平生第一次使用），这种氛围很有必要。在这种环境下，他们可以规律地进行正念练习，而不会被个人环境中经常出现的因素（如家庭冲突、情绪发泄、孤独感、心理暴力或身体暴力等）干扰。

在门诊环境的正念训练中，患者可能经常没有时间、找不到场所，或者不愿意进行规律性的冥想练习，尤其是那些患有严重心理问题（如边缘型人格障碍、抑郁症、强迫症）的患者。住院环境与门诊环境的不同之处在于，住院期间患者可以在医务人员的帮助下有规律地进行强化练习。由于该方案的特殊性，住院患者的治疗计划包括每天进行正念练习，并由护理人员和心理专业人员协助。此外，在住院环境中，患者容易找到时间和场所，有更多机会进行正念练习，因为在住院治疗期间，他们的大部分时间都将用于治疗。

在住院环境中进行正念治疗的另一个优势是，在患者出现问题时有机会使用基于正念的干预措施，即可以在患者出现焦虑、悲伤、愤怒或任何其他情绪或不良状态时，向其解释并证明接纳、不评判和去中心化态度的效果和重要性。

与住院治疗中所有团体治疗干预措施一样，基于正念的团体治疗是一种具有成本效益的干预措施，因为它可以使医务人员充分发挥作用，最大限度地使用精神病科通常有限的资源。人们注意到，在与患有不同疾病的患者（异质性群体）一起进行正念练习时，住院患者会对彼此萌生一种同病相怜之感，这也是正念的一个基本原则。接受团体治疗的患者会认识到，痛苦是一种永恒且普遍的状态，不同年龄、不同文化、不同社会地位的人都可能遭遇痛苦，而所有的痛苦的根源是相同的（如痛苦的三个起因，参见本书绪论、第 1 章和第 2 章）。可以通过与患者分享基于正念的问题界定使他们达到这种认识，这种方法简单、一致，适用于不同类型的疾病，并为患者提供了一种清晰的、非指责的方式了解其疾患是如何产生的。

也有一些证据表明，向参与住院患者治疗的专业人员提供基于正念的指导，能有效提升并保持成年人精神病医院的治疗团队的绩效。辛格等人调查了在实施了基于正念的干预后，一家成年人精神病医院的治疗团队的运行情况的变化。他们的研究结果表明，通过引入基于正念的指导，治疗团队的绩效有所提高，参加团体治疗和个体治疗的患者人数达到了上限，患者和医务人员对治疗团队运作的满意度大大提高，患者满意度的提高高于医务人员满意度的提高。

在住院环境中实施正念治疗的另一个重要原因是，医院的科室和病房通常配备有跨学科医疗团队，其特点是方向各异。基于正念的方法是一种超越认识论的视角，来自不同治疗取向（心理动力、认知行为、存在主义等）的专业人员都可以轻松使用。重要的是，治疗团队中的所有成员对于痛苦和心理机制要有同样的正念观点，而且如果有可能的话，还都进行着规律的冥想练习。因此，要想在住院治疗中实施有效的基于正念的治疗方案，需要强调所有治疗人员都需要接受正念训练，并且需要时常对他们进行监督。

住院患者正念团体的特征和困难

对重症和急症患者进行正念训练不是一件容易的事。与门诊治疗不同，它要求提供正念训练的那些人首先必须清楚了解住院病房的特点和挑战。首先，住院患者的疾病比门诊患者的疾病更为严重、共病数量更多、病程更长，而且住院患者通常处于急性期，尤其是在住院治疗开始时。他们与身体的关系也可能受到严重干扰（通常是由于外伤经历或精神病引起的），这通常是正念练习中的一个重点，患者极度担心在正念练习中会失去控制。此外，在住院期间，患者通常会服药。药物的副作用经常会在团体治疗时给患者带来一些困难。他们可能会在练习过程中睡着或者出现一些生理症状，导致他们在练习时很难集中注意力或持续参与，甚至给他们造成阻碍。

住院治疗的另一个重要挑战是，由于病房数量紧张，患者住院期限相对有限，患者流动率非常高。这种情况带来的问题是，很难提供一种团体干预，让参与者在开始和结束时是同一批人。而在门诊治疗中，这种情况出现的概率更高。团体成员在不断变化，这可能导致每次训练时，参与者的学习程度及指导者对参与者的了解程度缺乏同质性。事实上，每一次训练都会有一些新加入的患者，这使得指导者很难给那些住院时间较长、参与团体治疗更早的患者提供更高阶的练习。

这些问题意味着正念团体训练必须适应住院患者的精神问题的具体情况及住院治疗方案的特征。

正念团体异质性的特征和优势

住院正念团体训练的另一个典型特征是异质性，这通常被认为是治疗过程和治疗结果的一个障碍。异质性尤其涉及疾病类型、严重程度、年龄和社会文化水平等方面。我们的临床经验表明，如果我们能够理解并利用异质群体的某些优势，那么异质性实际上可以转化为一种资源。

异质性和正念团体训练的氛围往往会使在更同质化的环境（如针对边缘型人格障碍患者的技能团体训练）中被激活的"痛苦或竞争模式"（激活愤怒、羞耻等）失活。对于许多患者而言，与不同年龄、不同地位和不同病症的人一起参加团体训练，能使他们不再给自己冠以平时的"病人角色和病人身份"。在团体训练中，这会减少典型的病理模式和病理行为（如愤怒、付诸行动、情绪宣泄或回避）的表达，这些行为通常与特定患者的特定疾病有关。这一现象多见于边缘型人格障碍患者或抑郁症患者，他们在正念团体训练中表现出的某些行为与他们在其他条件和环境下表现出的行为完全不同。

团体的异质性也能使患者感到痛苦经历是"常态"（人类的状态意味着或包含着受苦），这与年龄、疾病、症状等无关。就正念团体训练而言，这一点尤为正确。在训练期间，指导者从不谈论疾病的具体情况，总是解释虽然每个人表现痛苦的方式不同，所有的痛苦都有共同的起源（依恋、厌恶、妄想和扭曲、自动导航、评判等）。与患有不同疾病的人和没有临床问题的人相比，每个人的痛苦可能只在量上有所不同，在质上未必有差异。

规律练习的重要性

培养正念技能并不容易，需要常规的冥想练习。在治疗重症患者时一定要记住，这些患者通常不习惯冥想，他们甚至不知道冥想是什么。治疗师一定要向患者说明，正念可以被视为一种治疗技能，这一技能通过多种方式与他们的问题相关联，而且与学习所有的新技能一样，它需要定期练习才能学会。以运动员为例：当一个人想学习一项新的运动技能时，他必须在教练或训练员的帮助下定期进行训练，以应对比赛（或生活）给他们带来的挑战。

应对住院患者进行冥想的常见困难的一个基本策略就是每天为他们提供有指导的规律练习。这对于那些棘手的患者尤其重要，因为他们很难感到有动力，不愿意独自练习。这一点很重要，因为实证观察和临床经验表明，患者进行正式和非正式冥想越多，冥想练习的效果就越稳定、越有益。帮助住院患者学会规律冥想练习（可能的话即便在出院后）的一个方法是，在清晨和傍晚分别为他们提供半小时的指导性正念练习。这能使患者明白，正念不仅仅是一种简单的技能，而且还可以成为一种常规的生存方式，可以影响或调节他们的情绪状态，让他们一整天都有一种平静感和平衡感。

这种每日练习应尽可能在专业医护人员（心理学家、精神科医生、护士、社会工作者）的指导下进行，在专业人员缺乏的情况下，也可以由实习生或从业者使用正念练习音频进行指导，在练习过程中需要检查并协调患者的状态。每日正念练习可以作为指导者每周正念课程的有效和有益补充。

住院治疗中的问题界定

本书在其他章节（见第 5 章和第 11 章）中曾指出，在正念的临床应用中，应当与患者分享患者的问题的清晰概念，向患者说明正念帮助他们改变问题的激活因素和维持因素的临床机制。这在住院治疗中尤为重要，住院治疗时，患者会接受几种不同的治疗干预，他们可能难以理解每一种干预的意义和基本原理，以及综合使用多种干预的原因和它们之间的一致性。问题界定也是一个有用的工具，能够在团体训练中和训练外激发并增强患者正念练习的动机。

　　问题界定可以在正念训练开始前对患者单独进行培训时与他们分享，也可以在团体训练过程中通过使用特定的文字材料、口头描述或解释与患者分享。

　　基于正念的问题界定的一个范例是针对边缘型人格障碍患者的问题界定，边缘型人格障碍是住院治疗中较常见的疾病之一，通常与其他问题并存。为了让边缘型人格障碍患者了解正念干预的力量、潜力和意义，与患者分享边缘危机的认知行为的概念化（理论）非常有帮助（见图 24.1）。在以不同的适应不良行为（如自残、药物滥用、自杀企图）为特征的冲动性危机发生之后，患者会经历一个症状缓解阶段，也被称为"暂时的平静"。然后，在某个时刻可能会发生一些特定事件（如使患者感觉无效的经历或消息、他人的遗弃或排斥行为、创伤性记忆等），结果患者会激活并感知情绪层面（内疚、愤怒、厌恶、空虚感、羞耻）、认知层面（闪回、反刍思维）或身体层面（与过去虐待有关的身体感觉、过度唤醒）的几种内在变化。患者将感知的这些变化评价为"无法控制的、无法忍受的、无法接受的、非常痛苦的或与自身有关的（这意味着患者将自己认同为这些内容）"的经历，他们也可能否定自己的内在状态。这种误解

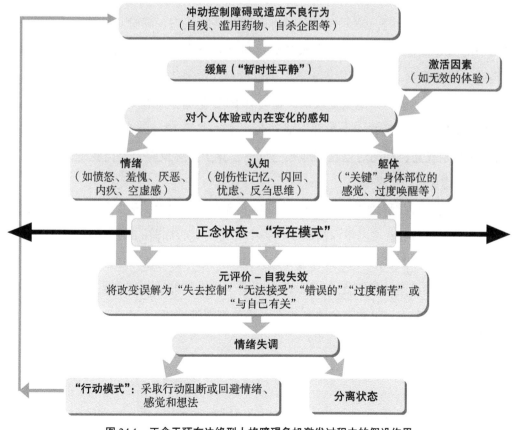

图 24.1　正念干预在边缘型人格障碍危机激发过程中的假设作用

或自我失效会激活情绪失调，这是一种以混乱和无法控制的情绪和困惑行为为特征的心理状态。这种状态通常会激活一种"行为模式"，导致患者做出反应（而不是"回应"）。在这种模式下，他们（不同于通常无法采取行动的抑郁患者）倾向于采取行动，以回避无法忍受的情绪、感觉或想法，或者将之拒之门外。BPD 患者应对这种经历的唯一方法是，通过分离状态或通过适应不良行为来逃避主观上可怕和不可接受的现实，从而导致他们陷入新的边缘危机，并使这一恶性循环继续下去。

作者假设，基于正念的干预可以在第一个层面帮助患者，阻止他们激活对痛苦的个人体验（情绪、想法、感觉）的每一个元评价。在第二个层面上，正念状态可以间接地帮助患者预防或消除随之而来的情绪失调，这也是因为他们接受过训练，不会在不良体验发生时立即对其做出反应，而会在它发生时不加评判地观察它、描述它，与它保持联系并接纳它。通过这样做，他们能学会避免触发导致进一步冲动危机或回避行为（如分离）的恶性循环，这可以通过把正念训练中学到的去中心化、解离、去认同以及接纳作为认知方式来实现。

团体训练期间的临床观察表明，基于正念的干预，尤其是在住院治疗中，有助于患者缓解冲动失控问题，使他们学会对有问题的情绪状态、感觉和认知采取不同的思维方式和元认知态度，这与患者用来应对这些状态所采用的冲动行为、适应不良行为（如自残、暴饮暴食、滥用药物等）或经验性回避（如逃走、分离等）是不兼容的。林内翰指出了正念干预的其他重要效果，她在其 BPD 患者认知行为模型中加入了辩证行为疗法，这是正念干预的一个重要组成部分（见本书第 13 章）。这种训练可以使患者增强注意控制能力、提高对自我和他人的觉察、减少情绪反应，为自我确认奠定基础，从而减少空虚感和认知失调。

在正念团体训练环境中使用隐喻（如把思绪比作天空中的云、把情绪或认知看成瀑布）也可以帮助患者与当下保持联系、去中心化及克服痛苦的个人体验。

有人曾指出，要想帮助 BPD 患者（尤其是那些有严重问题的患者）学习正念技能，需要为他们提供特定的住院正念团体训练环境，使他们能够更好地克服他们在门诊环境中进行正规冥想练习时通常会遇到的不可避免的困难。

住院正念训练的临床目标

对于精神科住院病房中遭受情绪障碍、焦虑障碍和冲动相关问题（如 BPD、暴食症）的患者来说，正念训练的目标是：

- 帮助那些被诊断为重度抑郁的个体（在部分缓解或中度、非急性症状期）学习有关技能，以帮助他们有效应对烦躁不安和精神状态的变化，阻止和预防反刍思维和随后的复发；
- 训练那些在控制冲动方面有困难的（如 BPD）患者，使他们对有问题的情绪状态、感觉和认知采取不同的思维方式和元认知态度，这与患者用来应对这些状态所采用的冲动行为、适应不良行为（如自残、暴饮暴食、滥用药物等）或经验性回避（如逃走、分离等）是不兼容的；
- 帮助患有焦虑症的患者（如恐慌症、广泛性焦虑障碍、强迫症）对自己的身体症状及整体的内在体验培养一种新的、更健康的心态（观察、接纳、去中心化）。

一般而言，无论面对什么疾病，都要训练所有患者时刻观察并有意识地觉察自己的想法、身体感觉和情绪，持续关注当下，培养一种不同于以往的与个人体验相联系的方式。具体来说，要训练他们获得并发展一种对不良情绪和想法不加评判地承认和自觉接纳（不"回避"也不"依恋"）的能力，而不是激活那种往往会使其精神疾病长期存在的习惯性自动预设模式。此外，要让患者学会如何获得面对不愉快的想法、感觉和情境时选择最有效的回应方式的能力（即回应而不是反应，从"行动"模式转变为"存在"模式）。在正念团体训练中所教的其他一些技能和态度是，在正念练习中不刻意去达到某种状态（如放松、快乐、平和等），而是培养一种对某个问题在身体中的呈现方式的自我觉察。

住院正念治疗范例

背景

对住院患者运用冥想方法的一个例子是意大利维琴察玛格丽特别墅诊所精神病科的住院患者正念治疗方案（Mindfulness-Based Program in Inpatient Treatment，M-BPIT）。该科推行基于认知行为疗法的综合治疗方案，改编版正念认知疗法（MBCT）是其最重要的部分。具体而言，该科为情绪和焦虑障碍科和边缘型人格障碍科的住院患者提供正念训练。

在该项目中，住院时间为四周，正念训练每周两次（每次 2 小时），每日两次练习（早晨和晚上），每次半小时。参加人数差异很大，从 6 人到 18 人不等，这取决于患者每天的身体状况和心理状况。

　　训练中提供的材料包括：介绍团体训练基本原理和益处的讲义、练习方法说明、问题界定、引证、故事及每日指导性练习的音频或光盘。对于 BPD 患者，治疗师将正念团体训练与技能团体训练、身体或表达团体疗法和个体认知行为疗法（CBT）结合起来开展治疗。对于患有焦虑症或情绪障碍（特别是重性抑郁障碍和严重强迫症）的患者，治疗师将正念训练与认知团体疗法、身体或表达团体疗法及个体认知行为疗法结合起来开展治疗。

　　正念团体总是由两名专业人员带领：一名指导者和一名助手。

MBCT 改编版

　　在住院患者的治疗计划中，治疗团队发现，MBCT 的改编版很有效，与原版相比，它在某些练习的持续时间、对新的冥想练习的介绍、训练形式及会面频率（一周两次）上有所不同。与所有基于正念的训练一样，治疗师要培训参与者进行正式（正念冥想）和非正式（将正念态度和正念技能运用到日常生活中）练习（见第 1 章）。正式冥想练习包括正念行走、正念进食（葡萄干练习）、坐姿冥想（正念呼吸／身体／声音／想法，见附录）、身体正念（身体扫描，见附录）、正念运动、安全空间（由想象练习指导）、早晨练习（正念呼吸）、夜晚练习（高山冥想、湖泊冥想、大海冥想等）、户外练习，以及关系正念（结对）。非正式的冥想练习包括在每天的活动中的正念、在经历愉快或不愉快事件时的正念、正念呼吸（将呼吸作为"锚"）、三分钟呼吸空间及"想法并非事实"练习、自由正念行走、视觉正念和听觉正念（见附录），以及吃饭时的进食冥想。

住院患者正念团体训练的典型安排

　　一次正念团体训练的持续时间为一个半小时，通常是在一个大房间里，里面放着给患者准备好的垫子和椅子。他们可以自由选择是坐在椅子上还是坐在垫子上，不过大多数人会选择垫子。

　　每次训练通常都会按照下面的步骤进行。

- 当患者在房间安顿下来坐到垫子或椅子上后，开始点名（只有专业人员认为适合进行治疗的患者才可以加入），然后指导者讲解团体训练的目的，正念练习对患者问题的一般意义和基本原理（问题界定、接纳、非评判态度、暴露），以及正念团体训练与治疗方案中的其他疗法的一致性和融合性。

- 介绍第一个正念练习，通常是根据本次训练的团体组成及对患者可能出现的问题的评估来进行选择。
- 正式的正念练习（20~40 分钟）。
- 回顾练习，分享对练习的评论。
- 利用在练习过程中出现的评论、建议、疑问、困难和收获，帮助患者理解练习对其问题的意义和基本原理。
- 休息（10 分钟）。
- 最后一次冥想（10~15 分钟）。
- 分享对这次练习的评价。
- 布置作业，给参与者分发材料（表格、练习描述、引语、练习光盘）。

团体训练的练习和主题连续循环进行。

住院团体训练的障碍和困难

如上所述，在住院患者正念团体训练中，我们必须应对一些在门诊患者团体训练中不常遇到的问题。

- 情绪。有些正念练习，尤其是那些需要患者与自己的身体和身体感觉保持密切联系的练习，可能会激发患者强烈的情绪，特别是焦虑。由于放松的感觉，也由于不想与自己经常讨厌故而曾回避、伤害或惩罚的身体（通常见于遭受性虐待和创伤的患者）进行接触，患者在长时间静坐或躺着进行冥想练习期间，经常会感到缺乏控制感。因此，有些患者可能会感受到强烈的羞愧感、内疚感、厌恶感和焦虑感，并且他们可能经常容易分心，可能会要求休息，甚至突然放弃治疗。
- 分离危机。分离可以被看作一种回避令人不悦和痛苦感觉的更极端的形式。这种症状通常见于有创伤后应激障碍（PTSD）的患者（见第 16 章）或 BPD 患者。在团体训练中，这一问题可能会引起严重后果，但问题没有想象的那么频繁。根据作者的临床经验，在对数以百计有创伤经历和 BPD 的住院患者的团体训练中，严重的分离危机只出现过四五次。
- 患者睡着。患者可能会因为冥想、过于放松而睡着，甚至将其作为一种回避的方式。

- 背景噪声的干扰。医院和精神健康服务机构通常不会专门设计"冥想中心"。因此这些环境中的正常噪声可能会在冥想练习时干扰患者。在这种情况下，治疗师可以让患者把噪声看作当下觉察对象的特定声音和暂时性事件，把它们转化为培养对待困难的非评判接纳态度的机会。

- 迟到者。住院患者参加团体训练迟到是常事。这会干扰需要安静的正念练习。出现这种情况是因为许多患者难以遵守规则，这要么是由于他们的心理问题，要么是由于他们在住院期间分不清轻重缓急。

- 身体问题或不适。有些患者，尤其是年纪较大的患者（见第 23 章），可能会有与心理障碍相关的生理问题，在试着做某些正念练习（如静坐冥想或正念行走）时，这会造成一些困难。

应对困难的策略

在应对重症患者在参与团体训练时可能遇到的问题和障碍时，下列这些从临床经验中总结的策略可能会有帮助。

- 确保每日练习。有效应对住院正念团体训练中的棘手问题的一个最重要策略是，确保患者每天在医师指导下规律地练习正念，指导者要对患者的问题有丰富的经验和娴熟的技能。

- 每次训练要有两名治疗师。重症住院患者的正念团体训练需要两个人进行指导和管理：一名组长（指导者）和一名观察者（助手）。如果有患者出现任何困难，观察者就能及时干预，尝试帮助患者克服困难或忍耐到练习结束，而指导者可以继续为该团体其他成员提供练习指导。

- 提供个体帮助。对于棘手的患者，治疗师需要在两次团体训练之间为他们提供一些帮助，使他们愿意也能够继续参与。为防止出现不利的经验性回避，治疗师要帮助那些已经准备好加入团体训练但因第一次参加还有些犹豫不决的患者，或者那些在某次训练中遇到困难或恐怖经历而对再次参加犹豫不决的患者。

- 尽量避免重症患者组成大型团体（最多 8~10 名参与者）。大型团体增加了必须在训练中处理重大问题和困难问题的风险。对于一名在领导精神病患者团体训练方面没有丰富经验的组长来说，这一问题尤为严重。

- 患者的选择。由于各种临床和人格特征，并非所有住院患者都适合参加正念团体训练（见下一节）。

- 与门诊患者团体训练相比，治疗师应向住院患者给予或提供更多指导。住院患者在冥想过程中通常需要频繁的指导，因为他们比门诊患者更容易注意力不集中，他们很容易走神儿或进行反刍思维，很容易放松与当下的联系。

- 让更困难的患者靠近组长。为了给容易有问题（如焦虑、分离、痛苦）的患者在团体训练中提供及时的帮助，可以让他们坐在或躺在靠近组长的位置。这通常会给患者一种保护感和安全感，从而使他们能够与困难的内心状态保持联系。

- 为困难患者提供支持和鼓励。如果有必要或合适的话，指导者可以握住紧张、焦虑或有分离危机的患者的手。

- 陪伴有困难的患者回病房。如果有必要的话，应当陪伴很难应对自己问题的患者回到病房，以避免出现破坏训练连续性的严重危机（如分离、惊恐等）。

- 禁止迟到者加入。一旦团体训练已经开始，应当禁止迟到者加入，因为他们会干扰正在进行冥想练习的参与者。此外，应当制订相关规则和纪律，目的是让大家分清轻重缓急，互相尊重。

- 使用背景音乐。为了让患者能够长时间专注于当下的个人体验，使用轻柔的背景音乐通常很有帮助，在探索具有挑战性、令人不安的内在体验这一艰难过程中，背景音乐能温柔地陪伴患者。根据患者的体验，通常情况下背景音乐不会带来干扰，相反它会帮助患者把注意力集中在当下。

- 循序渐进。随着练习难度的增加，团体中有棘手患者的住院训练应当比针对门诊患者的训练难度增加得更缓慢，可以从外感（外部感官觉察，如正念视觉和正念听觉）练习过渡到内感（内部正念，如身体扫描、坐姿冥想）练习，从短时练习（5~10 分钟）过渡到长时练习（30~40 分钟），从非正式冥想（日常生活中的正念）过渡到正式冥想。

- 根据团体的组成选择训练中的练习。如果某个团体中有许多新加入的患者、不熟练的患者或受困扰的患者，那么指导者应当有意识地选择活动幅度比较小的练习。

- 鼓励患者把困难当作机会。在团体训练时，要鼓励患者把训练过程中的困难（如紧张情绪和想法、身体不适或心神不宁、其他人的干扰行为等）当作促进和培养接纳和不评判态度的机会，而不是把它们当作问题或障碍。

- 应该叫醒在训练过程中睡着的患者。正念意味着时时刻刻关注当下。睡着以后，人们无法觉察当下，因此会失去学习这种态度的机会。

住院患者正念团体训练的排除标准

临床经验表明，正念团体训练不适合表现出某些稳定性或暂时性临床病情和特征的重症患者。因此，我们应该对参加每一次团体训练的患者进行认真挑选。确定某些患者不适合参与的条件如下：

- 处于急性抑郁期且病情严重至无法与指导者和团体建立融洽关系的患者；
- 有严重的阳性精神病性症状或有泛化妄想系统的患者；
- 处于狂喜或躁狂状态的双相情感障碍患者；
- 有严重分离危机风险的患者；
- 有严重认知缺陷或损伤、严重精神发育迟滞或躁动、表现出较差洞察力的患者；
- 低动机或有逆反态度的挑剔患者，或者不愿意或无法与团体合作的患者；
- 受药物或其他物质（酒精、阿片类药物、大麻等）影响的患者。

当患者的上述病情不再稳定持续，并且在住院期间开始有所改善时，可以允许他们加入正念团体训练。

帮助患者应对团体训练中的困难的用语

在正念团体训练中，指导者可以使用某些用语来帮助患者应对可能发生的任何困难，这种用语对待痛苦与正念的态度和原则是一致的，举例如下。

- "与你的体验保持联结"（情绪、想法、感受、感觉）、"你能做到""是的，你能行""随它去吧……""不要回避它……""不要反抗""不要试着逃离""接纳它""不要评判它"（接纳、认可内在体验）。
- "深呼吸""与你的呼吸保持联结""和我一起呼吸"（锚定呼吸、去中心化、解离）。
- "有这种感觉是正常的，这没有错""无论是什么，都是可以的""此时此刻它是什么就是什么"（不评判）。
- "感受这种情绪""不要回避它""不会有什么害处"（直面并经历个人体验）。
- "想法只是想法，是转瞬即逝的心理事件""这个想法不是'你'，也不是现实""想法不是事实"（与想法建立不同的联系、去认同）。

所有这些用语都是为了帮助患者在训练中克服那些与个人体验有关、可能会激发经验性回避或适应不良反应（如自伤、反刍思维等）的困难和问题。很多时候，患者报告称，随着时间的推移，他们能够具身化并内化这些信息，自主使用它们来应对非治疗情境中的困难。

结语

　　基于接纳和正念的治疗方案可以在临床住院患者中有效实施，尤其是在治疗特定疾病的专业科室。这些干预措施能够充分利用员工资源，能够以一种经济高效的方式向患者传授有用的技能，使患者摆脱重症和急症特有的功能失调的认知加工模式。此外，这种治疗形式似乎有较高的接受度，就连高度不适或失调的患者似乎也表现出良好的耐受性。

　　与门诊治疗不同，在住院环境中，周围环境和病房环境对正念干预的实施和效果有很重要的影响。住院环境能为患者提供坚持参加强化训练课程的机会，使他们能够接受更多正念训练，每天能够坚持进行正念练习。

　　然而，在住院环境中为重症和急症患者提供正念训练并非易事，这需要从业者和专业人员了解住院治疗所特有而门诊治疗基本上不存在的诸多障碍和挑战。这些困难意味着在住院环境中实施基于正念的干预措施时，治疗师必须使用特定的形式和架构，即干预措施的结构必须适合住院人群和住院环境。此外，治疗师必须使用几种具体且通用的应对策略，以解决正念团体训练中患者出现的困难。但是，如上所述，正念干预并非适合所有住院患者，治疗师可以使用一些正念团体训练排除标准确定哪些人合适、哪些人不合适，上述标准来自作者的临床经验。

　　为了在住院治疗中实施有效的正念治疗方案，需要指出的是，所有治疗人员都需要接受正念训练，而且不同的治疗人员使用的方法应尽量保持一致。此外，还需时常对治疗人员进行监督。

　　在治疗干预中及患者住院期间，必须把重点放在接纳和当下两个原则上。此外，为使住院治疗有效，患者和指导者都应规律地进行正念练习。

　　尽管临床经验表明，在为重症和病情复杂的患者提供基于正念的治疗时，一般而言没有特别的禁忌证，但应针对不同形式的病理和心理问题（如精神病、BPD、分离性障碍等）使用特定的方法、策略、练习和冥想方式。此外，还应对其成败进行分析，以了解哪种策略在哪种情况下最适合哪些患者。在对问题复杂的住院患者进行基于正念的团体训练时，在练习难度上治疗师需要做到循序渐进。可以从外感练习过渡到内感练习，从较短时间过渡到较长时间，从非正式冥想过渡到正式冥想。

就实际效果而言，到目前为止，很少有随机和对照研究评估住院治疗中基于接纳和正念干预的有效性。这是因为这种方法的应用还处于早期阶段，同时也因为对住院环境中的一种治疗措施（如正念训练）的有效性加以证明很难，因为人们很难将其与住院治疗方案中的其他特异性治疗变量和非特异性治疗变量区分开。例如，很难区分病房环境的效果和治疗的具体效果，以及区分每种干预措施对结果的影响。然而，有几项令人鼓舞的定性研究。这些研究的结果表明，患者认为基于正念的干预是有效的，出院时其病情有所改善，因此正念可以成为住院治疗方案的一个重要组成部分。

随访时治疗效果是否能维持？出院时的临床改善与正念技能的改变有何关系？这些是需要进一步研究的问题。

基于正念的干预措施不是一系列治疗技术，但它们确实试图为患者提供一种新的认知方式、一种"生存方式"及一种应对生活和痛苦的一般方法。因此，如果我们能够向他们传递冥想技巧，最重要的是向他们传递基于正念视角的核心基本原则（如接纳、慈悲、当下、不评判等），能够以了解其痛苦的原因并减轻其痛苦为目标，那么正念也可以有效应用于痛苦程度较高的人（如住院患者）。

第 25 章

正念专业人员培训：教学的核心

苏珊·莱斯利·伍兹（Susan Lesley Woods）

> 在任何类型的工作中，我们能获得的最实用的东西，就是深刻了解在工作时我们的内心发生的一切。对自己的内心世界越熟悉，我们的教学——和生活——就会变得越脚踏实地。
>
> ——帕克·帕尔默（Parker Palmer）

最近基于正念的疗法在临床实践中的运用获得了大量的关注。这引发了一系列关于医务人员培训的有趣问题。运用正念进行治疗有多种形式，但关于正念在临床运用中的组成部分和特征还没有达成一致。此外，有些正念临床项目将正念练习作为其关键，而有些将正念作为一套技能。然而，正念的核心不仅仅是一种临床方法或一套技能。因此，这给专业培训带来一些特殊的挑战。在本章我们将介绍正念培训与其他专业培训项目的不同之处。

医护人员习惯于接受特定理论和技术的指导，然后从这些技术在临床实践应用中获得直接经验。正念的某些方面的确可以通过惯常的方式来教授：讲授概念、运用逻辑领悟力。但是，正念的很多东西，只有当临床医生或指导者全心全意地将之具身化时，才能真正被发现和传授。因此，我们要超越方法，与心连接，"此处的心是其最古老的意义，即人自身的智力、情绪和精神融合的地方"。这使得正念的临床学习重点不同，因为这意味着向临床医生传授正念的出发点在于让临床医生对正念为其带来益处的真实性产生共鸣。受篇幅所限，我们不可能对每一个融入正念练习的临床项目逐一进行评论。因此我们重点讨论两个课程：正念减压疗法（MBSR）和正念认知疗法（MBCT）。因为这两个课程强调正式和非正式正念练习，这样我们可以讨论 MBSR 和 MBCT 课程中所教的正念元素，以及教师如何将这些具身化。通过言传身教，教师示范了一种传授正念体验的和谐感和融合感及其与世界的关系的一种方式。从这一点出发，我们可以讨论关于培训的关键问题。

MBSR 是许多临床方法依据的基础课程。MBSR 和 MBCT 在本质上是一样的，但是二者针对的临床群体和学习方法有所不同。这两个课程都以团体形式进行，都提供有关正式每日正念冥想的严格培训，以及将正念练习融入日常生活的方法。MBSR 针对的是表现出多种生理、心理及压力相关症状的患者。而 MBCT 针对的是特定临床人群，即那些容易抑郁复发的人群，而且 MBCT 额外增加了一个组成部分：传统心理治疗的元素，即认知行为疗法。

问题的核心

正念源自佛教的冥想传统，被描述为一种"通过在当下不加评判地、有目的地将注意力集中于每时每刻不断展现的体验而产生的觉察"。迪米德坚和林内翰认为，正念的关键组成部分可以分为以下三类："（1）观察、注意、觉察；（2）描述、标记、记录；（3）参与"。他们也指出了进行上述活动的方式所具有的三个特征："（1）不评判、接纳、允许；（2）在当下、具有好奇心；（3）有效"。这种对正念可能包含的组成部分及特征进行的结构性描述，有助于我们更清楚地了解我们在正念教学中实践和练习的因素。

正念练习提供了一种直接观察想法、情绪和身体感觉的本质及其如何给个体带来快乐或痛苦的方法。注意力集中于对当下出现的所有体验的观察。这不是一个消极的过程，而是一种充满仁爱、有意识的觉醒状态。通过持续的练习，我们有可能看到，很多时候我们期待事情与实际情况不同，从而让我们的注意力以许多不同的方式被"劫持"。通过不断地付出努力、精力和耐心，这种"觉察"有可能使人们减少对固执的想法、情绪和行为的依赖，拥有更多选择，尤其是在面对压力情况或困难时。

在现代心理学和佛教冥想传统中，情绪和心智构念被视为影响人们思维和行为方式的重要因素。有些佛教流派认为，与其他心理品质相比，某些心理品质更有利于创造持久的幸福和个人转变。贪求、憎恨及执念于"我"和"我的"被视为有害的心理状态。而花费更多的精力加强和发展注意力、专注力和正念能够带来平静与智慧。

　　尽管慈悲是心理治疗的中心主题，但人们对慈悲尚无明确的定义和清晰的认识。慈悲被认为是通往健康和痊愈的核心组成部分。慈悲通常被理解为一种对他人痛苦或不幸的同情和关心，以及与之共鸣的能力。这不同于为某人感到惋惜，后者带有一种优越感。建立慈悲的一个前提是共情，这是指能体谅他人的情感体验，能明白凡是人都会时不时地遇到困难。当善良和慈悲指向自己和他人时，我们会减少对自己和他人的评判，其特点是一种深切的关怀状态。

　　关怀和慈悲在临床医生的工作中起着重要的作用。有学者指出，关怀自己和患者对于实施有效的治疗尤为重要。有证据表明，当医护人员对其工作不满意并遭受心理困扰时，他们对患者的护理会受到影响。医护人员具有独特的压力，尤其是那些始终与高度痛苦的临床人群一起工作的医护人员。L. 夏皮罗等人针对受训临床治疗师提供了为期 8 周的 MBSR 课程，结果表明参与者感觉到压力有所减轻。此外，该研究的参与者还表现出更多的积极情感和自我慈悲。这些初步研究似乎为医护人员提供了一种方法，使他们能够以更健康的方式应对生活和工作中的压力。

正念减压疗法和正念认知疗法中的教学要素

具身化的觉察

　　MBSR 和 MBCT 课程的初期强调对身体感觉进行探索，这在心理治疗中很少见。身体是信息和智慧的容器和资源，但身体经常被忽略。在 MBSR 和 MBCT 课程中，身体的直觉智慧被重新发现、强调和支持，这是通过冥想和课程中的运动部分实现的。很多时候我们只在身体疼痛或不适出现时才会注意到身体。简单的正念运动可以提醒我们，我们可以为了享受运动本身而运动，正念运动也可以帮助我们扎根于自己的身体。把我们对运动的特定注意力和觉察作为获取知识的途径能为我们提供一个信息库。这可以在我们有认知意识之前提醒我们注意身体方面的联系，进而帮助我们确定关怀自己的积极方式。那些希望教授 MBSR 和 MBCT 课程的人需要有个人正念运动系统，如瑜伽、太极。

　　对遇到的一切（包括身体感觉）保持开放的觉察。当 MBSR 和 MBCT 教师通过正念练习传达这种立场时，个体与疼痛和痛苦的关系就会发生变化。强调每一时刻的重要性，而不是试图改变或质疑正在发生的事，或者试图弄清过去或预测未来，这样一个不一样的参考框架就会出现。在传统心理学方法中，干预通常假设某个东西有缺陷，需要被修正或调整。与之相反，正念认为对所有的内在感官体验（如身体、情绪、认知）保持好奇，就会发现健康的本质，而在这一洞见中，人们认识到自己是更大的整体的一部分。这对于那些过度依赖自我中心思维的精神疾病具有重要意义。

对话中的觉察

正念坚定地立足于当下，它关注的焦点是此时此地出现了什么。这种立场的核心与许多心理学方法不同，那些心理学方法的关键是调查过去的历史与当前的困难之间的关系。而 MBSR 和 MBCT 课程的核心主题是让觉察和注意力转向对当下不断展现的身体、情绪和认知感觉的内部探索，以及这一过程的外在表达。这需要教师有一种特殊的敏感性。

人们通常用"探究"（inquiry）一词来描述这一过程，有时这会传达一种寻找特定东西的感觉，该词源自拉丁语 *quaerere* 和 *inquirere*，意为寻找。要寻找某样东西这一暗示会为 MBSR 和 MBCT 团体训练中展现的内容设置一个范围更窄的框架。使用"对话"一词描述这一不断展开的探究过程可以提供一个更加宽泛的参照系，从而使之呈现出一种发现和"探索某个主题"的感觉，而不是寻找某个答案。

在某种程度上，当基本的教学语言被牢记于心后，MBSR 和 MBCT 中教授的正念练习可以通过观看范例和重复来学习。但是，仅靠死记硬背和智力来操作的教师很难激发学生对正念练习的讨论和探索，而这些又是课堂中非常重要的部分。主要依靠技术的教师将面临参与者在学习正念练习过程中出现的评论、疑问和体验的挑战。如果教师脑子里只有患者、诊断或疾病这些概念，那么正念可能提供的益处就没有机会得以展现。

因此，MBSR 和 MBCT 课程的教师鼓励团体参与者进入一种"未知"状态，每时每刻去发现意义，而不是去"修正"或塑造当下体验的本质。教师发起开放性对话并邀请参与者参与其中，这些对话可以揭示房间中不断展现的一切，而不是要求参与者去寻求答案和宽慰。这种对话使人们有可能重新发现体验的意义并与之建立友谊。这就要求教师要有温柔而慈悲的专注力和稳定性，这是一种由个人练习产生的体悟。否则，参与者就会出现使观察到的内容合理化的倾向。正是在这一点上，指导者的个人练习对于他处理参与者呈现的材料至关重要。西格尔等人在正念中心观察 MBSR 指导者时也注意到，"正是在这一点上，他们能够以一种非凡的方式将他们与患者最强烈的痛苦和情绪的不同关系具身化。我们也看到 MBSR 指导者在处理负面情感时所做的工作，比我们作为治疗师在团体训练环境下能做的工作更进了一步。"

体验式参与

MBSR 和 MBCT 都强调指导者要以体验式参与的方式教授正念，而不是通过认知过程教授正念。MBCT 的开发者们在西格尔等人的著作中阐述自己的学习过程时描述了其中的原因。他们最初的观点是，正念干预可以通过与其他疗法几乎相同的方式来教授，即学生先学习有关技术的原理然后加以应用。然而，随着他们在正念中心持续观察 MBSR 教师，他们开始意识到，当教师根据个人正念练习体验进行讲授时，教学产生了质的变化。正如他们指出的那样，"MBSR 指导者传达的一个至关重要的部分是他们在课堂互动中体现出的正念……MBSR 课程参与者通过两种方式学习正念：他们自己练习及教师自身在课堂上以解决问题的方式体现正念"。

只有那些在生活中积极运用正念态度从而将正念练习变成日常生活的一部分的参与者和教师，才有可能通过正念练习实现个人转变。卡巴金等人提出，"要想让一堂课或整个课程具有意义或活力，讲授者必须尽一切努力将正念练习体现在自己的生活中，并且运用个人体验和个人智慧教授正念，而不是仅仅根据理论和逻辑思维讲授。否则正念教学只会变成机械的说教练习，而正念的精华将会丢失。我们自己无法在更高程度上日复一日、每时每刻做到的事情，我们不会要求患者去做。"在教授 MBSR 和 MBCT 时，教师是在拥抱一种特定的、与体验共处并参与体验的方式，这是通过以友善而好奇的态度有意识地注意体验实现的。觉察和注意力没有什么奇特之处，因为这是人类的本能，但是正念以一种清晰而有组织的方式阐明并加强了这种能力。这是因为这种注意力的某些方面——不强求、带有慈悲心的聆听、深入的自我探究和自我接纳——需要持续不断地集中注意力。其目的是，没有任何东西被驱赶、被追逐或被忽视。最终，诸如愤怒、憎恨、绝望和无助等更加困难的心理状态（因与不愉快时刻接触而产生的非建设性心理品质激增）都可以被如其所是地看到。

很多时候，导致我们过度"思考""解决问题"或"做事"的是我们对困难的、有压力的情境做出的反应，或是我们想要继续保持快乐并寻找方法复制快乐。有时，这种处理情绪、认知和感觉材料的方法很有效。但有时这种方法可能会导致绝境。在那种情况下，思维好像占了上风，我们开始致力于针对我们将要做的事、我们本可以做的事情以及我们本应该做的事编造有力的叙述。

　　MBSR 和 MBCT 教师经常会遇到上述类型的思维，这是团体训练参与者在试图理解自己与困难、失望和痛苦之间的关系时常见的思维模式。正是在这种情况下，正念为参与者提供了摆脱这种"行动"模式及进入"存在"模式的可能性。这是一个富有洞察力的过程，即关注当下出现的一切并允许它们存在。在确认存在的事物时，对感觉的观察可以基于狭窄的关注点，也可以包括更宽泛的觉察范围。这做起来并不容易，个体需要通过专注和努力才能觉察到注意力何时从当下的时刻移开；同时，也需要良好的意图、耐心、友善和开放性让自己重新投入对当下的每时每刻的专注。这需要长时间的练习才能做到，因为这需要记忆和强化。除了根据自己在正念练习中的亲身体验来传授，我们很难想象教师如何以其他任何方式揭示和认可这一过程。

　　正是在与所有痛苦相遇时，教师才能将指向不受欢迎的事物的觉察和自我仁慈品质具身化。经过一段时间的练习，厌恶（需要与消极情感保持距离，需要消除和拒绝困难与痛苦）会减少。这不是一种消极的态度，而是一种接纳、承认和仁慈的行为。卡巴金和圣雷利曾指出，"愿意在觉醒时以非评判的方式拥抱自己最为抵触的自身的某些方面，是成功从事这项工作的基本素质。"指导者只有通过自身的正念练习体验才能提高其充分表达接纳、不评判、善意、自我探索和慈悲这些品质的可能性。

个人练习的重要性

　　将觉察引向加强仁爱和慈悲的积极心理状态需要注意力、接纳、耐心和信任，这些都是正念练习需要的特质。培养这些特质需要练习和时间。通过定期直接处理正念练习体验中出现的一切，从而培养诸如不评判、耐心、初心、信任、不强求、接纳及放下等心态，教师才能向 MBSR 和 MBCT 参与者传达出与困难和压力建立不同关系的可能性。这些正念态度元素是教师将教学内容具身化的一个非常重要的部分，也可以被看作心理治疗的重要特征。

　　强调教师以这种特定的方式持续进行个人修炼的有效性在临床培训课程中并不多见，尽管在接受心理动力治疗师培训时进行个人治疗也很重要。但两者的不同之处在于，正念练习蕴含的假设是，以这种方式持续练习会提供一种让人生更加丰富的真实存在方式。

　　通过对我们自己的身心内容（尤其是最难处理的思维和感觉方面的内容）保持努力、耐心和友好，在听到、收到或亲眼看到 MBSR 和 MBCT 团体参与者的反应时，我们的理解力会不断增强。只有临床医生真实地表现出回到当下的能力，好奇心和慈悲才能被传达给参与者。这是教师可以为参与者提供的平台，这源于在个人练习中以一种非评判、自我接纳和慈悲的心态一次次地与自己相遇。

正念减压疗法和正念认知疗法专业培训课程

在设计针对 MBSR 和 MBCT 教师的专业培训时需要认真考虑，课程既要注重临床医生的个人正念练习，也要注重其知识和理论的发展。在基础层面，MBSR 和 MBCT 专业培训可以发展并促进与相关团队的合作，鼓励和支持诸如热情、接纳、慈悲和尊重等人际技能及适当的专业和个人界限。就 MBCT 而言，它还包括对课程蕴含的认知行为要素的理解、配置和实施。此外，还需要传达正念练习的开放性质的意图和意义，以及临床医生表达这些意图和意义的各种方式。

培训课程还需要仔细确定正念练习的基本原则，以及它们对一般医疗人群或某个目标临床诊断的意义。我们要记住，正念练习不只是一种技能，不只是一种行为干预，也不只是一种为解决医疗保健问题而开发的临床方法。对正念的应用和正念的意义的理解会随着正念练习和教学经验而增长。因此，在每一个培训课程中，找到支持和强化指导者持续进行正念练习的方式，与提供知识材料同等重要。这就是为什么在后期阶段，在指导者获得了一些指导 MBSR 和 MBCT 团体培训的经验后，额外的培训和监督可以提供更多获取更深刻见解的机会。

在佛教传统中，正念是在师父的指导下通过长期的个人练习培养的。世界各地有许多中心，为那些希望在特定时间段内进行持续练习以深化练习的人提供由教师主导的静修。 MBSR 和 MBCT 教师既需要设法保持个人练习，也需要设法获得有经验的正念教师的督导。这两个过程都可以在督导下进行，也可以通过公认的正念教学中心或有经验的正念练习者将督导与个人正念练习分开。随着临床环境中的正念疗法的发展，将会有越来越多的人既拥有个人正念练习经验，也拥有指导正念干预的经验。这会为培训提供一个有效且实用的支持系统。因此，找到一种方法对那些已经历过公认的培训过程且能为他人提供指导和监督的临床医生或指导者进行鉴别和认证，将为这一领域做出重要贡献。

典型的培训途径

正念减压培训

在美国和欧洲有许多完善的培训课程，它们都强调个人正念练习对教授 MBSR 的重要性。实际上，从基础课程到 MBSR 教师资格认证，都强调持续正念练习的重要性。最为著名的是马萨诸塞州伍斯特市正念中心提供的培训课程。在这项培训中，每日正念冥想练习及参加教师主导的静修是参加最初的 7 日住宿静修培训之后的教师培训的先决条件。另一个要求是接受过研究生水平的专业知识培训，并且其中要包含 MBSR 涉及的科学和医学基础知识。该课程鼓励个人的心理发展，以及以身体为中心的运动体验，如正念瑜伽、太极拳。

马萨诸塞州伍斯特市正念中心提供为期 7 天的住宿静修培训。该项目是对 MBSR 教学的强化教育，为参与者提供机会探索正念练习、课程结构、如何教授和指导他人，以及了解支持课程有效性的研究。马萨诸塞州伍斯特市正念中心还提供 MBSR 实习课，参与者可以参加马萨诸塞州伍斯特市正念中心的一个 MBSR 课程，该课程为期 8 周，由高级教师授课。实习课提供了丰富的体验式学习机会，参与者既可以作为学员参与课堂，也可以观察教师的教学。课堂教学结束后，实习生与教师会面，进行相关讨论并接受教师的指导。

马萨诸塞州伍斯特市正念中心提供的更高级别的教师培训是"教师发展集中培训"，这是一个为期 8 天的高级教师静修培训。该项目是一种高度互动性和协作性的学习，内容包括阐明、完善 MBSR 教学技能，分析 MBSR 课程结构的理论基础，深入探索个人正念练习与正念教学之间的交叉，以及探索教学中的挑战性时刻。该培训的一个重要组成部分是认识到我们的思维方式如何影响我们的行为及它们对我们的教学有何启示。该中心还为参与者提供持续的指导和咨询。

正念认知疗法培训

目前在美国和欧洲有许多 MBCT 培训课程，而且数量在不断增长，但篇幅所限我们不能一一提及。此处以北美洲和英国的 MBCT 培训为例，重点回顾一般性培训方法。在北美洲，目前提供 MBCT 专业培训课程的方式是一到两天的入门研讨课、为期 5 天的静修培训课程（一级）和为期 8 天的高级教学与研究静修课程（二级）。另一层级的培训是由经验丰富的教师提供指导和咨询。从一开始，教学就围绕教学材料和实际体验交叉进行。在一到两天的研讨课中，教师让参与者接触某些以后将教给他们的正念冥想练习，这既是教学的一部分，也是讨论 MBCT 课程结构和理论依据的一部分。

5 天的 MBCT 专业培训课程（一级）是集中课程，教师向临床医生或指导者介绍 MBCT 的课程结构和主题，另外将特定时间段用于个人正念练习和教学材料的教学。通过课堂讲授、亲身体验及大组和小组教学，该课程为参与者提供了学习正念应用及认知行为要素配置的机会。课程设计的一个重点是知识材料的掌握与正念练习体验的交叉。这一侧重点让我们清楚地看到，作为临床医生我们更喜欢也更习惯于别人教给我们一种方法。在课程的最初几天，每天结束前临床医生或指导者恢复沉默和正念练习，他们会发现与源自学习体验的想法、情绪和身体感觉共处是什么样子。

培训并不是要削弱智力的力量，而是鼓励以开放、接纳和耐心来与思想的本质相遇。通过这种方式，参与者不仅把 MBCT 课程作为一系列技术来探索，而且作为一种内部正在进行的学习来探索。这与 MBSR 和 MBCT 团体的参与者的体验类似。活动领域是在体验觉察和智力思维之间来回切换。

参加一级和二级培训的入学要求不同，这是为了保证学习效率。为期 8 天的二级培训面向专业人员，学员需具有长期个人正念练习经验，能认识到需要以个人正念练习为平台进行正念教学，并且参加过由教师主导的无声冥想静修，该课程适合已教过 MBCT 团体课的临床医生。通过指导 MBCT 团体训练，临床医生能学到很多东西，另外，指导者在教学过程中也能得到启发。学会返回正念环境，而不是被引入基于心理干预的领域是本培训的主要教学目的。

静默开放日支持正念练习过程，这会提醒人们重新进入正念觉察，将其视为应去的地方及教学的出发点。从进入这个地方开始，重点转向基于正念的体验式学习的意图和完整性，以及对认知行为要素的意图和排序的理解。促进学习的方式包括：团体学习、小组学习、结对学习、教师督导，以及在每天学习结束到第二天早餐之间回到正念静默练习。

在英国，现在有许多入门级和更高级的 MBCT 培训途径，这些都基于英国的几个中心。班戈大学（Bangor University）的正念研究与实践中心培训内容广泛，在思想体系上与北美洲的相似。同时，班戈大学还有一个正念硕士学位，提供两个学习方向：理学硕士和文学硕士。理学硕士面向对科学研究感兴趣的人，而文学硕士遵循更注重体验的方法。

牛津大学提供 MBCT 硕士学位课程。这是一个非全日制课程，面向具有心理治疗经验的心理健康专业人员，授课时间为两年。课程结构包括 10 个为期 3 天的教学模块，两次静修营（第一年为 5 天，第二年为 7 天）。课程内容包括 MBCT、临床心理学和认知心理学相关知识，以及佛教心理学和某些哲学方面的知识。在学术课程中加入正念静修营凸显了临床医生除学术学习外进行体验式学习的重要性。

另一培训途径包括一年证书课程或两年文凭课程。英国埃克塞特大学（University of Exeter）提供了这样一个课程。这些培训课程为受训者提供参加 MBCT 团体培训的能力，以及在监督下协助团体培训的能力。受训者有机会学习加强 MBCT 的理论和研究，同时接受佛教心理学的指导。一旦参加这些课程，受训者就有望参加由教师主导的静修会。

结语

随着人们对正念在临床环境中的实际作用的理解和认识不断提高，针对临床医生的正念培训也在不断发展。本章着重讨论了两种有关正念的临床培训课程：MBSR 和 MBCT，因为二者的核心都是提供持续而系统的正念冥想练习指导，这对培训心理健康专业人员具有重要而独特的意义。正念不是缓解疼痛和痛苦的快速解决方案，也不是限时干预措施。它是一种专注于研究直接体验和意识的方法，是一种致力于培养心智使其具有洞见和智慧的长期承诺。

关于正念在医疗保健方面的作用，有很多问题尚待研究。我们刚开始了解正念作为一种临床治疗的功效。我们刚开始了解正念的哪些方面在临床环境中有作用，我们还不了解其能力要素是什么。以科学的眼光来了解正念的各个组成部分，以及如何在临床环境中最有效地传达和指导这些要素将是进一步研究的主题。有实验结果表明，长时间定期进行正念练习有助于提升个体的幸福感并减轻痛苦。也有初步的科学证据表明，佛教冥想练习可以塑造大脑处理情绪和思想某些方面的方式。

MBSR 和 MBCT 课程将正念练习作为干预的核心，其他临床课程侧重将正念的具体组成部分作为一套技能来教授，它可以与其他疗法一起使用。为了更好地研究这两种基于正念干预的方法，我们需要进行进一步的临床研究。MBCT 构建了一个平台，用以传授认知行为疗法认为有助于预防抑郁症复发的思维和情绪模式，以及严格的正念练习在发展与这些体验的不同关系方面所起的作用。MBSR 提供了对压力的影响的系统性探索，它将压力视为我们与康复和健康之间关系的重要组成部分，MBSR 可以解决一般性医学问题和心理问题。二者都为参与者提供了一个机会增强他们对更普遍的健康和福祉的体验式理解。通过与智慧的深层核心联系，这种理解是完全意义上的以"心"为中心，是一种深刻的宾至如归的感觉，无论我们身在何处，无论发生了什么。

　　正念是一种让我们重新发现当下体验的方法，正念练习让我们深入了解身心运作的方式。只有在实践中一次又一次地与心智接触，我们才能传达出一种充满慈悲的洞察力，才能在教学中体现我们要教授的内容。因此，专业教学计划需同时包含正念的知识性学习和体验式学习，否则它提供的东西将会失去以"心"为中心对待痛苦的方式。

正念练习

托马斯·比恩

法布里奇奥·迪唐纳

正念练习有许许多多的练习方式，以下是一些我们认为可以作为正念基础的练习方式。

关于姿势

在进行正式冥想练习时，第一步是找到正确的身体姿势。身体姿势对我们的心理状态有非常直接而有力的影响。我们知道身与心是相互联系的，因此，当身体姿势和心理态度相互支持时，正念状态就会自然出现。因此，正确的直立姿势有助于内心自然进入平静、专注的状态。最佳冥想姿势是那种让你立即感到舒适、放松、机敏和平稳且能轻松保持一段时间的姿势。正确的姿势可以减少影响注意力集中的障碍，如身体疼痛、分心、困意和心不在焉。如果身体能找到平衡、静止、稳定和清醒的感觉，我们就能保持专注。

冥想时，要穿宽松的衣服，不要束缚腰部，不要穿鞋子，最好赤脚。

有几种姿势可以帮你创造最佳冥想条件。采用坐姿时，可以坐在直背椅子上或表面柔软的地板上，臀部有软垫（如传统的蒲团或跪凳）支撑。无论是坐在地板上还是坐在椅子上，关键是要保持背部挺直，身体要放松不僵硬，脖子后部与脊椎保持一条线，姿势要端庄、高贵和挺拔。卡巴金认为，"端庄的坐姿本身就是对自由的肯定，对生活的和谐、美好和富足的肯定，坐姿本身就是冥想。"一个有用的方法是想象有一根绳子从头顶正把你往上拉。如果你坐在椅子上，背部不要靠在椅背上，这样你的背部不会有支撑，双脚要平放在地板上。坐在椅子上是练习冥想的一种很好的方法，不比坐在地板上差。你也可以选择跪坐姿势（"正坐"或"日式坐姿"），臀部坐在长凳上或软垫上，膝盖跪在地上。

记住，坐着的时候，如果感觉疼痛，可以改变姿势。温柔地对待自己很重要。

双手要找到稳定的支撑，可以把手放在膝盖上、肚脐以下，或者左手放在右手中，掌心朝上，两手拇指轻轻触摸。肩膀要放松，可以保持双眼睁开，或者轻轻闭上眼睛，以防止外界的干扰。无论是什么坐姿，一定要找到最平衡、最放松、最稳固的姿势，即一种能让你的心智深深投入冥想过程的姿势。

正念呼吸

呼吸位于自主神经系统和非自主神经系统之间的交汇处。因此，正念呼吸为身心融合提供了一个独特的机会。当感到烦躁不安时，我们常常会屏住呼吸并浅呼吸。因为呼吸浅，我们会感到更加焦虑，从而形成消极反馈循环：我们感到沮丧或焦虑，因此气喘吁吁。然后，由于这种呼吸方式，我们感到更加焦虑。

幸运的是，反之亦然。当我们让注意力停留在呼吸上时，让它顺其自然，而不强迫它去往任何方向，我们的呼吸就会平静下来，内心也会跟着平静下来。这就好像正念呼吸向大脑传递了一个信息，"一切都很好，无须担心"，这有助于我们感到更加放松。

正念呼吸是许多正念练习的基础，它不需要花费很多时间，如果做得恰到好处，它会让人感觉愉悦、神清气爽。事实上，做得恰到好处的定义就是你享受这一过程。

进行正念呼吸时可以坐着、站着或躺着。把注意力集中到腹部，远离所有想法，让身体完全按照自己的意愿呼吸。你会注意到空气的流入和流出、腹部的起伏、吸气的开始、呼气前的转折点，以及身体开始下一个循环前的停顿。专注于这些感觉的有趣的或令人愉悦的地方，可以大大促进注意力集中。培养这种意识：每次呼吸都在滋养体内的每个细胞。当你的想法把你带走时，请留意这一点而不责备自己，然后再回到呼吸上。像佛陀一样微笑，就这样持续一段时间。

坐姿冥想

冥想有多种方式，每种方式都有不同的方法、目标和结果。与正念最相关的冥想方式是内观，有时亦称作内观禅修。人们对内观的描述略有不同，但是所有形式的内观禅修都包括一个专注对象（最常见的是呼吸），以及当心智从该对象飘移开时的接纳性觉知。虽然集中注意力很有帮助，但这种冥想的目的不一定是达到全神贯注于呼吸的状态。更为重要的是，当心智飘移时，人们以一种善意、不自责的方式注意到这种飘移，然后轻轻让它回到呼吸上。如果能持续这样做，这便是内观。在冥想过程中，心智飘移一次或一百次都没有关系。如果你每次都能注意到它并把心智带回，不与心智的自然飘移倾向进行抗争，而只是观察它，这就是正确的内观。

在内观练习中，无须费力地确定想法或试图纠正它们，只要尽可能地注意这些想法，不纠结于其内容或争辩其正确性，然后把注意力重新集中到呼吸上。通过无休止地重复此过程，冥想者会觉察到意识过程，从而了解并接纳思想的运作方式，而不是与此抗争。没有抗争的观察正是冥想的核心特征，这一点怎么强调都不为过。

以下是坐姿冥想的具体步骤。

1. 选择一个安静的地方。

2. 如前所述，以一个能让你同时保持清醒和放松的姿势坐好。

3. 放下手头正在做的事情，慢慢过渡到冥想状态，不要着急。花一点时间感受周围的环境（声音、气味及其他）。注意身体的感觉，感觉你的皮肤将你与周围的一切连接，而不是分开。

4. 缓缓地将注意力集中于肚脐下两指宽的位置（或者空气与鼻孔的接触点）。关注这个部位随呼吸一进一出时的变化，让呼吸自行展开，不以任何方式强迫它，注意这一过程中的愉悦感。

5. 一旦注意到思想从呼吸上转移开，注意一下自己在想什么，或只是对自己说"在思考，在思考"，然后重新回到呼吸上。最重要的是要记住，这种走神儿很自然，是可以接受的，所以不要因此指责自己（如果你指责自己，就把指责也当作思考来观察，就像你观察其他想法一样）。这个练习叫作单纯识别，其本质就是注意并返回、注意并返回，不过多涉及内容。

6. 重复这一冥想过程，时间不宜过长，然后逐渐将冥想时间延长至至少30分钟或40分钟。就像拉丁格言所说：慢慢加速。不要试图做你还不适合做的事情，而是接纳自己的现状，这样你的静坐冥想能力会逐渐提高。你也可以制订一个练习计划。例如，如果一开始你最多只能做5分钟，那么每天练习5分钟，持续一周左右，然后尝试一周10分钟，然后15分钟，以此类推。如果你强迫自己做还没准备好的事情，你可能会完全放弃。

7. 当你完成坐姿冥想后，慢慢从冥想状态中出来。试着把同样清晰而充满接纳的觉察融入日常生活。在白天，可以通过练习几次正念呼吸回到冥想状态。生活中有很多这样的机会，比如在银行或商店排队时、等待电脑启动或结束一个任务时、等待接通电话时、路上遇到堵车或等红灯时等。

慈心禅

慈心意味着爱和善意，培养对自己和他人的仁慈有许多原因。传统佛教教义列出了仁慈的以下几个好处：（1）睡得好；（2）醒来感觉身心舒适；（3）不做噩梦；（4）受他人喜欢（尤其是儿童），与他们相处时感觉轻松；（5）爱护动物；（6）得到支持和保护；（7）免受火、毒药和剑的侵害；（8）容易达到冥想专注力；（9）面容变得明亮干净；（10）离世时头脑明晰。

这种练习是治疗工作需要的同情心的基础。在一次演示中，一个练习慈心禅的西藏僧侣更能够区分面部表情的细微变化，这一能力对任何治疗师来说都非常有用。还有证据表明，慈悲心对我们有好处。

各种形式的冥想其实都是对自己并推及他人的仁慈实践，但是有时把它更明确地表达出来也很有帮助。练习慈心禅要先从自己开始。安静地坐着，享受你的呼吸。随着持续的呼吸，心里反复默念下面这些话。

> 愿我幸福快乐。
> 愿我身体安康。
> 愿我远离负面情绪。
> 愿我平安。

每一句话都要在心里慢慢地、轻轻地默念，不要囫囵吞枣似地一带而过。

然后，当你准备就绪，当你开始感受到练习的影响时，将范围扩大至另一个人，从最亲近的人开始，随着呼吸一进一出，在心里反复默念上面那些话，只不过要把这个人的名字填进下面的空白处。

> 愿 ＿＿＿＿ 幸福快乐。
> 愿 ＿＿＿＿ 身体安康。

愿 ＿＿＿＿ 远离负面情绪。

愿 ＿＿＿＿ 平安。

然后，可以以相同的方式将练习扩展至朋友、"中立"者（你不太熟悉的人），以及敌人——想起来都会感觉不舒服的人，这也是最不容易做到的。在最后一步，将这样的心意传递给众生。

无须每节练习课都包括所有层次的人（自己、最亲的人、朋友、中立者、敌人和众生）。最重要的是，练习应以轻松、深入的方式进行。有时，整节冥想课可能仅用于对自己或对他人产生爱心。每个层次都同样有价值。

从生理上讲，愤怒是一种代价巨大的破坏性情绪，会触发与心脏病和其他健康问题有关的激素（如肾上腺素、去甲肾上腺素和皮质醇）释放。慈心禅的作用就在这里：根据交互抑制原则，个体不能同时感受到爱和愤怒。如果你对某人感到愤怒，希望以仁慈代替这种情感，那么你应先从对自己仁慈开始，而不是立即尝试对那个让你愤怒的人培养仁慈之心。一旦感到对自己仁慈，你就更容易对他人仁慈。

有时，你也许可以坐下来对众生产生仁慈的感觉，想象自己向每个人散发爱与同情的光芒，使自己沉浸在这种感觉中。但是，如果你觉得这太抽象，那就返回上述更具体的形式。

身体正念

每个老师都知道学生喜欢被关注。有时学生会为了得到关注而在课堂上做出捣乱的行为，尤其是当他们觉得无法用其他方式获得关注时。

你的身体也渴望被关注，渴望你停下手中正在做的事关注它的具体情况。

尽管练习身体正念的姿势有很多种，但通常躺下来练习会更舒适。当你躺在地板上或垫子上时，请花一些时间享受呼吸。注意地板如何支撑着你。

片刻之后，练习从脚开始。在一次吸气中对自己默念，"吸气，我觉察到我的脚了。"在呼气时说，"呼气，我对我的脚微笑。"完成第一次之后你可以缩短语言，吸气时只说"脚"，呼气时只说"微笑"。注意你的脚到底有什么感觉。注意所有表面带给你的感觉（如温度），或者袜子、鞋子带给你的感觉，或者地板和你的脚跟接触的感觉，以及脚内部的感觉（如疲劳、不舒服或愉悦放松的感觉）。无论有什么感觉，无论感觉是好是坏，请以接纳的觉知拥抱它。想一想你的脚有多珍贵，想一想你能在双脚的帮助下做多少可能的事情。向你的双脚传达善意和感谢。

准备就绪后，不要急，慢慢地将注意力往上移动到你的双腿上。

"吸气，我觉察到我的双腿了。呼气，我对我的双腿微笑。"请注意你的腿到底有什么感觉。记住你的双腿很珍贵，并向它们传递爱和感谢。

几分钟后，对下列部位重复同样的操作：你的手、手臂、脖子、肩膀、脸上的肌肉、脊背及胸膛和腹部。和之前一样，花一些时间和身体的每一个部位相处。最后，把身体看作一个整体，以同样的方式拥抱它，"吸气，我觉察到我的身体了。呼气，我对我的身体微笑。"要注意当下身体的感觉，并向你的身体传达感谢和爱意。

这项练习也可以做得更细致。例如，你可以一次练习一只脚、一只手或一条腿；可以将手臂、腿的上半部分与下半部分分开练习，甚至专注于每一个分开的指头；也可以单独向身体的特定器官或部位传达善意，如你的血液、骨头、皮肤、心脏、眼睛等。但要记住，当你试图做太多时，可能会变得不耐烦。如果强制自己继续做这个练习，就会产生焦虑。所以只要练习到你感到平静和轻松的程度就行。

正念进食

进食冥想的本质就是当你进食的时候知道自己在进食，觉察到在你进食时可能出现的各种感官体验。刚开始，正念进食的一个方式是专注地坐在食物面前，而不是急切地开始大吃，停顿一下，呼气和吸气几次。注意你听到了什么，看到了什么。凝视你的食物，想想把这一食物摆在你面前都需要什么条件。如果你在凝视一片面包：小麦要在田野里生长，接受阳光、雨露和土壤的养分；农民要照料它，给它浇水、施肥，收割它；生小麦需要被磨碎；烘焙师要对面团进行烘焙，然后送到你去购买面包的商店，等等。用这种方式，你可以开始如其所是地看到这片面包，这是整个宇宙的一个奇迹。

当你准备就绪，把面包举起并放在嘴边，注意手的移动和咬面包时牙齿的动作。注意研磨的动作、舌头的动作，以及唾液的分泌。注意，当你开始慢慢咀嚼并充分咀嚼每一口食物时，味道会如何变化。注意吞咽的动作和任何残留的味道。简而言之，要观察一切。令人惊讶的是，在吃一片面包这么"简单"的行为中，有这么多可以观察的东西。如果你平时进食速度较快，试着每咬一口食物进行三次正念呼吸。也可以选择每一口食物至少咀嚼 30 次，用一种放松的、非强迫性的方式来进行。

当你觉得太忙或心智太活跃没办法整顿饭都以这种方式进食时，你可以灵活变通，至少可以在进食前进行几次正念呼吸，对食物进行冥想，至少在吃第一口时可以用正念的方式进行。

当我们保持正念时，一次简单的进食就可以成为一次美妙的体验。错过的话就太可惜了。

视觉正念和听觉正念

在日常生活中，我们通常是不假思索地看和听。这项非正式练习旨在打开我们的感觉，在当下与我们的视觉和听觉意识建立深层次的联系。这一练习让我们看到我们无法真实确切地看到和听到周围事务的频率有多高，对周围发生的一切我们只能感知到非常小的一部分。通常我们不是直接感知事物本身，而是感知我们通常用来划分认知世界的类别。我们看不到花，只看到"花"的概念。我们听不到经过的汽车发出的真实的声音，只听到"汽车噪声"这一概念。我们也会立刻将每一个感知分为积极的、消极的，或者中立的、无趣的。视觉正念和听觉正念会使我们摆脱这种肤浅、自动的感知，使我们不再对周围的世界充耳不闻、视而不见。

视觉正念

这项练习通常持续 5~15 分钟。首先，你可以站在窗前或户外的一个选定的位置。感觉自己准备就绪时，开始仔细观察你选择的一个近处或远处的物体，集中注意力觉察它。观察时尽量避免对物体（如一棵树）进行命名或分类，而是尝试用其物理和感官特征对其进行描述——形状、颜色、光影区域、粗糙还是光滑、和你之间的距离、运动还是静止、不同部分之间的区别和相互之间的关系。如果这一物体可以用手拿起，你甚至可以把它放在手里仔细观察。观察时，心智也许会飘移，思绪也许会把你从视觉觉察中带走。当发生这种情况时，你只需注意到心智在飘移——确认这一事件——然后尽快有意识地恢复清晰和深入的观察。把注意力持续放在该物体上，直到你感觉已与它深入接触为止。一段时间后，你可以选择将注意力转移到另一个物体上，并以同样的方式对其进行观察。

想象一下，你在观察公园里的一只坐着的狗。周围的一切都很有趣，充满生机。在你和你看到的东西之间没有分类、概念或标签。你的观察是直接的、新鲜的，充满开放性和好奇心。没有想法干扰观看这一奇妙的行为。

据说，有一天，一行禅师和一帮孩子走在森林里，有个孩子问他树皮是什么颜色。

他不想给孩子一个概念性的答案，比如只是简单地说"棕色"，这会干扰真正鲜活的观察。于是，他告诉孩子，"你看到什么颜色它就是什么颜色"，以此让孩子重新回到他自己的体验上。

听觉正念

无论你在哪里，当你准备就绪时，倾听周围的声音。

不要对声音的来源进行命名和分类，只是注意它们的物理特征：音量、音调、音高、连续还是不连续、与你的距离、声音之间的间隔、声音以外的寂静。如果你注意到你的心智在飘移，注意一下心智去了哪里，然后慢慢地将注意力带回到此时此地的声音上来。

你也可以选择听一段音乐。聆听声音和乐器的模式，对音乐时时刻刻的改变保持觉察。注意各种乐器之间的相互作用。聆听笛声的悠扬感、小提琴琴弦特殊而具体的张力和沙砾感，而不是给每种乐器贴上标签。如果有人在唱歌，注意此人的确切音质。听这些声音时，假装自己来自另一个星球，从未听过这些声音。这段音乐你喜欢或不喜欢都没关系，如果你带着温和的好奇心、不加评判地去聆听，即使扬声器中是失真的声音也会很有趣。

正念行走（行禅）

正念行走是在行动中进行冥想的一种方式。很难长时间静坐冥想的人也许会觉得通过练习这种形式的冥想来提高注意力和正念觉察更加容易。对有些人来说，与坐着或躺着冥想相比，行走的身体体验提供了一个更加清晰、更加生动的冥想主题。在行禅中，我们专注于行走的感觉。与坐禅不同，在行禅中我们保持双目张开，对外部世界更有觉察（自然或人类的声音、视觉刺激、风、天气、太阳等）。正念行走可以用正式方式练习，如练习特定时长（15~20 分钟或更多）或非常缓慢地行走（见下面的描述），也可以在我们每次从一个地方移动到另一个地方时用非正式方式练习。我们每天有许多次非正式行禅的机会。进行非正式行禅时，我们按平时的速度行走，只是对行走变得更加觉察。这能让我们在日常生活中培养更专注的觉察。如果有可能的话，第一次练习可以在户外进行。找一个安静的地方，可以是公园或开阔的空间，只要你能行走 15 分钟或 20 分钟而不会遇到太多干扰就行。

首先要培养正确的站姿，这本身也可以被看作一种冥想。正确的站姿亦称山姿，背部挺直但不僵硬，肩膀和躯干放松，头部和脊椎在一条线上，双脚平行且与肩同宽（大约15~20厘米），膝盖放松，略微弯曲。你可能会注意到，稍微弯曲膝盖，你会感觉重心更稳。注意每时每刻地球引力如何将你与地球连接。让双臂搭在身上，双手握在背后或身前。

身体觉知是正念的第一基石，因此要把你所有的注意力集中到身体的感觉上，尤其是脚底的感觉。要觉察你的重量通过脚底传到地面，也可以觉察脚和腿及身体其他部分为保持平衡和直立姿势而不断做出的细微动作。要注意为保持身体平衡不断做出的调整。通常我们将人直立的能力视为理所当然，可一旦密切注意，你会明白为什么人要花几年时间才能学会站立！注视你面前的一段适当的距离，视线略微向下，也许落在前面几米的地面上。

注意你感觉已准备好可以开始行走的那一刻。一开始步伐可以慢一些，就像走路的慢动作一样。选择一条较短的路来回走。首先，双脚并拢，然后从地面抬起第一只脚的脚跟开始行走。当那只脚开始离开地面时，注意你身体的重量是如何开始向另一只脚和另一只腿转移的。当那只脚完全离开地面时，注意你所有的重量都落在了另一只脚上，同时注意前脚在空中移动的感觉。抬脚往前迈，直到它轻轻地落到地面上，先让脚后跟着地，然后是整只脚。当另一只脚开始离开地面时，用同样的方式注意它的移动。同时也要注意每时每刻体内可能产生的任何感觉及你感受到的任何情绪（喜悦、平静、无聊、好奇等）。

在正念行走时要注意三个重要时刻：脚离开地面的时刻、脚在空中前行移动的时刻、脚再次着地的时刻。为把注意力集中到这三个阶段，尝试对自己说："抬脚""迈步""放下"。

当走到道路尽头时，慢慢地转身，然后重新开始，注意身体的不同感觉。在正念行走的过程中要保持温柔的好奇心，就好像你是一个刚学走路的孩子。每一步都是一次探索、一个成就、一次新的体验。

在行走的过程中你可以引入一些变化，观察这些变化如何增强或减弱你的觉知。例如，尝试改变步行的速度和节奏，从非常缓慢的正念走转向正念跑，你的体验有何变化？或者你可以闭着眼睛或半睁着眼睛走几步，注意你的平衡感有何变化。行走时要面带微笑，即使微笑不是发自内心的，注意面带微笑走路是什么感觉。微笑可以促进临在感和平静感，使你感觉行走是为了享受行走，而不是为了其他目的。

与其他练习一样，如果你走神儿了，只是努力注意它，并尽快把它轻轻地带回到当下，逐步回到行走产生的所有身体感觉。

体验这些感觉，而不是对其进行思考，因为思考会带来评判和负面心理状态，如焦虑、无聊或悲伤。

就像正念呼吸将身体和心智凝聚在一起，不让注意力迷失于对未来的担忧或对过去的遗憾一样，行走冥想也在当下创造身心合一，你只是继续注意发生了什么，别无其他。

完成正念行走后，花些时间感受和整合练习的效果，注意冥想开始和结束之间的任何差异，尤其在身体感觉及情绪和精神状态方面。

湖泊冥想

湖泊冥想使用的是引导性想象法。与之前基于此时此地的冥想形式不同，在这种冥想中，我们想象一个体现正念本质的特定场景或风景。

湖泊隐喻着对水的接受能力，即与水面的所有变化保持联系的能力。湖泊既表达了瞬间体验的无常性，又表达了其深处的平稳与宁静。虽然水面会有风、霜、雨、雪，湖泊也欣然接纳这一切，无论发生什么都顺其自然，没有回避，没有抵抗。

在这种冥想中，我们尝试体现湖泊的这些方面，培养自己像湖一样的特质。这能帮助我们发现自己的内在本质，认识到内在的稳定性并找到平衡。这种冥想提供了力量和深度的图像，赋予我们平静应对生活中具有挑战性的事件的能力，在内心找到与湖泊一样波澜不惊的能力。

我们建议把湖泊冥想的文本内容录下来，在练习时外放或用耳机听。语调要轻缓柔美，短语之间要有停顿。

找到一个舒适的姿势。最好躺下，因为这类似于湖的形态。但如果你感觉躺下困难或不舒服，也可以坐在垫子上或椅子上。如果有垫子或地毯，让自己舒服地躺在上面，全身放松，双臂和双腿无拘无束地放在地毯或地板上。

姿势稳定后，开始关注身体的感觉。让自己进入一种宁静平和的状态，保持与大地的接触感。

将注意力转移到呼吸上，并保持一段时间。只需观察呼吸的各个阶段，注意吸气和呼气过程中感觉的变化。不必以某种特定的方式呼吸，只需与呼吸保持联系，让身体根据需要来呼吸。

当你准备就绪时，在脑海中描绘一幅非常美丽、非常宁静的湖泊的画面。夏末的一天……湖水清澈纯净，水晶般的蓝色或翠绿色的湖水令你心旷神怡……周围没有一个人。水中和水外温度宜人，你可以感受到深处湖水中的凉爽。美丽的绿色植被环绕湖泊，周围遍布苍天古树。

你感到舒适而安全，看着这美丽的景色，你体验到一种极大的平和与宁静。湖面平静无风，没有一丝涟漪，就像一面巨大的镜子倒映出周围的一切。与所有的水域一样，这片湖包容和接纳遇到的一切，它不会受到干扰，也不会改变其本质。随着冥想练习的深入，你会学会欢迎和包容所有的内部事件（想法、情绪、感受）或外部事件而不受干扰，就像湖面呈现出物体的倒影一样。

你可以看到湖水倒映着天空、云朵、山峦、树木、鸟类，也倒映着你的内心。想象一下，你的内心开始具有湖水的属性。思绪也许会打乱你内心的平静，引起涟漪，就像一阵微风拂过湖面，但在内心深处，你不为所动。这些思绪在你看来都是微不足道、转瞬即逝的心理事件。你变得宁静平和，悠然自得。

现在，进一步展开想象，想象自己躺在湖面上悠然自得地漂浮着，内心平静安宁。时不时地有一些想法出现，试图引起你的注意，但你只是让它们漂走，就像湖面短暂地映出鸟儿飞过湖面又离开一样。无论发生什么情况，你始终意识到自己漂浮在平静的水面上。你轻松自在、悠然自得地漂浮着，清澈干净的湖水包围着你，你与湖水融为一体。

当你感觉准备就绪时，把湖的形象放入你的内心，使自己变成湖，你躺着的身体与湖水合二为一。感受它的身体就像感受自己的身体一样，每分每秒与湖水共呼吸。敞开你的心扉，让它反射你内在体验和外在体验中出现的一切。你可能会体验到完全静止的时刻，就像湖面平静清澈时一样；你也可能体验到躁动的时刻，就像湖面翻腾湖水浑浊时一样。

在你上方，是湛蓝明亮的天空。你独自一人，你的孤独充满了平和。就这样待上一会儿，感觉有多少平和包围着你，感受这里的宁静。你整个人被水浸透，你感觉很安全……

阳光温暖宜人，让人感到放松和平静。保持与这些感觉的联系，用湖泊传递给你的平静和安宁滋养它们。风可能会在湖面上引起涟漪或波涛，但是你知道湖的深处，湖最广大的部分，没有受到任何干扰。你的问题就像湖面上的涟漪，不会改变你的本质。湖水让一切通过，不加任何抵抗，其本质保持完好。最终，湖总是会恢复其自身的平静与安宁。

此时此刻，无论你是坐着还是躺着，请拥抱你内心和身体的所有特质，就像大地支撑并环绕着湖泊一样。湖是水做的一面镜子，它会弯曲，但不会破碎，它每时每刻不断地更新自己。

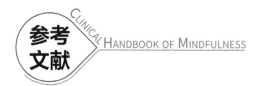

参考
文献 CLINICAL HANDBOOK OF MINDFULNESS

考虑到环保的因素，也为了节省纸张、降低图书定价，本书编辑制作了电子版参考文献。扫描下方二维码，即可下载全书所有参考文献列表。